Vorwort

Die Herzschrittmachertherapie hat sich zu einer der wertvollsten Behandlungsmethoden in der modernen Medizin entwikkelt. Es stehen heute Schrittmachermodelle und Elektroden zur Verfügung, die ein hohes Maß an Sicherheit v.a. hinsichtlich der technischen Ausreifung und der Organverträglichkeit bieten.
Die Schrittmachersysteme sind zwar in den letzten Jahren komplizierter geworden, sie haben sich aber hinsichtlich der Hämodynamik für den Patienten erheblich verbessert, was in vielen Fällen zu einer deutlichen Anhebung der Lebensqualität führte.
Die Ansprüche sind höher geworden. Der Patient will heute nicht mehr nur überleben, sondern leben, d.h. besser leben. Es genügt nicht mehr, irgendeinen Herzschrittmacher zu implantieren. Eine weitgehend individuelle Auswahl und Anpassung durch entsprechende Programmierung ist möglich und sinnvoll geworden.
Der Arzt in der Praxis und in der Klinik, der immer mehr mit den modernen „physiologischen", „frequenzadaptiven" und „antitachykarden" Herzschrittmachersystemen konfrontiert wird, muß sich in zunehmendem Maße mit dieser Therapieform vertraut machen.
Dieses Buch hat sich zum Ziel gesetzt, auch *den* Arzt, der sich nicht täglich mit dieser Methode beschäftigt, in die moderne Schrittmachertherapie einzuführen und zugleich die neuen Aspekte dabei aufzuzeigen.
Die Anregung zu solch einem in kurzer Zeit lesbaren „Kompendium" geht auf den – in zahlreichen persönlichen Gesprächen mit Fachkollegen – geäußerten Wunsch nach einer verständlichen Zusammenstellung der wichtigsten Aspekte dieser Therapieform zurück. Dies wurde besonders deutlich anläßlich des durch uns veranstalteten Kongresses „Herzschrittmachertherapie heute" im Mai 1987.
Mein herzlicher Dank gilt allen Freunden, Kollegen und Mitarbeitern, die mit Schreib- und Korrekturarbeiten, nützlichen

Ratschlägen und Anregungen geholfen haben, Herrn Martin Locher für die redaktionelle und gestalterische Hilfe. Besonders danke ich auch Herrn Prof. Dr.-Ing. Irnich sowie Herrn Koglek für die Durchsicht von Kapiteln und die wertvollen Hinweise. Nicht zuletzt geht der Dank an den Springer-Verlag und seine Mitarbeiter, die mit optimaler Kooperation das Entstehen dieses Buches ermöglicht haben.

Peißenberg, Frühjahr 1989 WILHELM FISCHER

Inhaltsverzeichnis

Allgemeiner Teil

A. Allgemeine Vorbemerkung und Einleitung

In der Bundesrepublik Deutschland leben etwa 150000 Herzschrittmacherträger. Allein im Jahr 1987 wurden laut Jahresbericht des Zentralregisters „Herzschrittmacher" (Irnich u. Batz 1988) 26300 Schrittmachererstimplantationen in der BRD vorgenommen. Im selben Jahr gab es bereits 15 Schrittmacheranbieter in der BRD, und die Anzahl der Schrittmachermodelle hatte sich auf 180 erhöht. Durch die hieraus resultierende Angebotsvielfalt und durch den rapiden technischen Fortschritt hat sich die Herzschrittmachertherapie in jüngster Zeit komplex weiterentwickelt. Während es bei Einführung der implantablen Herzschrittmacher 1958 noch um die reine Lebenserhaltung bzw. -verlängerung ging (viele Adams-Stokes-Anfälle hatten bis zu diesem Zeitpunkt noch zu einem letalen Ausgang geführt), geht es heute – nachdem sich die Herzschrittmachertherapie als eine der wertvollsten Therapieformen in der Kardiologie erwiesen hat – darum, zusätzlich die Hämodynamik und in der Folge die Lebensqualität des Patienten zu verbessern. Dies läßt sich jetzt durch entsprechende Frequenzanpassung mittels eines möglichst physiologischen Sensors erreichen, der dem Schrittmacher angibt, welche Stimulationsfrequenz in der jeweiligen Situation hämodynamisch die günstigste ist. Die modernen Herzschrittmacher erleichtern so das Gehen, Treppensteigen und schlechthin ein Leben unter Belastung. Diese Taktgeber oder „Dirigenten" des Herzens werden zunehmend feinfühliger und ermöglichen eine noch präzisere patientenbezogene Frequenzsteuerung (Frequenzadaptation) zur Behebung von Funktionsstörungen des Herzens. Es überrascht daher nicht, daß auch jüngere Patienten von einem Herzschrittmacher profitieren, zumal viele von ihnen wieder in ihr aktives Berufsleben integriert werden können.
Die durchschnittliche Schrittmacherimplantationszahl einer implantierenden Klinik in der BRD betrifft etwa 45 Patienten pro Jahr. Insofern darf man die Indikation zur Schrittmacherimplantation als relativ häufig bezeichnen.
Angesichts statistischer Zahlen (1987), nach denen bei 88% der Patienten lediglich ein einfacher Ventrikelschrittmacher eingesetzt wurde, ist festzustellen, daß die neuen Erkenntnisse der Zweikammerstimulation und

Frequenzadaptation bei der Schrittmacherauswahl immer noch nicht in dem wünschenswertem Maße zur Anwendung kamen, wie es das Wohl der Patienten erfordert hätte.
Ein wesentliches Anliegen dieses Buches besteht darin, den interessierten Arzt über die Grundlagen der Herzschrittmachertherapie hinaus zu informieren, bis hin zu ihrer neuesten Entwicklung im Rahmen einer an der Lebensqualität des Patienten ausgerichteten Hochtechnologie.

Der 1. Teil des Buches („Allgemeiner Teil") ist zur Einführung für jenen Leser gedacht, der sich möglichst rasch über die Grundlagen der Herzschrittmachertherapie informieren möchte. Dafür sind für den Mediziner keine speziellen Vorkenntnisse notwendig.

Der 2. Teil („spezieller Teil") wendet sich an den Arzt, der sein Verständnis der Herzschrittmachertherapie vertiefen, evtl. sich näher mit ihr befassen oder spezielle Probleme nachlesen will.

Der 3. Teil („Anhang" und „Schrittmacherlexikon") enthält Codes und Abkürzungen, die häufigsten Fragen an den Arzt (mit einfach gehaltenen Antworten für den Patienten), Literaturangaben mit Hinweisen auf die weiterführende Literatur und ein ausführliches „Schrittmacherlexikon". Er eignet sich vorwiegend zum Nachschlagen.

Es soll auch noch auf das Einmerkzeichen hingewiesen werden, auf dem der häufig gebrauchte internationale Schrittmachercode aufgebracht ist und so ständig vor Augen gehalten werden kann.

B. Grundlagen zur Herzschrittmachertherapie

I. Geschichte der kardialen Stimulation

Die Geschichte der Herzschrittmachertechnik ist gekennzeichnet durch eine Vielzahl von Daten und Fakten, deren Auswahl insbesondere in einem kurzen Abriß immer nur fragmentarisch sein kann. Sie ist hier tabellarisch auf das Wesentliche beschränkt.

Kurzer geschichtlicher Abriß

427–347 v. Chr.	Plato: Die elektrische Wirkung des Zitterrochens wird erwähnt
1747	Squires: Kardiale Reanimation durch elektrische Stimuli
1761	Morgagni: Kreislaufbedingte Synkopen
1800	Bichat: Elektrische Stimulation des Herzens an Enthaupteten (Abb. 1)
1827	Adams und
1846	Stokes: Syndrom der Bradykardie und Synkope
1882	von Ziemssen: Stimulation des Herzens von außen bei partieller Resektion der Thoraxwand
1932	Hyman-Apparat
1952	Zoll: Externe Stimulation des Herzens mittels Plattenelektroden
1956	Erster extrakorporaler Schrittmacher für die Daueranwendung
1958	Furman und Robinson: Transvenöser Zugang, Aggregat noch extrakorporal

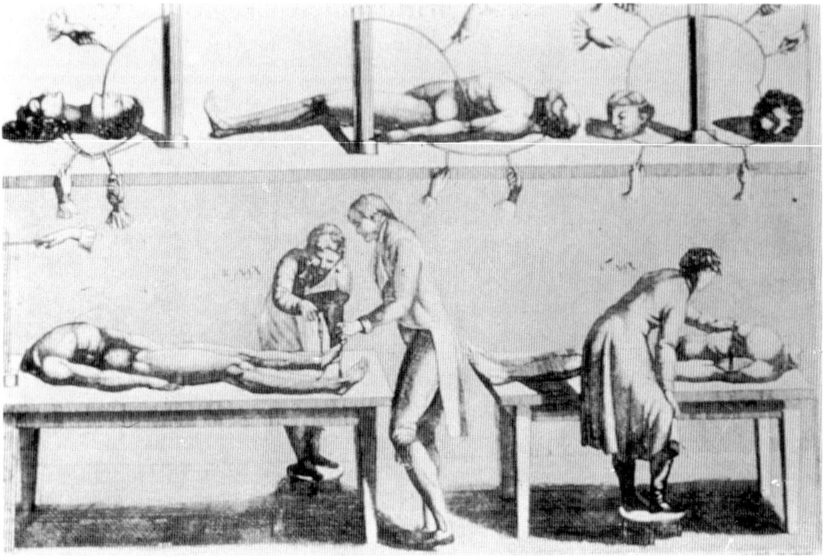

Abb.

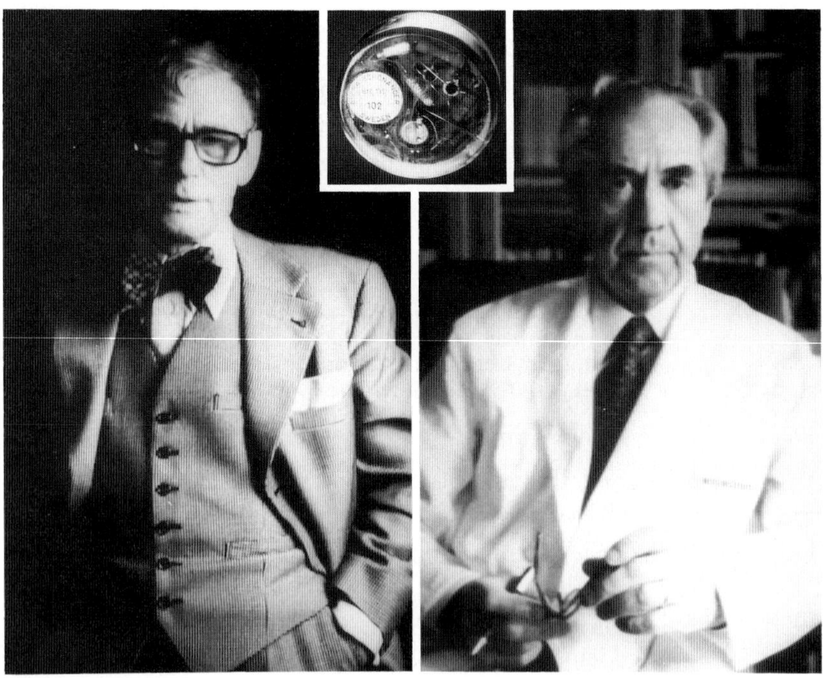

Abb.

1958	*Elmquist und Senning:* Erster implantierbarer Schrittmacher mit von außen aufladbaren Akkumulator, Schrittmacher asynchron (starrfrequent) (Abb. 2)
1960	Chardack und Greatbatch: Schrittmacher mit Zink-Quecksilber-Batterien (2 Jahre Laufzeit)
1962	Nathan und Center: Erster vorhofsynchroner Schrittmacher (VAT) mit *einer* Elektrode
1963	Erster programmierbarer Schrittmacher
1963	Lagergren: Kombination von transvenösem Zugang und subkutanem batteriebetriebenen Schrittmacher
1964	Castellanos et al.: Erster Bedarfsschrittmacher („demand pacemaker“) im VVI-Modus
1967	Atomenergiebetriebener Schrittmacher
1969	Berkovits: AV-sequentielle Stimulation, erster bifokaler Schrittmacher (hier DVI)
1972–75	Lithiumbatterie-betriebener Schrittmacher (5–15 Jahre Laufzeit)
1980	Mirowski: Automatischer implantierbarer Kardioverter/Defibrillator (AICD)
1982	Gallagher et al., Scheinmann et al.: His-Bündel-Ablation bei speziellen tachykarden Rhythmusstörungen transvenös in Kathetertechnik
1983	Weber et al.: Selektive Ablation eines akzessorischen Bündels (Kent-Bündel beim WPW-Syndrom) transvenös in Kathetertechnik ohne His-Bündel-Ablation

◁

Abb. 1. 1800 veröffentlichte Bichat seine Forschungen über die Elektrostimulation des Herzens an Enthaupteten. Die französische Revolution hatte für eine reichliche Anzahl von Versuchsobjekten gesorgt. (Die Abbildung wurde von der Firma Medtronic zur Verfügung gestellt)

Abb. 2. Senning (*rechts*), Elmquist und der erste implantierbare Schrittmacher. Einen besonderen Einschnitt stellte das Jahr 1958 vor allem durch *Elmquist* und *Senning* dar, die den ersten implantierbaren Schrittmacher mit von außen aufladbarem Akkumulator einsetzten. Dieser Schrittmacher war asynchron bzw. starrfrequent, d. h. der Stimulus wurde beständig in einer bestimmten Frequenz abgegeben ohne Rücksicht auf die Eigenaktion des Herzens. Die Laufzeit dieser ersten Schrittmacheraggregate betrug zwischen 15 und 20 min. Ein Kuriosum der Medizingeschichte ist es, daß Elmquist und Senning damals nicht an den langfristigen Erfolg dieser Methode glaubten. (Die Abbildung wurde von der Firma Siemens Pacesetter zur Verfügung gestellt)

Die technische Entwicklung der Schrittmacher schreitet ständig fort. Sie werden verbessert durch die neue Mikroprozessortechnik. Schwachstellen des Schrittmachersystems sind wesentlich reduziert, die Software kann erweitert und der Stromverbrauch trotzdem minimiert werden.
Ein Größenvergleich verdeutlicht (Abb. 3), in welchem Ausmaß die Schrittmachersysteme zunehmend kleiner werden.
Die Elektroden bestehen heute aus 2 mehrfach gewendelten Metalldrähten. Dadurch sind die früher relativ häufigen Elektrodenbrüche jetzt selten geworden. Auch existieren sog. Steroidelektroden, die an ihrer Spitze mit geringen Mengen von Kortikoiden (weniger als 1 mg Dexamethason) versehen sind (CapSure).
Diese Elektroden geben während des Einwachsens (einige Monate lang) kleinste Mengen des Kortikoids ab. Somit können Reizschwellenanstiege und ungünstige Veränderungen der Wahrnehmungsschwelle weitgehend reduziert werden.
Derzeit neueste Entwicklungen sind der frequenzadaptive („biologische") Schrittmacher und der antitachykarde Schrittmacher mit integriertem Defibrillator.

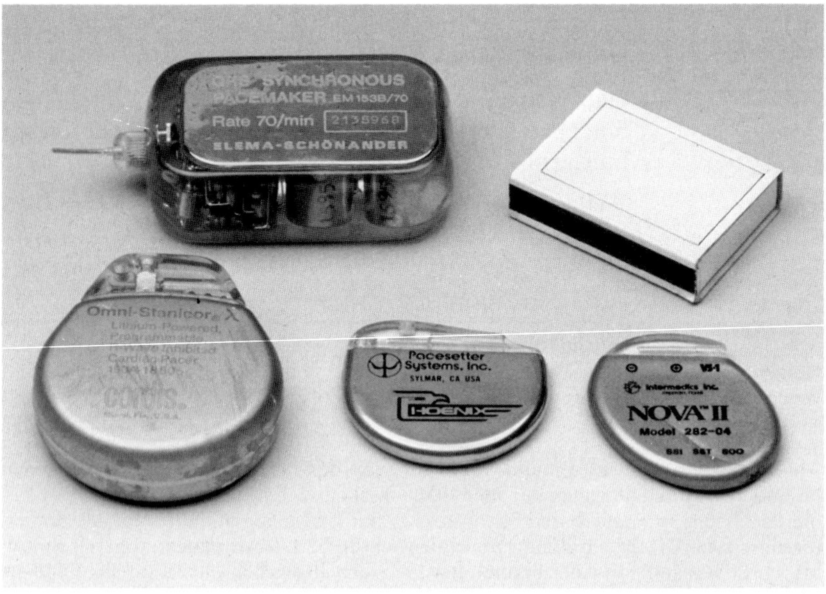

Abb. 3. Größenvergleich eines explantierten alten und eines „mittelalten" mit 2 neuen Einkammerschrittmachern. (Der historische Schrittmacher wurde von Dr. U. H. Knabe zur Verfügung gestellt)

Insgesamt schreitet die moderne Schrittmachertechnologie sehr schnell voran. Die Störanfälligkeit der Systeme wird weiter reduziert, die individuelle Anpassung an die Bedürfnisse des Patienten laufend verfeinert.

II. Anatomie, Elektrophysiologie und EKG

Unter elektrophysiologischem Aspekt kann die Anatomie des Herzens in ein Reizbildungs- und in ein Erregungsleitungssystem eingeteilt werden.

1. Reizbildung

Im Normalfall gibt der *Sinusknoten* (Keith-Flack-Knoten) den Takt an. Er ist das oberste Automatiezentrum des Reizbildungssystems (Abb. 4). Versorgt wird er von der *Sinusknotenarterie*, diese wiederum entspringt zu etwa 70% der rechten Koronararterie und zu 30% dem Ramus circumflexus der linken Koronararterie.

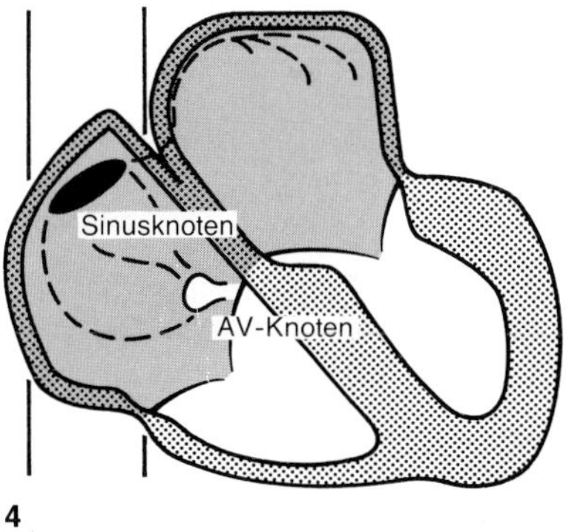

Abb. 4

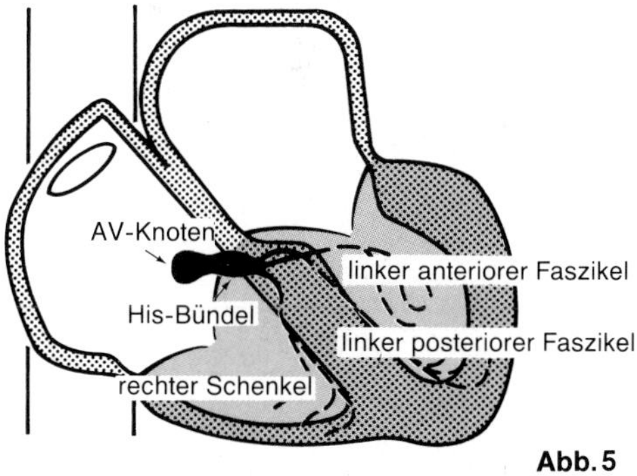

Abb. 5

Abb. 4. Der Sinusknoten liegt im oberen Teil des rechten Vorhofes, in der Furche zwischen oberer Hohlvene und rechtem Herzohr. 3 internodale Leitungsbündel verlaufen von dort zum AV-Knoten, ein 4. zum linken Vorhof

Abb. 5. AV-Knoten und His-Purkinje-System. Die Erregungsleitung teilt sich nach dem His-Bündel in den rechten und linken Tawara-Schenkel auf. Während der rechte Tawara-Schenkel bis zu den Purkinje-Fasern als Einzelbündel verläuft, verzweigt sich der linke Tawara-Schenkel im Interventrikularseptum in 2 Faszikel, einen anterioren und einen posterioren. Die Tawara-Schenkel gehen beidseitig in das Purkinje-Netzwerk über

Die natürliche Beeinflussung der Sinusknotentätigkeit erfolgt über ein Geflecht sympathischer und parasympathischer Fasern sowie Ganglienzellen.

Fällt das oberste Automatiezentrum, der Sinusknoten, aus, können auch sekundäre und tertiäre Automatiezentren wie der Atrioventrikularknoten (AV-Knoten) oder das His-Purkinje-System als Reizbildungsorte einspringen (Abb. 5), allerdings mit abnehmender Frequenz:

AV-Knoten (Aschoff-Tawara): Frequenz 40–60 min^{-1}[1].

Auch der AV-Knoten wird über eine eigene Arterie versorgt, die *AV-Knotenarterie*; sie entspringt zu 90% der rechten Koronararterie und zu 10% dem Ramus circumflexus der linken Koronararterie.

His-Purkinje-System: Frequenz 20–40 min^{-1}.

Diese Ersatzrhythmen führen oft zu symptomatischen bradykarden Rhythmusstörungen (Abb. 6).

---

[1] Zur besseren Übersichtlichkeit und zur Unterscheidung der stimulierten Frequenzen von den Herzeigenfrequenzen wird in diesem Buch für die stimulierte Frequenz die Dimension „ipm“ (Impulse pro Minute) und für die Herzeigenfrequenzen „min^{-1}“ verwandt.

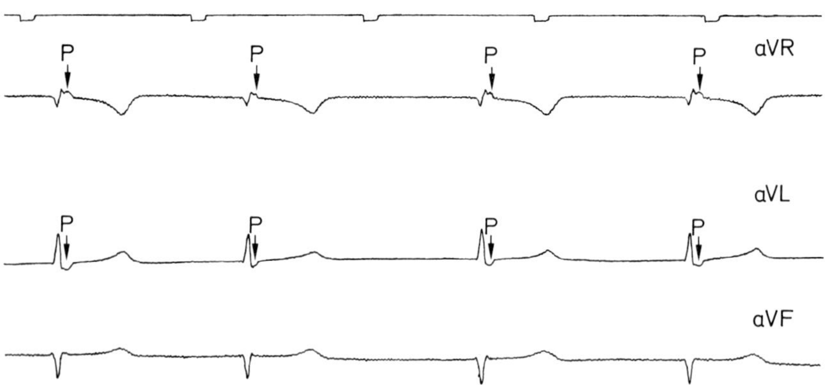

Abb. 6. Ein sekundäres Automatiezentrum (AV-Knoten) mit einer Frequenz von 48 min^{-1} ist eingesprungen, da übergeordnete Reizbildungsorte, insbesondere der Sinusknoten ausgefallen sind. Es findet sich ein unterer AV-Rhythmus (unterer Teil der Atrioventrikularstrukturen ist der Reizbildungsort) mit retrograder Vorhoferregung, die P-Welle *(P)* erscheint am Ende des QRS-Komplexes mit umgekehrter Polarität (hier positiv in aVR und negativ in aVL)

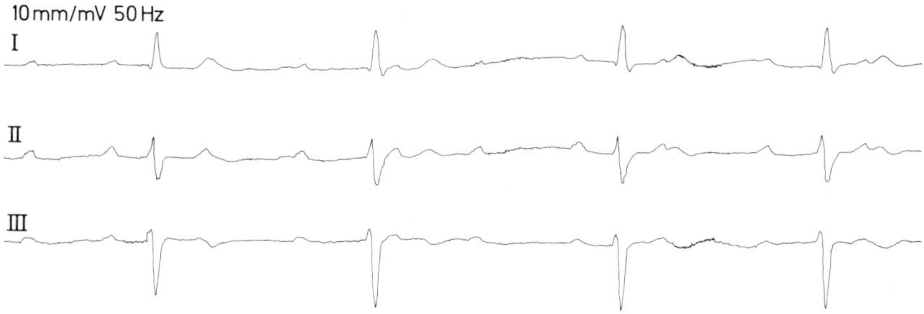

Abb. 7. Es liegt ein AV-Block III. Grades vor, ein tertiäres Automatiezentrum (unterhalb des AV-Knotens) hat die Reizbildung mit einer Frequenz von ca. 35 min^{-1} übernommen

Das Einspringen der sekundären und tertiären Automatiezentren kann durch Störungen des *Reizbildungssystems* , z. B. Sinusarrest bzw. Sinusknotensyndrom mit Bradykardie oder durch Blockierungen des *Erregungsleitungssystems* bedingt sein, z. B. atrioventrikulären Block (AV-Block, vgl. Abb. 7) oder Faszikelleitungsstörungen (s. S. 18).

2. Erregungsleitung

a) Atrium

Die Erregung wird vom Sinusknoten im rechten Atrium über 3 spezifische Leitungsbahnen (eine 4. verläuft zum linken Atrium) und über das Vorhofmyokard, zugleich mit Depolarisation des beidseitigen Vorhofmyokards[2], bis zum AV-Knoten weitergeleitet.

[2] Der *linke* Vorhof wird aufgrund der entfernteren Lage vom Sinusknoten über das 4. Bündel etwas später erregt.

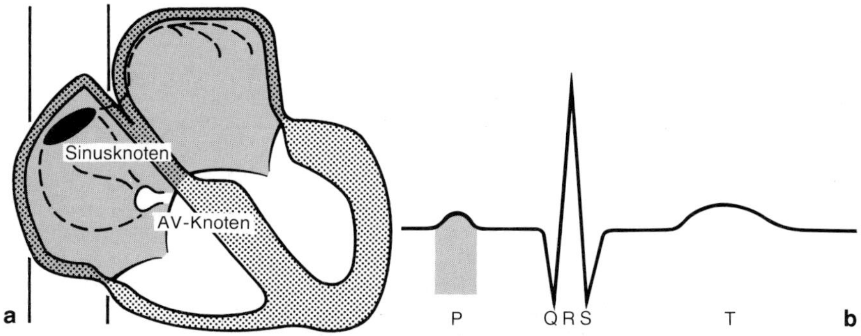

Abb. 8 a, b. Im EKG (**b**) entspricht die P-Welle der Aktivierung des Vorhofmyokards, sie stellt die Depolarisierung der Vorhöfe dar (*linke obere Hälfte* in **a**)

b) AV-Knoten

Die Erregung läuft weiter über den Atrioventrikularknoten (AV-Knoten), wird aber dort verlangsamt und dann zum *His-Bündel* übergeleitet. Die Verzögerung im AV-Knoten bewirkt, daß nicht alle tachykarden Reize, die vom Atrium ausgehen (z. B. Vorhofflimmern), auf die Ventrikel übergeleitet werden können. Sie macht einen zeitlich koordinierten Bewegungsablauf von Atrium und Ventrikel erst möglich.

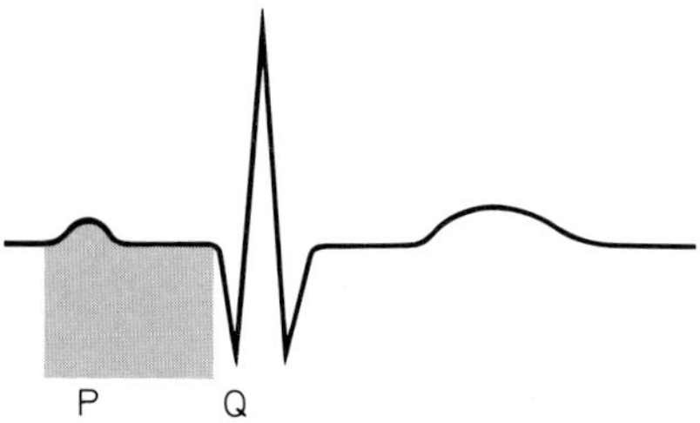

Abb. 9. Das AV-Intervall ist die Strecke zwischen Anfang der P-Welle und Beginn der Q-Zacke (vgl. S. 106)

c) His-Bündel

Die Erregungsleitung teilt sich nach dem His-Bündel[3] in den *rechten und linken Tawara-Schenkel* auf. Während der rechte Tawara-Schenkel bis zu den Purkinje-Fasern als Einzelbündel verläuft, verzweigt sich der linke Tawara-Schenkel im Interventrikularseptum in 2 Faszikel, einen anterioren und einen posterioren. Die Tawara-Schenkel gehen beidseitig in das Purkinje-Netzwerk über.

[3] Im His-Bündel-EKG werden durch einen mehrpoligen Katheter, der über das Venensystem in das rechte Herz eingeführt wird, an mehreren Stellen gleichzeitig EKG-Ableitungen vorgenommen, insbesondere am His-Bündel. Durch diese Methode lassen sich v. a. Überleitungsstörungen oberhalb bzw. unterhalb des His-Bündels lokalisieren. Diese Methode dient u. a. prognostischen Zwecken, da *infranodale* Leitungsstörungen wesentlich *häufiger* in *komplette* Blockierungen übergehen als supranodale.

d) Purkinje-Netzwerk

Vom Purkinje-Fasernetz breitet sich die Erregung auf das Ventrikelmyokard aus und führt dort zur Depolarisation.
Danach erfolgt im EKG die *Repolarisationsphase* mit der ST-Strecke und T-Welle (evtl. noch U-Welle).

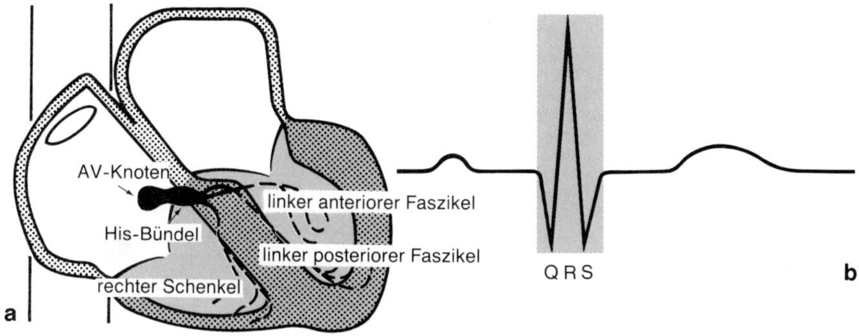

Abb. 10 a, b. Die Depolarisationsphase des Ventrikelmyokards (*rechte untere Hälfte* in **a**) entspricht im EKG dem QRS-Komplex

3. Strukturen mit langsamer und schneller Leitung

Die elektrischen Leitungseigenschaften der Herzstrukturen können in solche mit langsamer („slow response") und in solche mit schneller Leitung („fast response") eingeteilt werden. Strukturen vom langsamen Typ sind der Sinusknoten (0,05 m/s) und der AV-Knoten (0,05–0,1 m/s). Besonders schnell leitet das Purkinje-Fasernetz zusammen mit den Tawara-Schenkeln (2–4 m/s).

4. Refraktärzeit und Vulnerabilität des Herzens

In den Herzstrukturen ergibt sich nach der Depolarisation eine Refraktärphase, die man u.a. in eine absolute und eine relative Refraktärperiode unterteilt. Die Dauer dieser Refraktärphase ist unterschiedlich, abhängig von ihrer Lokalisation im Erregungsleitungssystem und den individuellen Gegebenheiten.
Während der absoluten Refraktärphase (Abb. 11 a, b) löst ein elektrischer Stimulus keine Reizantwort aus. Zum Beispiel wird ein ventrikulärer

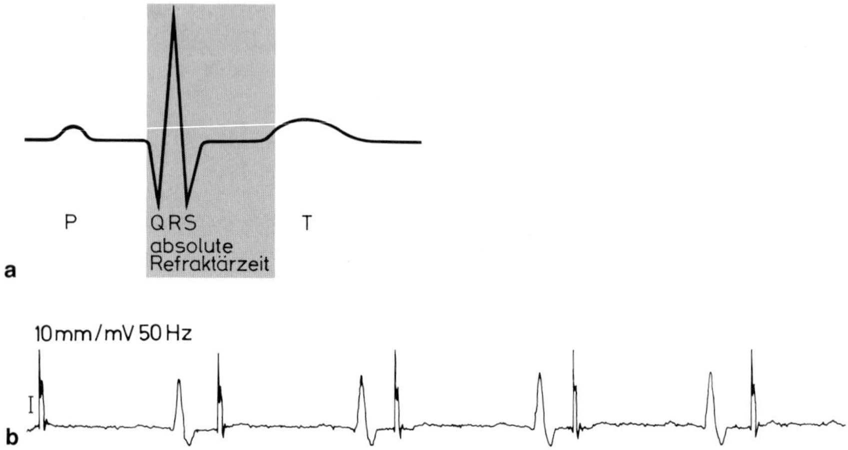

Abb. 11. a Absolute Refraktärphase der Ventrikel. Diese entspricht im EKG dem Bereich vom QRS-Komplex bis etwa zum Beginn der T-Welle, abhängig von Frequenz und anderen individuellen Gegebenheiten.
b Der in die Refraktärzeit einfallende Schrittmacherstimulus löst keine Depolarisation des Ventrikelmyokards aus

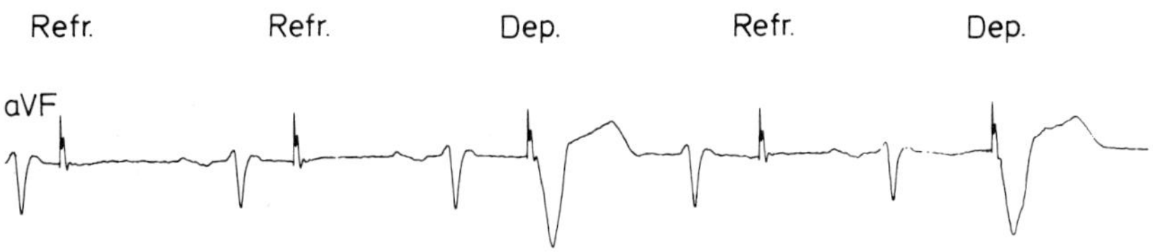

Abb. 12. Ein Schrittmacherstimulus (Modus starrfrequent, V00) löst während der Refraktärphase (*Refr.*) keine Reizantwort aus , während er bei Einfall kurz nach der Refraktärzeit (nach der Spontandepolarisation) eine erneute Depolarisation (*Dep.*) bewirkt

Schrittmacherimpuls während der Refraktärphase der Ventrikel keinen Stimulationseffekt erzeugen und ineffektiv bleiben. Das resultierende EKG zeigt, abgesehen vom Schrittmacherspike, keine Veränderung der Eigenaktion des Herzens. Hierbei kann auch keine Rhythmusstörung ausgelöst werden.

Außerhalb der absoluten Refraktärzeit der Ventrikel bewirkt ein Schrittmacherstimulus - vorausgesetzt, er gibt eine ausreichend hohe Energie ab - eine Depolarisation (Abb. 12), somit im Regelfall auch eine Kontraktion der Ventrikel. Folgt die Depolarisation zu dicht auf die vorhergehende Herzaktion, kann die Kontraktion insuffizient sein, woraus ein Pulsdefizit resultieren würde.

Man unterscheidet die Refraktärzeiten des Atriums, des AV-Knotens und des His-Purkinje-Systems[4].

Von dieser eigenen Refraktärzeit des Herzens muß die (meist programmierbare) *Refraktärzeit der Schrittmachersysteme* unterschieden werden (s. S. 107).

Die vulnerable Phase des Ventrikelmyokards projeziert sich im EKG auf die T-Welle, besonders auf den 30-ms-Bereich vor der Spitze der T-Welle (Abb. 13). Hier kann ein ektopisch einfallender Reiz, z. B. ein Schrittmacherstimulus, Kammerflimmern bzw. -flattern auslösen. Auch eine frühzeitig einfallende Extrasystole (mit R-auf-T-Phänomen) kann dasselbe bewirken.

Während am gesunden Myokard dafür immer noch ein 12- bis 25faches jener Energie notwendig ist, die für eine Depolarisation gebraucht wird, ist das erkrankte Herz für Kammerflimmern bzw. -flattern wesentlich anfälliger. Bei Patienten mit Myokarderkrankungen unterschiedlicher Genese, insbesondere ischämischer Art, aber auch bei Intoxikationen von Medikamenten oder Entgleisungen des Elektrolythaushalts, kann ein Schrittmacherstimulus mit normaler Energieabgabe während der vulnerablen Phase solch eine lebensbedrohliche Rhythmusstörung auslösen.

---

[4] In der *relativen Refraktärphase* reagiert das Herz mit einer verzögerten Erregungsantwort nur bedingt auf einen Stimulus. Genauere elektrophysiologische Details („funktionelle" und „effektive" Refraktärphasen der einzelnen Erregungsleitungsabschnitte) werden in den weiterführenden Werken von Alt und Lüderitz erörtert (vgl. Literaturhinweise).

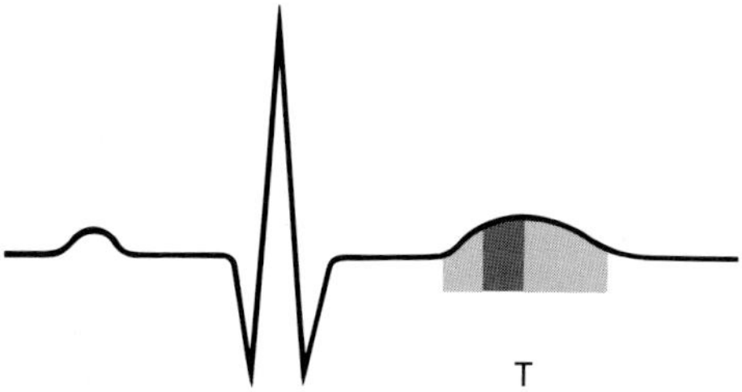

Abb. 13. Die vulnerable Phase entspricht im EKG in etwa der T-Welle, insbesondere den 30 ms vor der Spitze der T-Welle

III. Die wichtigsten Reizbildungs- und Erregungsleitungsstörungen

Die oben erwähnten Durchblutungsverhältnisse von Sinus- und AV-Knoten lassen erkennen, daß Störungen dieser beiden Strukturen besonders bei Erkrankungen der *rechten* Koronararterie, z.B. bei akutem Hinterwandinfarkt, auftreten (je nach Versorgungstyp).
Erkrankungen der *linken* Koronararterie betreffen eher intraventrikuläre Blockierungen.

1. Sinusknotensyndrom (Sick-Sinus- Syndrom, SSS)

Dieses Krankheitsbild umfaßt bradykarde und/oder tachykarde Störungen im Sinusknoten und im Atrium.
Die *bradykarden Rhythmusstörungen* äußern sich in Sinusbradykardie, in Sinusarrest bzw. Sinusstillstand mit Ersatzrhythmus durch sekundäre Automatiezentren (Abb. 14). Außerdem kann sich das Sinusknotensyndrom als inadäquater Frequenzanstieg des Sinusrhythmus unter Belastung manifestieren.
Die *tachykarden Rhythmusstörungen* treten als Bradykardie-Tachykardie-Syndrom (BTS) auf, d.h. als Wechsel von sehr bradykarden und sehr tachykarden Phasen (s. S. 129). Auch intermittierendes Vorhofflimmern oder -flattern ist ein Erscheinungsbild des Sinusknotensyndroms.

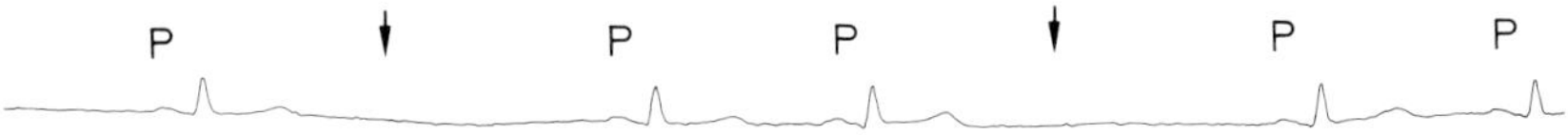

Abb. 14. Intermittierender kompletter Sinusarrest. Es fällt intermittierend eine P-Welle (*P*) vollständig aus (*siehe Pfeile*)

2. AV-Block

Die atrioventrikulären Blockierungen, v.a. der AV-Block II. und III. Grades, spielen für die Indikationen zur Schrittmachertherapie eine wichtige Rolle. Sie können im AV-Knoten, im His-Bündel, aber auch in den Faszikeln lokalisiert sein.
Der *AV-Block II. Grades* kann als Typ I (A) mit Wenckebach-Periodik oder als Typ II (B) nach Mobitz auftreten. Beim Typ I verlängert sich die PQ-Zeit ständig, bis es zur Unterbrechung der AV-Überleitung kommt. Dann beginnt dieser Zyklus von neuem (Abb. 15a).

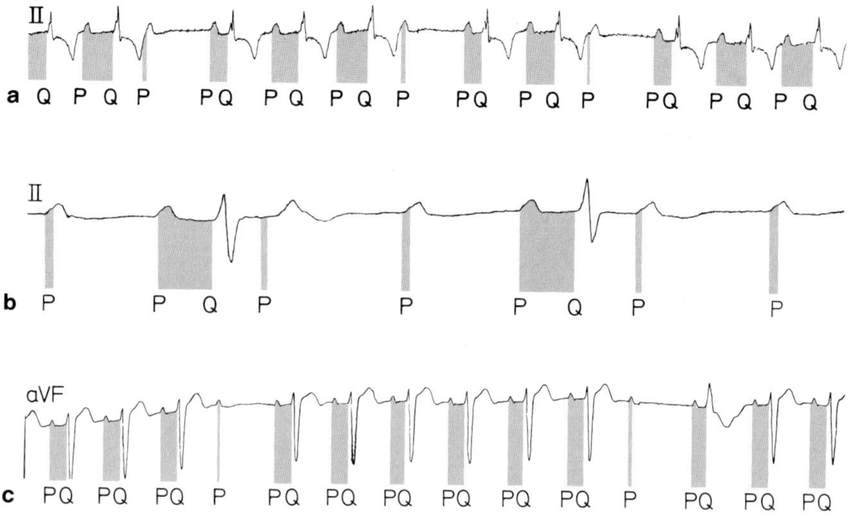

Abb. 15. a AV-Block II. Grades, Typ I (mit Wenckebach-Periodik): Zunahme der PQ-Zeit bis zur Unterbrechung der AV-Überleitung.
b AV-Block II. Grades Typ Mobitz II: PQ-Zeit konstant (mit 0,28 s verlängert), nur jede 3. Vorhoferregung wird übergeleitet (3:1-Blockierung).
c Intermittierende AV-Blockierungen II. Grades, Typ Mobitz II (ansonsten konstante PQ-Zeit)

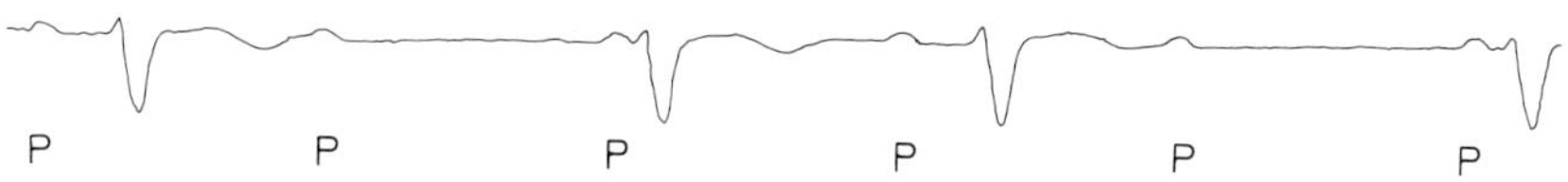

Abb. 16. AV-Block III. Grades: Atrium und Ventrikel werden unabhängig voneinander und mit verschiedenen Frequenzen erregt (vgl. Abb. 7).

Beim Typ II nach Mobitz des AV-Blocks II. Grades, der meist eine ungünstigere Prognose als der Typ I hat, besteht eine konstante PQ-Zeit, wobei jedoch jede 2. (bzw. 3., 4. usw.) Vorhoferregung nicht auf den Ventrikel übergeleitet wird. Es besteht ein 2:1-Block (bzw. 3:1-, 4:1-Block usw.) (Abb. 15b, c).
Beim *AV-Block III. Grades* (kompletter AV-Block) ist die Erregungsleitung vom Atrium zum Ventrikel vollständig unterbrochen, die Vorhöfe schlagen unabhängig von den Kammern, das Ventrikelmyokard wird mit sehr langsamer Frequenz von einem tertiären Automatiezentrum (His-Purkinje-System) stimuliert (Abb. 16).

3. Faszikelleitungsstörungen

Ein *unifaszikulärer Block* (Abb. 17a–c) kann ein kompletter Rechtsschenkelblock, ein linksanteriorer Hemiblock (LAH) oder ein linksposteriorer Hemiblock (LPH) sein.

Ein *bifaszikulärer Block* ist z.B. ein kompletter Linksschenkelblock; ebenso kann er sich als ein linksanteriorer Hemiblock zusammen mit einem kompletten Rechtsschenkelblock zeigen.

Beim *trifaszikulären Block* sind alle 3 Faszikel betroffen, es besteht ein kompletter AV-Block.

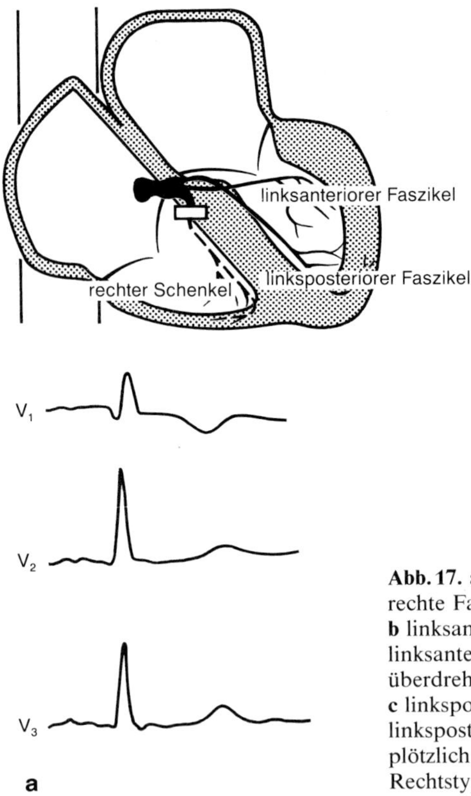

Abb. 17. a Kompletter Rechtsschenkelblock (der rechte Faszikel ist blockiert);
b linksanteriorer Hemiblock (LAH), der linksanteriore Faszikel ist blockiert; im EKG: überdrehter Linkstyp;
c linksposteriorer Hemiblock (LPH), der linksposteriore Faszikel ist blockiert; im EKG: plötzlich eintretender Rechtstyp bis überdrehter Rechtstyp

Der *drohende trifaszikuläre Block* setzt sich aus einem bifaszikulären Block und einem AV-Block I. oder II. Grades zusammen.
Während der trifaszikuläre Block (kompletter AV-Block) in der Regel eine sichere Indikation für eine Schrittmachertherapie darstellt, ist die Indikation zur Schrittmacherimplantation beim *drohenden* trifaszikulären Block (Abb. 18) noch von anderen Faktoren abhängig, z. B. davon, ob beim Patienten entsprechende Symptome auftreten oder sein Puls sehr bradykard wird (Frequenzen unter 40 min^{-1}; s. S. 134).

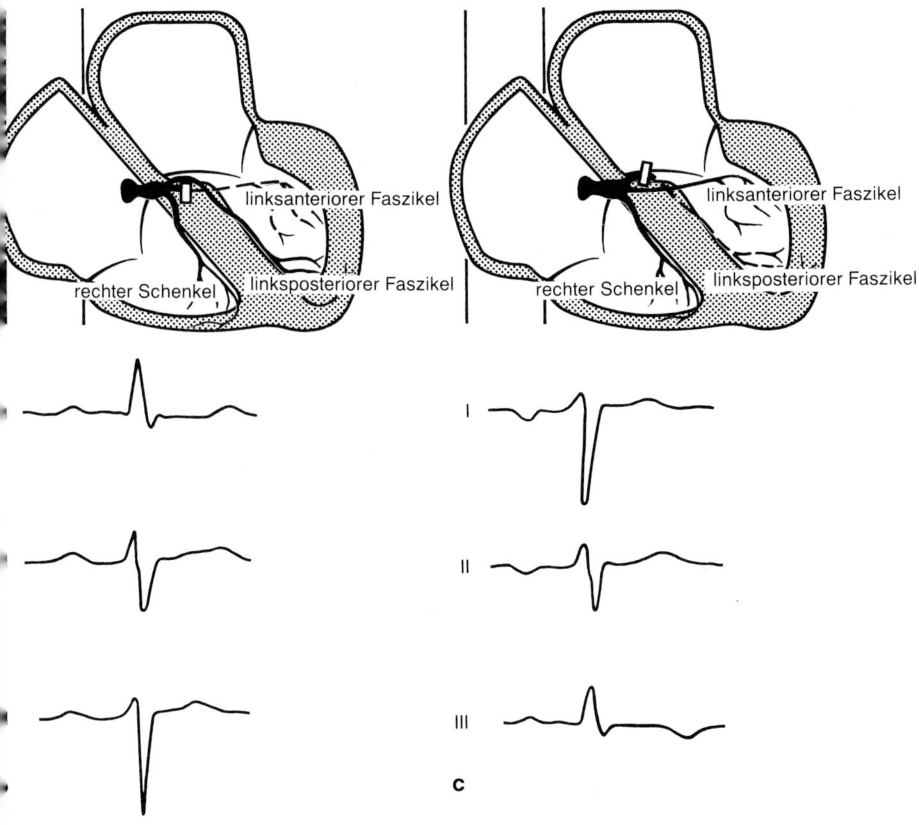

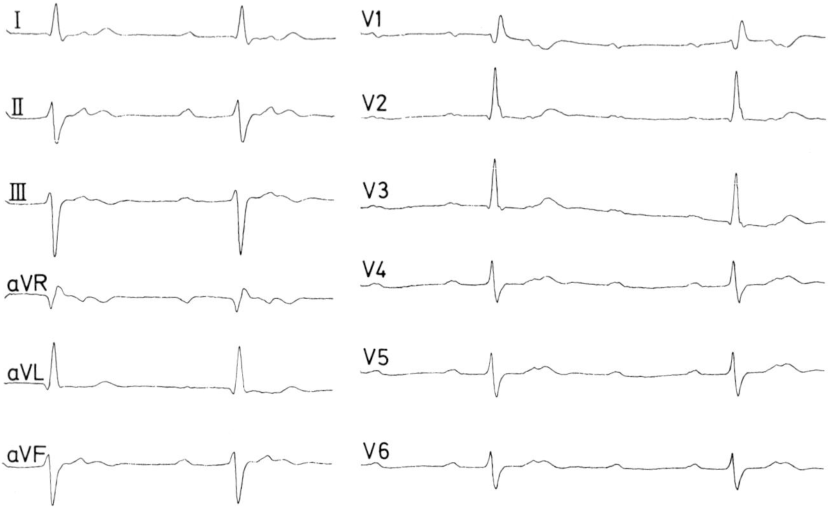

Abb. 18. Drohender trifaszikulärer Block: Dieser setzt sich zusammen aus einem bifaszikulären Block (hier linksanteriorer Hemiblock und kompletter Rechtsschenkelblock) und einem AV-Block I. oder II. Grades, hier II. Grades Typ Mobitz II (mit 3:1-Block, zeitweise war ein vollständiger trifaszikulärer Block - kompletter AV-Block - aufgetreten)

C. Technische Grundbegriffe

I. Unifokal/bifokal

„Unifokal" zeigt an, daß nur *eine* Sonde (*Schrittmacherelektrode*)[5] an *einem* Ort implantiert ist, also entweder im Vorhof *oder* im Ventrikel.
„Bifokal" besagt, daß das Schrittmachersystem mit *zwei* Elektroden ausgestattet ist, also 1 Elektrode im (rechten) Vorhof *und* 1 Elektrode im (rechten) Ventrikel. Es handelt sich somit um einen Zweikammerschrittmacher: Beide Elektroden werden über das Schrittmacheraggregat gesteuert, so daß die Kontraktion der Vorhöfe und Ventrikel koordiniert abläuft (Abb. 19a–c).
Auf die Vorteile und Möglichkeiten der bifokalen, d.h. AV-sequentiellen Schrittmachertherapie wird später detailliert eingegangen (s. S. 46).

II. Unipolar/bipolar

Unipolar heißt, daß die Schrittmacherelektrodenspitze als negative Elektrode (Kathode) arbeitet und das Schrittmachergehäuse als positive Elektrode (Anode) bzw. als „indifferenter Pol".
Bipolar bedeutet, daß sowohl Kathode als auch Anode auf dem distalen Teil der Schrittmachersonde aufgebracht sind, und zwar der negative Pol an der Spitze der Schrittmacherelektrode und der positive etwa 2,5 cm dahinter (Abb. 20, s. a. Abb. 19a). Beide Pole liegen bei der bipolaren Schrittmacherelektrode intrakardial. Somit erstreckt sich das elektrische Feld vom Minus- bis zum Pluspol nur intrakardial, während bei der unipolaren Stimulationsweise dieses von der Elektrodenspitze intrakardial über die *Pektoralismuskulatur* zum indifferenten Pol am Schrittmachergehäuse verläuft (Abb. 21a, b).

---

[5] In der Fachsprache wird die Schrittmachersonde als „Elektrode" bezeichnet, diese enthält den Stecker, den (gewendelten) Draht mit Isolierung und den Elektrodenkopf; eine bipolare Schrittmacherelektrode enthält 2 Elektroden „im physikalischen Sinne", nämlich die Anode und die Kathode (die Kathode an der Sondenspitze, die Anode einige Zentimeter dahinter).

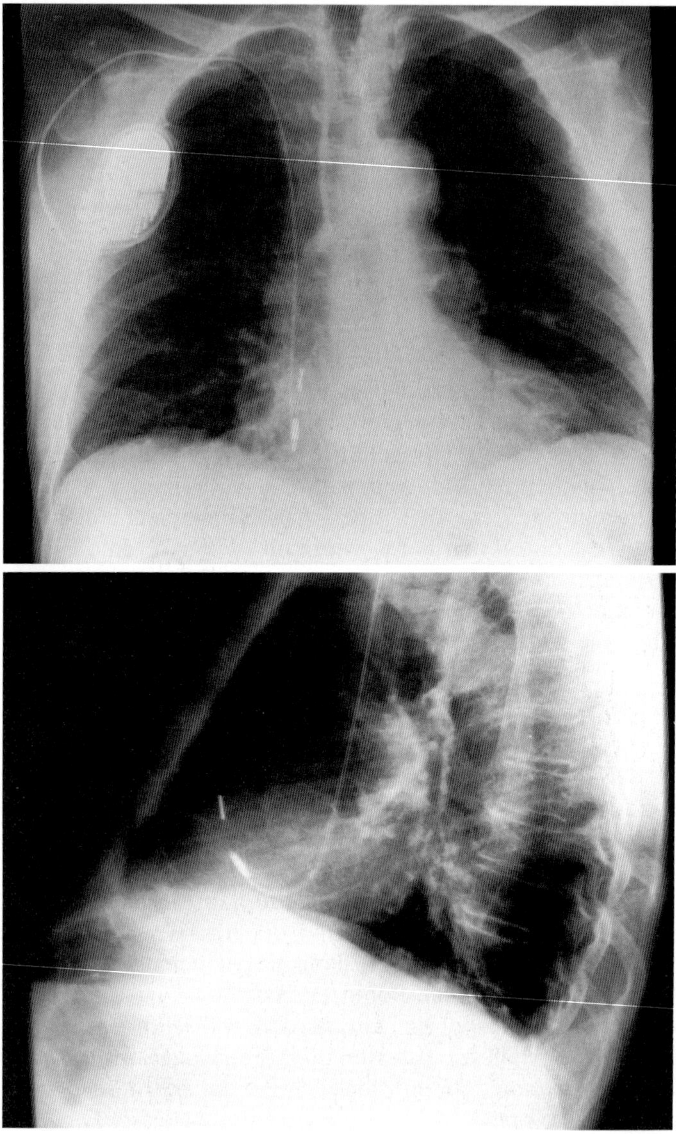

a

Abb. 19. a Unifokal: Elektrode in Vorhofposition (AAI-Modus), Röntgenbild des Thorax in 2 Ebenen (Muskelaktivitätsgesteuerter Schrittmacher (Activitrax) mit bipolarer Elektrode im Vorhof, s. S. 52);
b unifokal: Elektrode in Ventrikelposition (z. B. VVI-Modus), Röntgenthorax;
c bifokal: jeweils 1 Elektrode im (rechten) Vorhof *und* im (rechten) Ventrikel (s. S. 24)

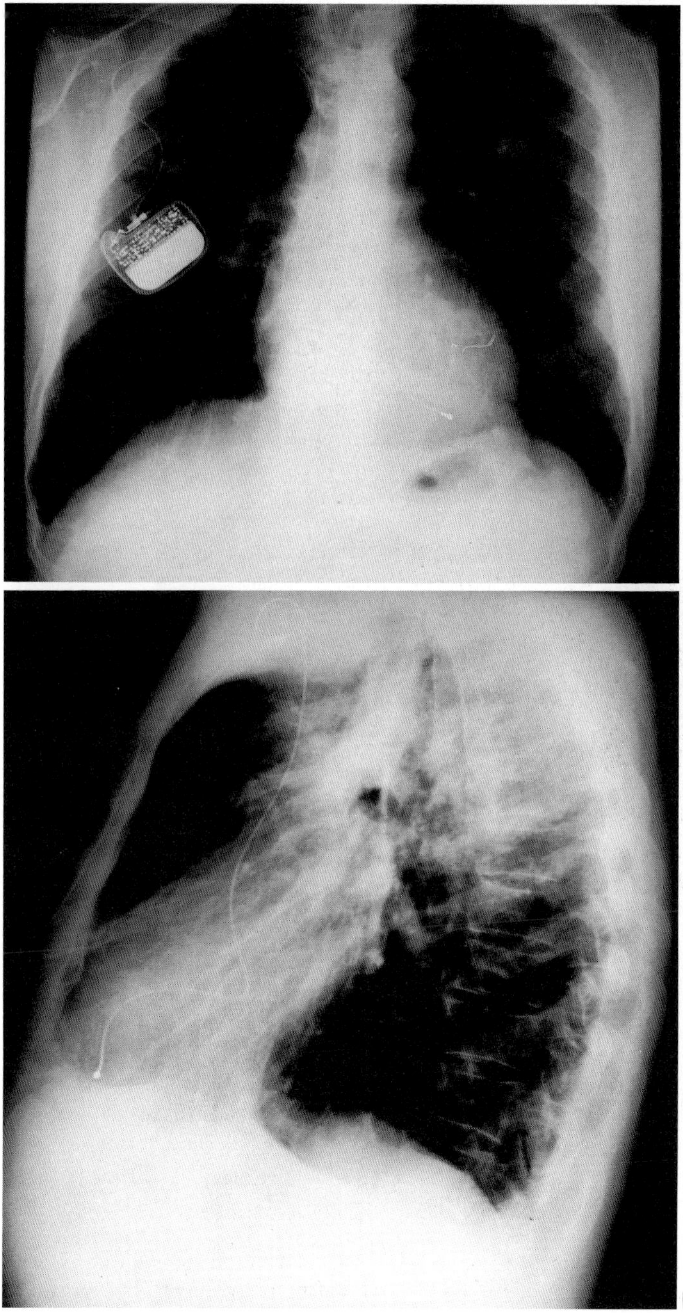

b

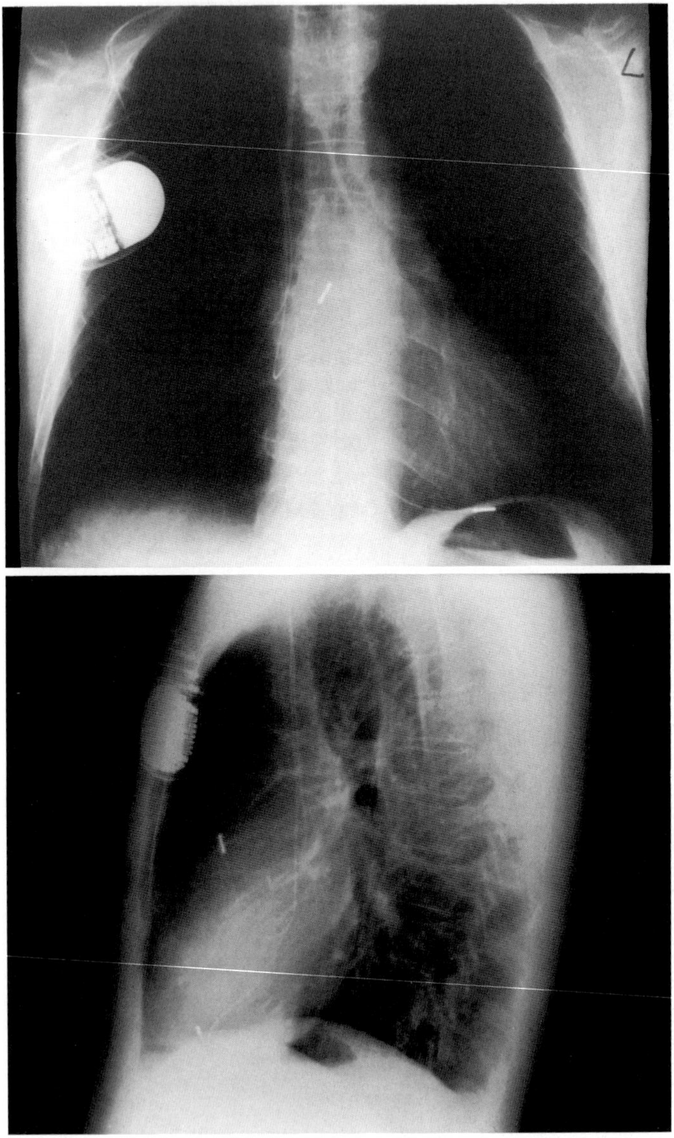

Abb. 19 c. Legende s. S. 22

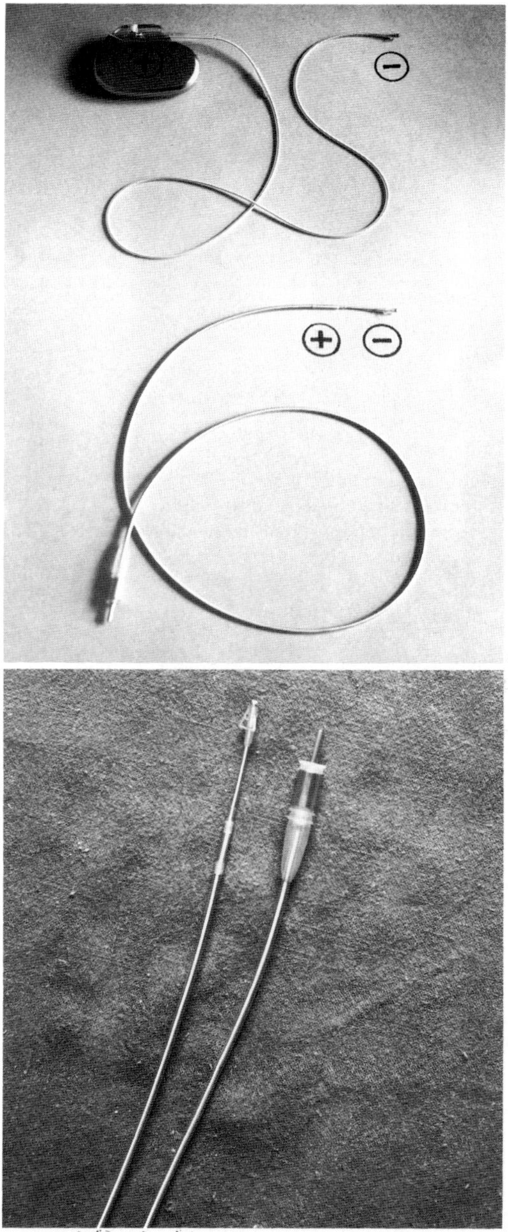

a

b

Abb. 20. a Unipolare Elektrode mit Schrittmachergehäuse (*oben*) und bipolare Elektrode; **b** bipolare Elektrode mit Kopf und Konnektor (= Stecker)

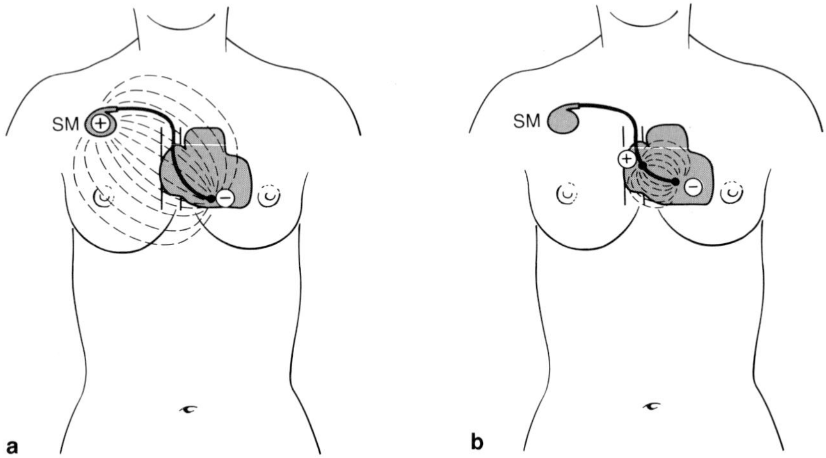

Abb. 21 a, b. Elektromagnetisches Feld bei unipolarer und bipolarer Stimulation.
a Unipolar: Das Feld erstreckt sich auch über die Skelettmuskulatur;
b bipolar: Das Feld erstreckt sich im wesentlichen nur über den intrakardialen Bereich.
SM Schrittmacher

1. Nachteile der bipolaren Schrittmacherelektrode

- Sie ist etwas dicker als unipolare Schrittmacherelektroden, da eine bipolare Schrittmacherelektrode 2 Leitungen (mit Isolierung) enthält.
- Sie läßt sich bei Elektrodenbruch praktisch nicht reparieren (evtl. kann sie noch in eine unipolare Schrittmacherelektrode umgewandelt werden).
- Eine bipolare Elektrode mit Ankerkopf neigt nach der Implantation im *Atrium* häufiger zur Dislokation (wegen des größeren Gewichts).
- Die Stimulationseigenschaften gegenüber der unipolaren Stimulation sind schlechter, besonders hinsichtlich des Energieverbrauchs (nach Untersuchungen von Irnich 30% mehr).
- Im Oberflächen-EKG ergibt sich eine geringere Amplitude des Schrittmacherspike im Vergleich zu den unipolaren Systemen, so daß diese Spikes – auch ohne eingeschaltetes EKG-Filter – oft kaum zu erkennen sind (Abb. 22).
- Die Wahrnehmung kann problematisch sein, wenn die Erregung zur gleichen Zeit an beiden Polen auftrifft (z. B. im rechten Winkel auf die elektrische Achse).

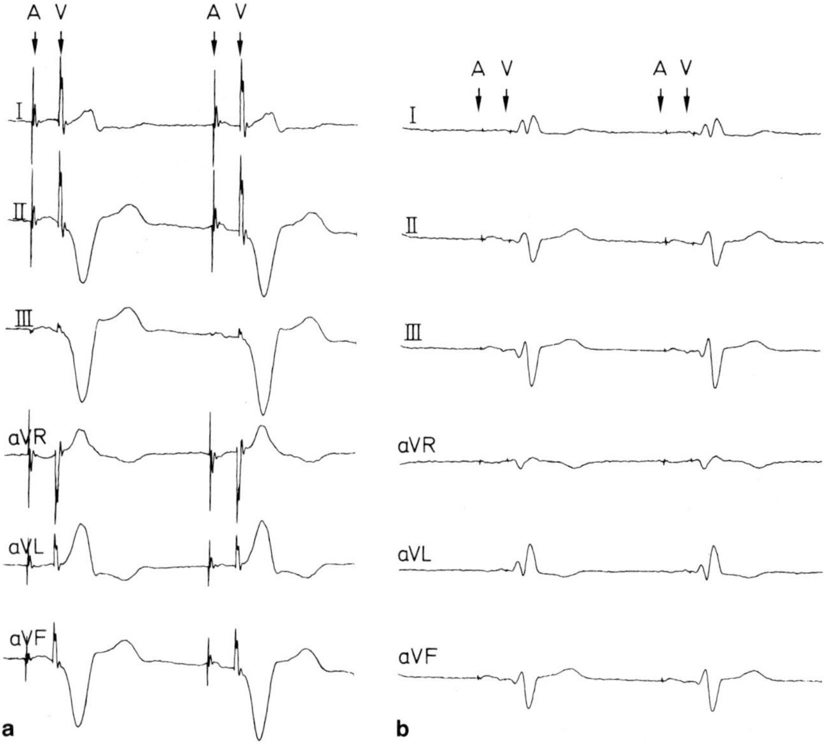

Abb. 22. a Bei der unipolaren Stimulationsweise sind die Schrittmacherstimuli im Oberflächen-EKG in der Regel gut zu sehen;
b bei der bipolaren Stimulation lassen sich die Schrittmacherstimuli trotz ausgeschalteter EKG-Filter (Netz- und Muskelfilter) manchmal kaum erkennen;
A atrialer Schrittmacherstimulus, *V* ventrikulärer Schrittmacherstimulus

2. Vorteile der bipolaren Schrittmacherelektrode

- Da der elektrische Stromkreis bei den bipolaren Elektroden nicht über die Skelettmuskulatur, sondern nur intrakardial verläuft, üben Skelettmuskelsignale bei der bipolaren Wahrnehmung im Gegensatz zu unipolaren Schrittmachersystemen praktisch keine Störeinflüsse aus. Dadurch kann weitgehend ausgeschlossen werden, daß der Schrittmacher fälschlicherweise durch Muskelsignale inhibiert oder getriggert wird. Aufgrund einer falschen Inhibition kann es zum Herzstillstand (s. Fallbeispiel „Oversensing“ S. 80) bzw. bei Triggerung zur Tachykardie kommen.
- Dasselbe gilt für die Störbeeinflussung durch externe elektromagnetische Felder (s. S. 170). Es ließ sich nachweisen, daß die bipolaren Systeme gegenüber den unipolaren eine über 10fach höhere Betriebssicherheit bieten.
- Bei bipolarer Stimulation treten Muskel- und Zwerchfellkontraktionen auch bei hoher Energieabgabe deutlich seltener auf als bei unipolarer Stimulation, da der Stromkreis im wesentlichen intrakardial verläuft.
- Für antitachykarde Schrittmacheraggregate sind wegen der Betriebssicherheit v. a. hinsichtlich einer exakten Wahrnehmung bipolare Elektroden erforderlich.

3. Schlußfolgerungen

Seit Jahren bevorzugen Ärzte in den USA bipolare Systeme. In Europa werden sie hingegen meist nur dann angewandt, wenn ein antitachykarder Schrittmacher vonnöten ist (Abb. 23). Aufgrund verbesserter Techniken, v. a. der dünner und flexibler gewordenen Schrittmacherelektroden sowie der äußerlich nicht mehr als unschöner „Hautbuckel“ auftretenden In-line-Stecker mit Koaxialelektroden (s. „Schrittmacherlexikon“), scheint sich in Europa ein Wandel zugunsten der bipolaren Systeme abzuzeichnen.
Für die Zukunft wird gefordert, daß generell die Möglichkeit der programmierbaren Polarität (unipolar zu bipolar und umgekehrt) eingeführt wird, wie sie einige neuere Schrittmachersysteme bereits bieten (s. S. 112). Weiter sollen die Vorteile der *unipolaren Stimulation* (geringerer Energieverbrauch, Schrittmacherspikes im EKG besser sichtbar) mit der wesentlich größeren Sicherheit der *bipolaren Detektion* kombiniert werden (s. S. 209).

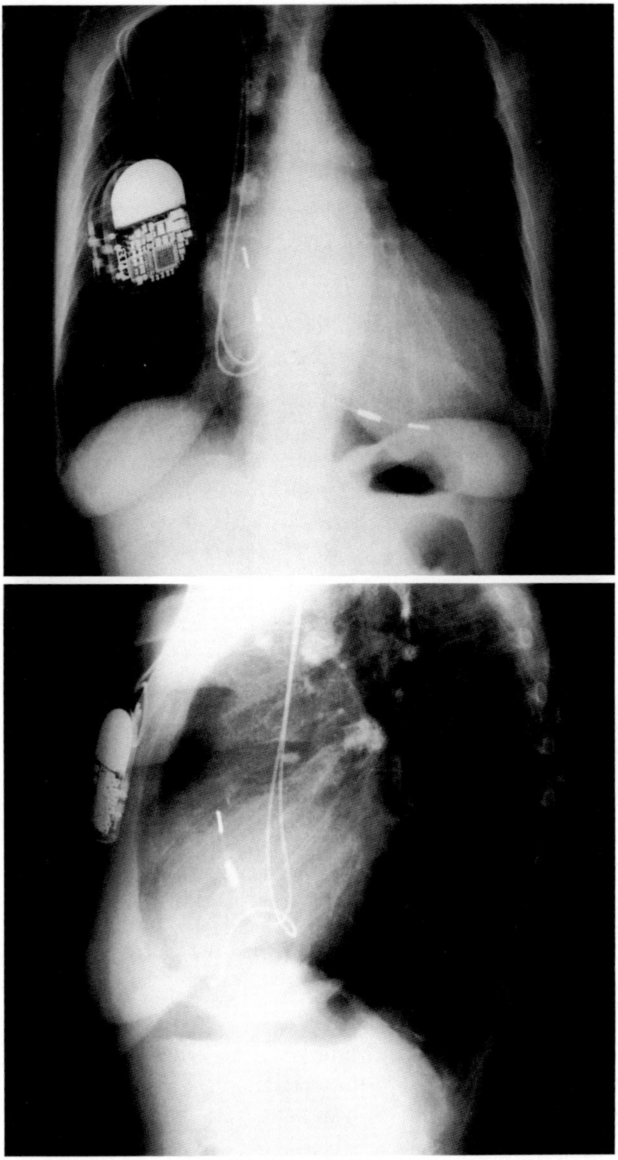

Abb. 23. Zweikammerschrittmacher *(bifokal)* „Symbios 7008" mit antitachykarden Zusatzfunktionen und 2 *bipolaren* Schrittmacherelektroden: Sowohl die Schrittmacherelektrode im Vorhof als auch die Schrittmacherelektrode im Ventrikel enthält die Kathode und Anode intrakardial

D. Betriebsart

I. Internationaler Schrittmachercode (ICHD)

Die internationale Verbreitung der Schrittmacher hat die Notwendigkeit mit sich gebracht, die einzelnen Schrittmacherfunktionsarten klar und einheitlich zu bezeichnen.
Ein international gültiger Schrittmachercode nach der „Inter-Society Commission for Heart Disease Resources" *(ICHD)* ist üblich (Anhang A. I. bzw. Lesezeichen).
Früher wurde nur ein Dreibuchstabencode benutzt, durch das Fortschreiten der Technik kam dann noch ein 4. und 5. Codebuchstabe hinzu. Letztere werden meist nur fakultativ gebraucht. Andere Codes, wie z. B. der *BCD* („binary coded decimal")-Code oder der funktionelle Schrittmachercode nach Brownlee (1981) konnten sich nicht allgemein durchsetzen.
Der in der Regel benutzte internationale Schrittmachercode *(ICHD)* verwendet folgende Buchstaben:

V *V*entrikel
A *A*trium
I *I*nhibiert (Impulsunterdrückung)
T ge*T*riggert (Impulsantwort)
D *D*ual (doppelt): Ventrikel *und* Atrium, inhibiert *und* getriggert
S „*S*ingle chamber": nur *eine* Kammer (entweder Atrium *oder* Ventrikel)
0 Keine Steuerung (nicht inhibiert, nicht getriggert)

Der *1. Buchstabe* gibt immer den Ort der *Stimulation* an, also entweder Ventrikel (*V*) oder Atrium (*A*) bzw. beide (*D*).
Der *2. Buchstabe* bezeichnet den Ort der *Wahrnehmung*, im Ventrikel (*V*) oder im Atrium (*A*) bzw. in beiden (*D*); *0*: keine Wahrnehmung.
Der *3. Buchstabe* zeigt die *Betriebsart* an, gesteuert durch Inhibition (*I*) oder Triggerung (*T*) bzw. durch beides (*D*). *"0"* bedeutet hier starrfrequent (nicht getriggert, nicht inhibiert).

Bei Erweiterung des Dreibuchstabencodes kann zur besseren Übersicht nach dem 3. Buchstaben ein Komma gesetzt werden. Dieser Dreibuchstabencode wird praktisch immer verwendet. Dazu kann noch fakultativ ein *4. Buchstabe* kommen, der *Programmierbarkeit, Telemetriemöglichkeit oder Frequenzadaptation* angibt:

0 Nicht programmierbar
P *P*rogrammierbar bis zu 2 Funktionen, meistens Basisfrequenz und z. B. Impulsdauer oder Impulsamplitude
M *M*ultiprogrammierbar mit 3 und mehr Funktionen
C „*C*ommunication“: Telemetriemöglichkeit, d. h. dialogfähiger Schrittmacher mit bidirektionalem (gegenseitigem) Parameteraustausch; er kann abgefragt werden.
R „*R*ate modulation“[6]: Frequenzadaptation, eine Möglichkeit, die im Zuge der technischen Entwicklung erheblich an Bedeutung gewonnen hat

Ein *5. Buchstabe* wird bei *antitachykarden* Schrittmachern verwendet:

B *B*urststimulation: kammartige Hochfrequenzstimulation
N Kompetitive Stimulation mit *N*ormalfrequenz (starrfrequent) bzw. Underdrive z. B. bei Magnetauflage
S *S*canning: Abtastfunktion mit zunehmenden oder abnehmenden Kopplungsintervallen der antitachykarden Stimuli
E *E*xtern gesteuert

Nähere Einzelheiten zu den erwähnten Schrittmacherversionen werden in den nächsten Kapiteln erläutert.

---

[6] „R“ für „rate modulation“ ist dem NASPE/BPEG-Code entnommen (s. Tabellen im Anhang A. I., II. und III. 2. Dieser Buchstabe ist weitgehend gebräuchlich geworden.

Abb. 24a, b. VVI-Modus, Stimulation und Wahrnehmung nur im Ventrikel, R-Wellen (einschließlich ventrikuläre Extrasystolen) werden beachtet, im Vorhof findet keine Wahrnehmung oder Stimulation statt. **a** AV-Block mit (evtl. regulärer) Vorhoftätigkeit: Die Vorhöfe und Ventrikel kontrahieren sich unabhängig voneinander (noch häufig zu sehen, bei Neuimplantation wohl ungünstige Schrittmacherauswahl). **b** Vorhofflimmern bei Bradyarrhythmia absoluta. *VES* ventrikuläre Extrasystole, *V* ventrikulärer Schrittmacherstimulus, *P* P-Welle

II. Einkammerschrittmacher (ohne Frequenzadaptation)

Die (heute üblichen) Demandschrittmacher fallen mit der Stimulation nur ein, wenn sie im programmierten Intervall keine Herzeigenaktionen wahrnehmen (s. S. 85).

1. Ventrikeldemandschrittmacher (VVI)

Der immer noch am häufigsten implantierte Schrittmachertyp ist der R-Wellen-inhibierte Ventrikelschrittmacher (*VVI*). Aus dem vorhergehenden Text wird klar, was mit *VVI* beschrieben wird:
Stimulation im Ventrikel, Wahrnehmung im Ventrikel, Inhibition im Ventrikel (Impulsunterdrückung durch Eigensignale des Ventrikels, d. h. R-Wellen) (Abb. 24a, b).

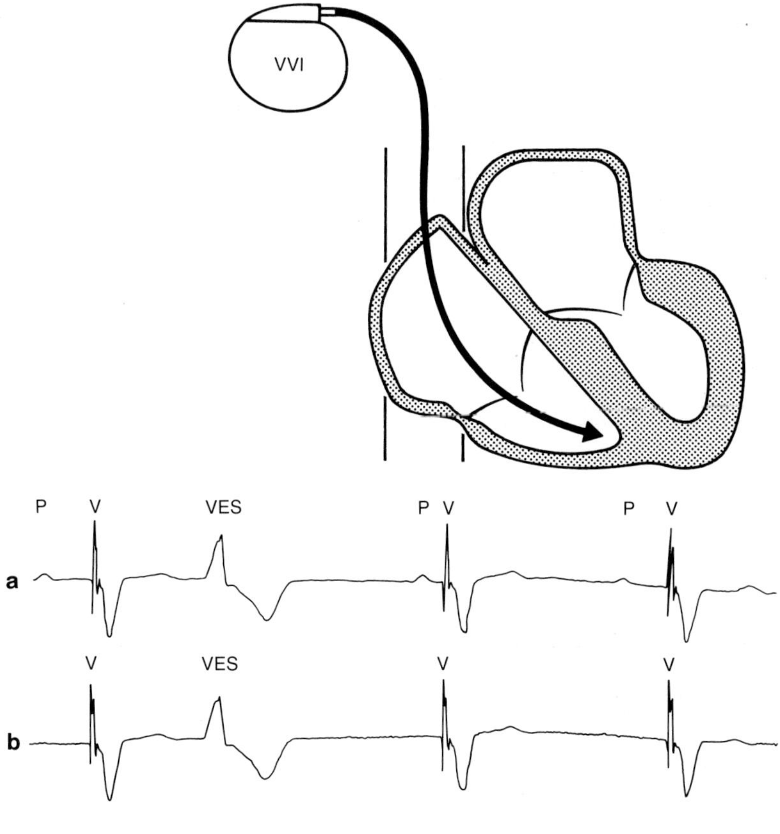

Die Stimulation und Wahrnehmung erfolgt über eine Elektrode, die (meist endokardial) im rechten Ventrikel implantiert ist (s. Abb. 19b, S. 23). Dadurch erscheint im EKG ein Schrittmacherspike mit einem nachfolgenden verbreiteten Kammerkomplex, der aufgrund der Stimulation im *rechten* Ventrikel *links*schenkelblockartig deformiert ist, da der linke Ventrikel später als der rechte depolarisiert wird.
Vorhofsignale, also P-Wellen, werden vom Schrittmacher im VVI-Modus nicht beachtet. Dadurch erfolgt die Kontraktion der Vorhöfe (falls noch eine regelrechte Vorhoftätigkeit vorhanden ist) unabhängig von den Ventrikeln und somit unkoordiniert. Hieraus resultiert, daß sich dieser Schrittmachertypus (VVI) vorwiegend für Bradyarrhythmien mit irregulärer Vorhoftätigkeit (z. B. chronisches Vorhofflimmern) eignet.
Als *kontraindiziert* betrachten wir die *VVI*-Stimulation bei vorhandener retrograder P-Welle, also einer retrograden Leitung (s. S. 92) mit regelrechter Vorhoftätigkeit, wobei es zur gleichzeitigen Kontraktion von Vorhöfen und Ventrikeln kommen kann. Dies wiederum hat zur Folge, daß die Vorhöfe gegen die geschlossenen Atrioventrikularklappen pumpen, was sich beim Patienten wegen des retrograden Flusses als „Vorhofpfropfungswelle" im Jugularvenenpuls bzw. als *„Pacemakersyndrom" (Schrittmachersyndrom)* bemerkbar machen kann. Das Pacemakersyndrom kann sich als unangenehme Palpitation am Halse bis hin zu massivem Blutdruckabfall mit Kreislaufkollaps oder kardiogenem Schock äußern, so daß es dem Patienten nach Implantation eines VVI-Schrittmachers möglicherweise schlechter geht als vorher.

Weitere Nachteile der VVI-Schrittmacher:

Auch ohne retrograde Leitung muß beachtet werden, daß unter einer regulären Sinusknotentätigkeit bei einer VVI-Stimulation

- eine AV-Dissoziation bewirkt wird, die Vorhöfe und Ventrikel sich damit unkoordiniert kontrahieren,
- der Vorhofbeitrag zur Ventrikelfüllung verlorengeht,
- eine Regurgitation des Blutes in den Vorhof vorkommen kann,
- die Dekompensation einer Herzinsuffizienz begünstigt werden kann,
- auf den zusätzlichen hämodynamischen Effekt der Frequenzsteigerung verzichtet wird,
- die Neigung zu Vorhofflimmern und zu Reentrytachykardien gefördert wird.

Die *Vorteile der VVI-Schrittmacher* bei richtiger Indikationsstellung sind nicht von der Hand zu weisen:

- sie haben auch in der Vergangenheit sehr wertvolle Dienste geleistet hinsichtlich der Lebensrettung und Lebenserhaltung,
- sie sind preisgünstig und einfach zu implantieren,
- außerdem ist ihre Programmierung und Nachkontrolle leicht zu handhaben, da sie zumeist wenig Möglichkeiten zur individuellen Einstellung offenlassen und evtl. auch von einem „Nichtexperten" kontrolliert werden können.

Seit der Entwicklung des VVI-Schrittmachers hat aber ein rapider technischer Fortschritt stattgefunden bei wachsenden Ansprüchen. Die vorhofbeteiligenden Zweikammersysteme und die frequenzadaptiven Schrittmacher haben sich als ebenso zuverlässig erwiesen. Sie konfrontieren den erfahrenen Implanteur mit keinen größeren technischen Schwierigkeiten, bieten jedoch eine wesentlich bessere Anpassung der hämodynamischen Verhältnisse (bei entsprechender Indikation) und tragen so zur deutlichen Verbesserung der Lebensqualität bei. Somit ist der Indikationsbereich für den VVI-Schrittmacher (ohne Frequenzadaptation) heute eingeschränkt.
Umso mehr verwundert es, daß im Jahre 1987 gemäß der Jahresstatistik (des Schrittmacherzentralregisters in Gießen) in der BRD noch 88% VVI-Schrittmacher implantiert wurden (Irnich u. Batz 1988).

V00
In den Anfängen der Schrittmachertherapie war die starrfrequente Ventrikelstimulation (V00) üblich. Bei den modernen Schrittmachern wird aus einem VVI-Modus bei Magnetauflage üblicherweise ein V00-Modus, also eine starrfrequente Ventrikelstimulation ohne Beachtung des Eigenrhythmus. Es kommt dabei – wenn der Patient nicht vollständig vom Schrittmacher abhängig ist und nicht nur Schrittmacheraktionen im EKG zu sehen sind – zur sog. Parasystolie, d.h., Herzeigenaktionen und Schrittmacheraktionen treten nebeneinander auf (s. Abb. 58, S. 88). Hierbei besteht die Gefahr, daß ein Schrittmacherstimulus in die vulnerable Phase einfällt.
Diese Magnetfrequenz wird zur Überprüfung der Schrittmacherfunktion verwendet (Austauschindikation, Überprüfung der Depolarisation usw.).

VVT
Sehr selten wird der ventrikelgetriggerte Schrittmacher VVT angewandt. Dieser Schrittmacher gibt bei jeder detektierten Eigenaktion des Herzens einen Impuls ab, der in den QRS-Komplex fällt und dort keinen Effekt auslöst (Abb. 25). Er gibt somit überflüssige Energie ab, die allerdings auch nicht gefährlich werden kann, da sie auf die absolute Refraktärphase des Ventrikels (QRS-Komplex) trifft. Der VVT-Modus ist besonders bei jenen sehr seltenen Patienten angezeigt, die starken äußeren Störeinflüssen (elektromagnetische Felder) ausgesetzt sind. Durch diese starken exogenen Störeinflüsse wird der Schrittmacher nicht wie beim VVI-Modus inhibiert (so daß es zum Herzstillstand kommen könnte), sondern er gibt bei jedem wahrgenommenen elektromagnetischen Signal einen Sicherheitsstimulus ab.

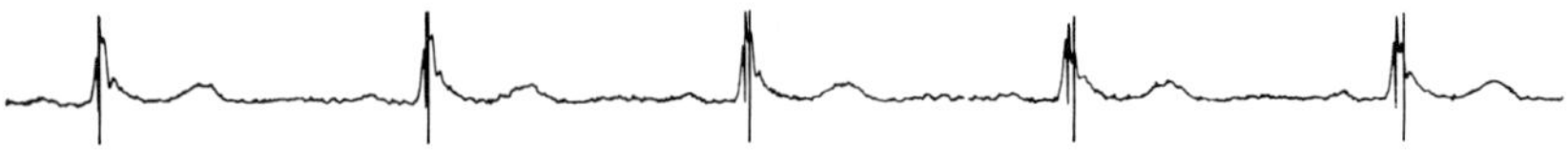

Abb. 25. Beim VVT-Modus gibt der Schrittmacher bei jeder detektierten Eigenaktion des Ventrikels einen Impuls ab, der in den QRS-Komplex fällt und dort keinen Effekt auslöst

Mit externen Impulsgebern kann die Stimulationsfrequenz gesteuert werden, was gelegentlich für elektrophysiologische Tests und antitachykarde Stimulationen angewandt wurde (vgl. Lüderitz 1986).

2. Vorhofdemandschrittmacher (AAI)

Der P-Wellen-inhibierte Vorhofschrittmacher (AAI) wurde 1987 in der BRD bei 2,1% der Schrittmacherpatienten implantiert (Irnich u. Batz 1988). Die Stimulation und Wahrnehmung erfolgt über eine Elektrode, die (meist endokardial) im rechten Atrium implantiert ist (s. Röntgenthorax, Abb. 19 a).

AAI bedeutet: Stimulation im Atrium, Wahrnehmung im Atrium, Inhibition im Atrium (Impulsunterdrückung durch Eigensignale des Atriums, d.h. P-Wellen) (Abb. 26).

Nach dem Spike ist die (stimulierte) P-Welle zu sehen. Der Spike-P-Abstand hängt von der Lage der Elektrode im Atrium ab. Danach erfolgt die eigene AV-Überleitung in den Ventrikel mit Eigendepolarisation des Ventrikelmyokards (QRS-Komplex im Normalfall nicht deformiert wie bei der VVI-Stimulation).

Die wesentlichen *Vorteile des AAI-Modus* sind:

- die physiologische Stimulation mit erhaltener AV-Koordination und entsprechendem Vorhofbeitrag je nach individueller Gegebenheit,
- damit die verbesserte Hämodynamik mit höherem Schlagvolumen des Herzens, einem reduzierten myokardialen Sauerstoffverbrauch und regulärer Ventrikelfüllung,
- eine ventrikuläre Depolarisation in regelrechter Ausbreitungsrichtung,
- die Unterdrückung von atrialen Arrhythmien (der Prozentsatz des Übergangs in ein Vorhofflimmern ist gegenüber dem *VVI*-Modus weitaus geringer),
- Einsetzbarkeit auch bei einer retrograden Leitung.

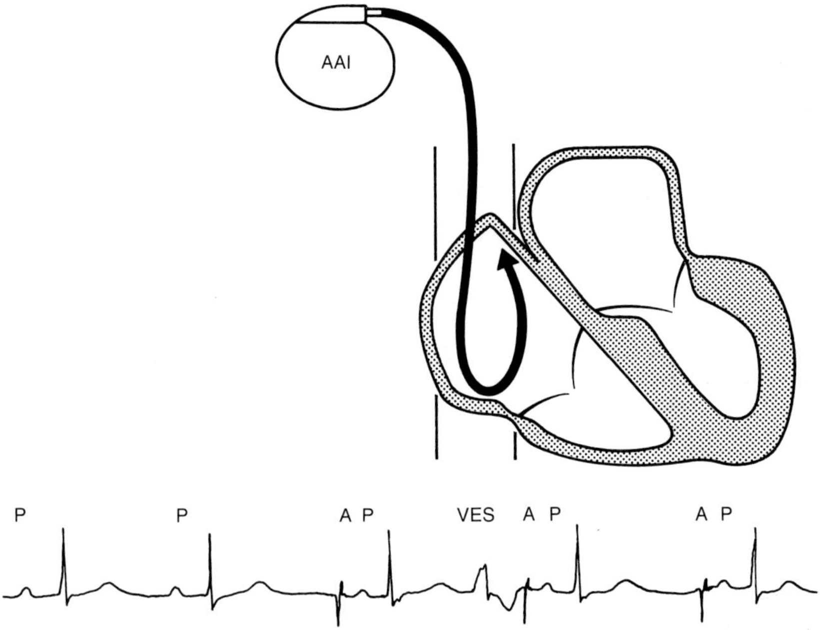

Abb. 26. Stimulation und Wahrnehmung nur im Atrium, Inhibition im Atrium (Impulsunterdrückung durch Eigensignale des Atriums), keine Stimulation oder Wahrnehmung im Ventrikel, auch ventrikuläre Extrasystolen werden nicht detektiert. *VES* ventrikuläre Extrasystole, *A* atrialer Schrittmacherstimulus, *P* P-Welle (stimulierte P-Welle und Vorhofeigenaktion)

Die *Nachteile des AAI- Modus* sind:

- Ventrikelsignale, also R-Wellen (damit auch ventrikuläre Extrasystolen), werden vom Schrittmacher im *AAI*-Modus unter normalen Umständen nicht beachtet oder falsch interpretiert (s. S. 82).
- Ein *intaktes Erregungsleitungssystem* ist Voraussetzung für die Implantation eines *AAI*-Schrittmachers. Man kann allerdings nie sicher vorhersagen, wie sich die AV-Überleitung in Zukunft verhält; auch das Langzeit-EKG über 24 h und die Überprüfung des *Wenckebach-Punktes* (s. S. 126) sind nur „Momentaufnahmen", sie können sich unter medikamentösen oder sonstigen Einflüssen in der nächsten Untersuchung verändert haben[7].

---

[7] Laut Literaturangaben gehen im Laufe der Zeit bis zu 30% der Sinusknotenerkrankungen in eine Zweiknotenerkrankung, also eine Sinusknotenerkrankung mit AV-Überleitungsstörung über.

- Bei Übergang eines Sinusknotensyndroms in ein Vorhofflimmern, was nicht selten vorkommt (hier differieren die Angaben in der Literatur), ist der *AAI*-Schrittmacher nutzlos, da keine ventrikuläre Sicherheitsstimulation erfolgt.

Kontraindiziert ist der *AAI*-Schrittmacher bei:

- AV-Blockierungen,
- Vorhofflimmern.

Fallbeispiel
Einer 65jährigen Patientin war vor 5 Jahren ein *AAI*-Schrittmacher wegen eines Sinusknotensyndroms implantiert worden. In der Zwischenzeit traten immer wieder massive Schwindelanfälle auf, die sich für die Patientin als bedrohlich darstellten. Als Ursache wurde ein intermittierendes Vorhofflimmern bzw. -flattern mit Bradyarrhythmie entdeckt, das sich medikamentös immer nur zeitweise beherrschen ließ. 2 mal war elektrokonvertiert worden. Die atrialen Schrittmacherstimuli blieben bei diesen Anfällen ineffektiv (Abb. 27). Es mußte deshalb das *AAI*-Schrittmacheraggregat gegen ein Zweikammersystem ausgewechselt werden. Da die atriale Elektrode unipolar war und sich nicht ohne größeres Risiko entfernen ließ, entschlossen wir uns, diese wiederzuverwenden. Sie zeigte noch ausreichende Werte, allerdings wies sie einen relativ langen Spike-P-Abstand (Abb. 28) auf. Wir implantierten dann noch eine weitere unipolare Elektrode im Ventrikel und schlossen einen Zweikammerschrittmacher mit der Möglichkeit der *DDI*-Einstellung an, worauf die Schwindelanfälle behoben werden konnten. Bei Vorhofrhythmusstörungen war damit eine ventrikuläre Sicherheitsstimulation in der programmierten Basisfrequenz gewährleistet, während der Phasen des Sinusrhythmus konnte eine AV-Koordination weitgehend aufrecht erhalten werden (zum *DDI*-Modus s. S. 44).

A00
Unter Magnetauflage geht der *AAI*-Modus in *A00* über, also eine starrfrequente Vorhofstimulation ohne Beachtung des Eigenrhythmus. Auch dieser Modus wird – wie *V00* – zur Schrittmacherkontrolle verwandt, aber auch zur temporären Hochfrequenzstimulation (s. S. 56).

SSI
Dieser Modus signalisiert, daß der Schrittmacher für Vorhof und Ventrikel geeignet ist, somit als Einkammerschrittmacher (Single-Single-inhibiert) im *AAI- oder VVI-* Modus verwendet werden kann.

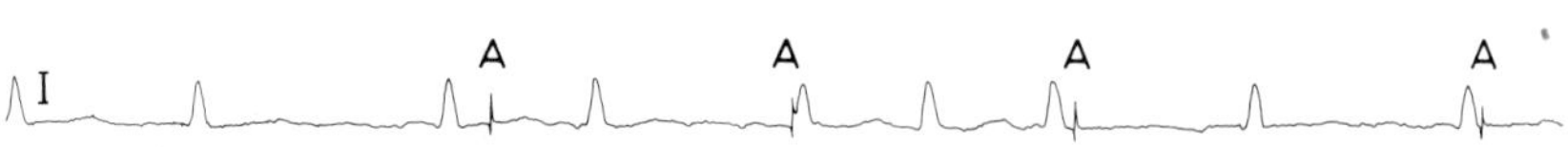

Abb. 27. Beim intermittierenden Vorhofflimmern bzw. -flattern waren die atrialen Stimuli des *AAI*-Schrittmachers ineffektiv. *A* ineffektiver atrialer Schrittmacherstimulus

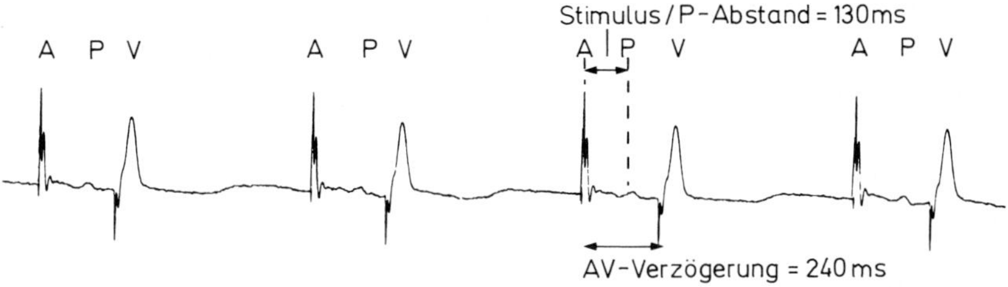

Abb. 28. Die atriale Elektrode wurde wiederverwendet. Sie zeigte noch ausreichende Werte, allerdings wies sie im EKG einen relativ langen Abstand des atrialen Stimulus zur (stimulierten) P-Welle auf. Dadurch mußte die AV-Verzögerung (Abstand atrialer zum nachfolgenden ventrikulären Stimulus) des neuen Schrittmachers relativ lang (240 ms) eingestellt werden. *A* atrialer Schrittmacherstimulus, *V* ventrikulärer Schrittmacherstimulus, *P* P-Welle (stimulierte P-Welle)

III. Zweikammerschrittmacher, „physiologische“ Schrittmacher

Obwohl auch der *AAI*-Modus einen physiologischen Ablauf der Herzstimulation gewährleisten kann, wird der Begriff „physiologische Herzschrittmacher“ für bifokale (Zweikammer-) Systeme, z. B. im *DDD*-Modus angewandt. Gemeint ist die regelrechte Koordination von Vorhof und Ventrikel über eine Vorhof- und Ventrikelelektrode (Abb. 29). *Beide Elektroden* können *unipolar* oder *bipolar* (s. S. 21) ausgestattet sein, ebenso das entsprechende Schrittmacheraggregat, das die Impulse in Vorhof und Kammer aufeinander abstimmt.

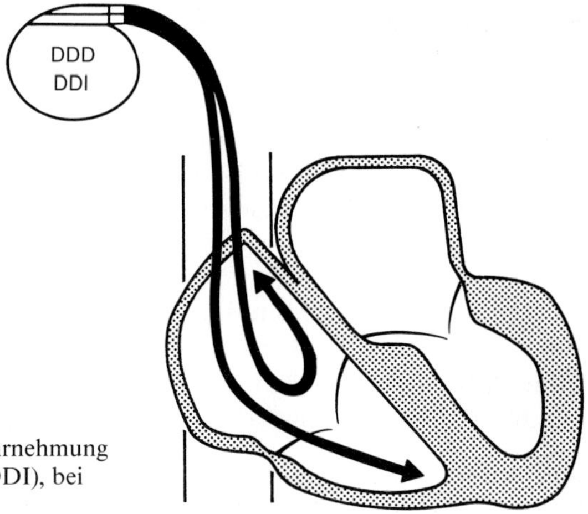

Abb. 29. Stimulation und Wahrnehmung im Vorhof und im Ventrikel (DDI), bei DDD zusätzlich Triggerung

Mögliche Modi: *DDD*, *DDI*[8], (aber auch *VAT*, *VDD*, *DVI*)

Während die Modi *VAT*, *DVI* (AV-sequentielle Stimulation) und *VDD* mehr oder weniger historische Bedeutung haben, ist im Hinblick auf den heutigen Stand der Technik und Programmiermöglichkeit der *DDD*-Modus als die optimale Form unter den „physiologischen" Herzschrittmachern anzusehen (bzw. *DDI* bei intermittierenden tachykarden Rhythmusstörungen des Vorhofes, wenn nicht ein antitachykarder Modus für den Vorhof angewandt wird, z. B. „DDD + Atrial Burst", s. S. 131).

1. DDD

DDD, (optimierte sequentielle Stimulation, AV-Universal; Funke 1978) bedeutet:
- Stimulation und Wahrnehmung in Vorhof und Ventrikel,
- getriggert und inhibiert.

Bei Vorhofeigenaktionen wird der atriale Impuls unterdrückt. Es erfolgt eine Triggerung über einen ventrikulären Stimulus, falls im programmierten AV-Intervall keine Eigenaktion des Ventrikels vom Schrittmacher entdeckt wird, d. h. es werden Vorhofeigenaktionen über die atriale Elektrode detektiert und als ventrikuläre Stimulation über den Schrittmacher auf den Ventrikel übergeleitet. Diese Überleitung durch den Schrittmacher erfolgt jedoch nur bis zur (programmierten) oberen Frequenzbegrenzung (meist wählt man 125 bis 150 ipm), darüberliegende Vorhoffrequenzen werden vom Schrittmacher je nach Modell mit Blockierungen im Wenckebach-Modus, mit „Fall back-Frequenz" (langsame Reduktion der ventrikulären Stimulationsfrequenz), oder mit 2:1 Block beantwortet, im letzteren Falle kann es sogar zur plötzlichen Halbierung der ventrikulären Frequenz kommen (s. S. 102).
Eigen-AV-Überleitungen sind von der oberen Frequenzbegrenzung *nicht* betroffen, so daß supraventrikuläre Tachykardien mit regelrechter AV-Überleitung und ventrikuläre Tachykardien, also vom Schrittmacher unabhängige Tachykardien, durchaus die obere Frequenzbegrenzung überschreiten können.
Die klassische Indikation für den *DDD*-Modus ist der AV-Block mit gleichzeitiger regulärer Sinusknotentätigkeit. Er findet aber auch Verwendung bei der Zweiknotenerkrankung (AV-Blockierung und bradykardes Sinusknotensyndrom) bzw. beim Sinusknotensyndrom mit unsicherer AV-Überleitung. Bei zusätzlichen tachykarden Vorhofrhythmusstörungen

---

[8] Modelle der Fa. Siemens-Pacesetter.

muß die obere Frequenzbegrenzung reduziert oder, wenn möglich, der *DDI*-Modus (s. S. 44) bzw. eine zusätzliche antitachykarde Funktion bei DDD-Modus (s. S. 131) gewählt werden.

EKG-Beispiele für den DDD-Modus:

1. Beispiel (Abb. 30): Im Atrium wird eine P-Welle und im Ventrikel eine R-Welle detektiert: die Impulse im Atrium und im Ventrikel werden inhibiert (unterdrückt); normales EKG ohne Schrittmacherstimulus.

2. Beispiel (Abb. 31): Es findet sich eine AV-sequentielle Stimulation mit einem atrialen und einem ventrikulären Impuls im EKG – ohne Detektion von Eigensignalen im Atrium und im Ventrikel.

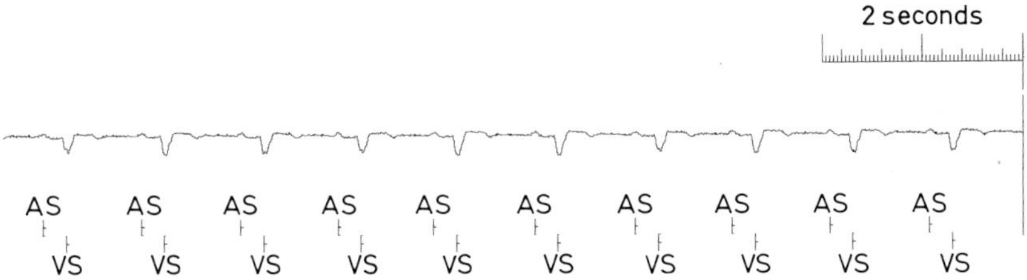

Abb. 30. Oberflächen-EKG mit intrakardialer Markeraufzeichnung : Im Atrium wird eine P-Welle und im Ventrikel eine R-Welle detektiert. Der Impuls im Atrium und im Ventrikel wird inhibiert (unterdrückt); normales EKG ohne Schrittmacherstimulus. *AS* „atrial sensing" (atriale Wahrnehmung), *VS* „ventricular sensing" (ventrikuläre Wahrnehmung)

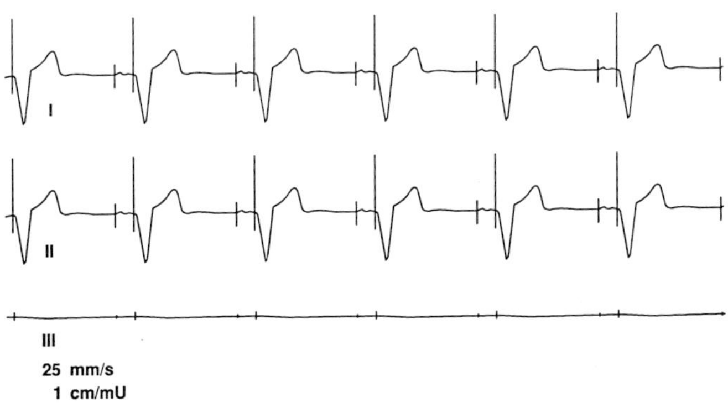

Abb. 31. Im Atrium und im Ventrikel werden keine Eigensignale im Auslöseintervall bzw. im programmierten AV-Verzögerungsintervall detektiert, eine AV-sequentielle Stimulation tritt in Erscheinung, im EKG ein atrialer und ein ventrikulärer Impuls

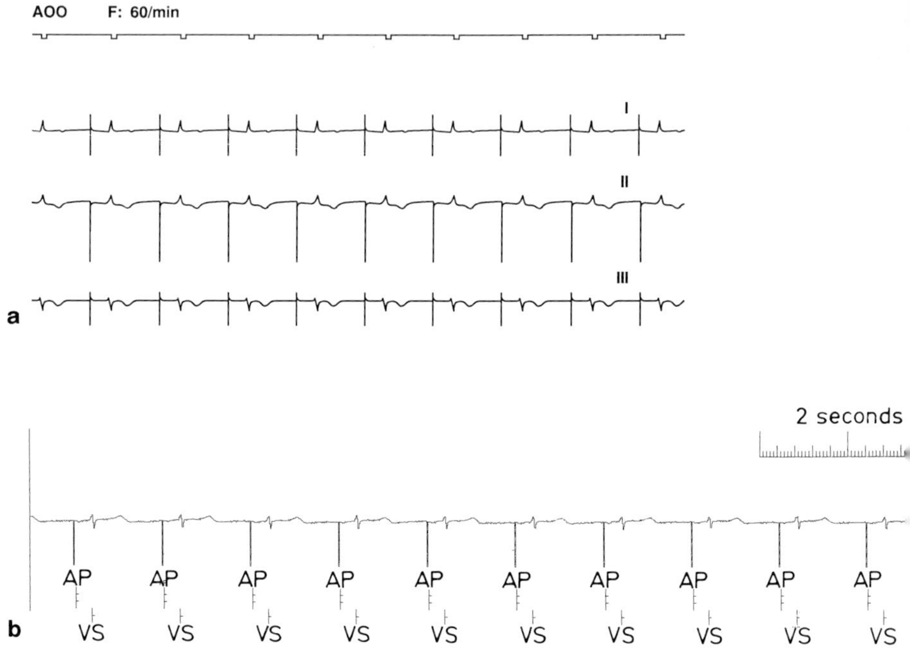

Abb. 32. a Im Atrium wird im Auslöseintervall keine P-Welle detektiert, nach atrialer Stimulation erfolgt eine regelrechte Eigen-AV-Überleitung während des (programmierten) AV-Intervalles, im EKG erscheint ein atrialer Stimulus mit Eigen-QRS-Komplex des Herzens, was dasselbe EKG-Bild ergibt wie beim AAI- Schrittmacher.
b In der intrakardialen Markeraufzeichnung des Schrittmachers läßt sich jedoch erkennen, daß es sich hier nicht um einen AAI-Schrittmacher handelt, da er im Ventrikel zu detektieren (*VS*) vermag. *AP* „atrial pacing" (atrialer Stimulus), *VS* „ventricular sensing" (ventrikuläre Wahrnehmung)

3. Beispiel (Abb. 32 a, b): Es erfolgt eine Stimulation im Atrium, da keine P-Welle detektiert wird. Aufgrund einer regelrechten Eigen-AV-Überleitung während des (programmierten) AV-Intervalles erscheint im EKG – nach einem atrialen Spike – ein Eigen-QRS-Komplex des Herzens. Im EKG ergibt sich dasselbe Bild wie beim *AAI*-Schrittmacher.

4. (wichtigstes) Beispiel (Abb. 33 a, b): Triggerung. Aufgrund regulärer Sinusknotentätigkeit steigt unter körperlicher Belastung die Vorhofeigenfrequenz. Wegen einer AV-Blockierung gibt der Schrittmacher nach Ablauf des programmierten AV-Intervalles (z. B. 150 ms) einen ventrikulären Stimulus ab. Die ventrikuläre Stimulationsfrequenz zieht gemäß

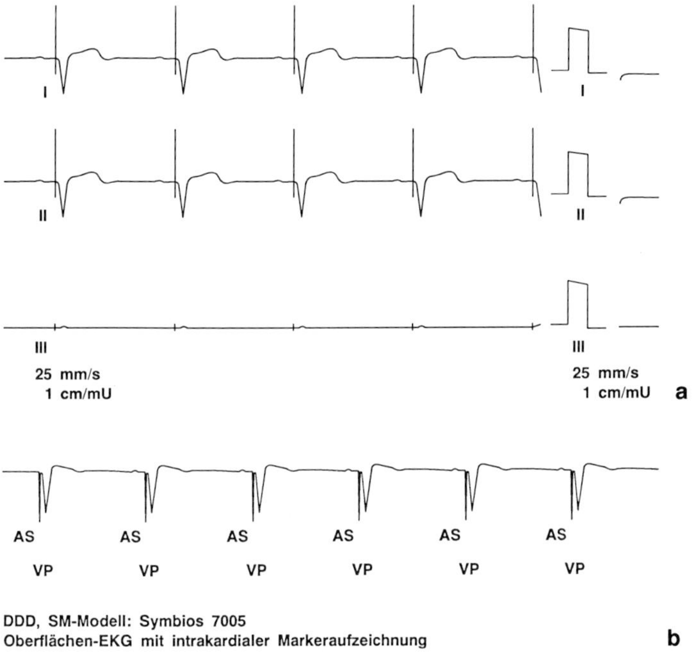

Abb. 33. a Triggerung: Unter körperlicher Belastung steigt die Vorhofeigenfrequenz (bei regulärer Sinusknotentätigkeit). Wegen einer AV-Blockierung erfolgt keine Ventrikeleigenaktion im programmierten AV-Intervall. Jetzt gibt der Schrittmacher nach Ablauf des AV-Intervalles (z. B. 150 ms) einen ventrikulären Stimulus ab, so daß die ventrikuläre Stimulationsfrequenz gemäß der getriggerten Vorhofeigenfrequenz mitzieht bis hin zur oberen Frequenzbegrenzung von z. B. 125 ipm (P-Wellen - getriggert auf Ventrikelebene, P-Wellen-inhibiert auf Vorhofebene).
b In der intrakardialen Markeraufzeichnung zeigen sich eine atriale Wahrnehmung und die ventrikuläre Stimulation. *AS* „atrial sensing“ (atriale Wahrnehmung), *VP* „ventricular pacing“ (ventrikulärer Stimulus)

der (getriggerten) Vorhofeigenfrequenz bis hin zur programmierten oberen Frequenzbegrenzung mit, z. B. 125 ipm (P-Wellen-getriggert auf Ventrikelebene, P-Wellen-inhibiert auf Vorhofebene).

D00

Unter Magnetauflage, z. B. zu Prüfzwecken, kommt es zum Modus D00, also einer starrfrequenten Stimulation in Vorhof und Ventrikel (ohne Beachtung des Eigenrhythmus) in einem programmierten AV-Intervall (Abb. 34).

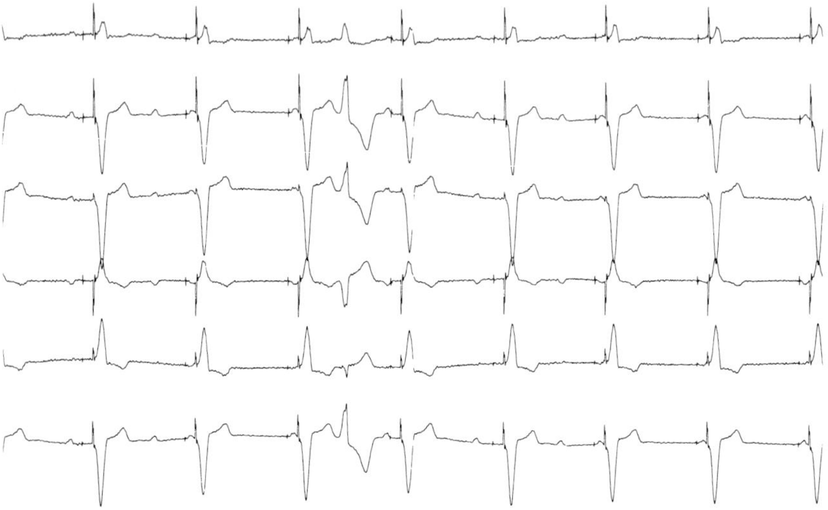

Abb. 34. Beim D00-Modus kommt es zur starrfrequenten Stimulation in Vorhof und Ventrikel in einem programmierten AV-Intervall, herzeigene Vorhof- oder Ventrikelausschläge (einschließlich ventrikuläre Extrasystolen) werden nicht beachtet

2. DDI

Bei einigen Schrittmachermodellen (AFP 283 bzw. Genisis) gibt es als Sonderform den *DDI*-Modus. Es werden dabei die Stimulation und die Wahrnehmung in Vorhof und Ventrikel durchgeführt. Der Schrittmacher arbeitet dann AV-koordiniert, wenn die programmierte Basisfrequenz von der Vorhofeigenfrequenz unterschritten wird, d.h. die Vorhofstimulation einspringen muß, z.B. wenn beim Bradykardie-Tachykardie-Syndrom die bradykarde Phase vorherrscht.

Wenn der Schrittmacher Eigensignale, die über der programmierten Basisfrequenz liegen, im Vorhof oder Ventrikel entdeckt, wird die Stimulation entsprechend inhibiert.

Im *Unterschied zum DDD-Modus werden die Vorhofausschläge jedoch nicht getriggert*, so daß bei eintretenden Vorhoftachykardien keine Steigerung der Stimulationsfrequenz im Ventrikel erfolgt (Abb. 35).

Somit sorgt dieser Modus für die Aufrechterhaltung der Basisfrequenz im Ventrikel *und* im Vorhof; im Gegensatz zum früher üblichen *DVI*-Modus[9], der bei schrittmachervermittelten Tachykardien eingesetzt

[9] Stimulation in Vorhof und Ventrikel, Wahrnehmung und (somit Inhibition) nur im Ventrikel.

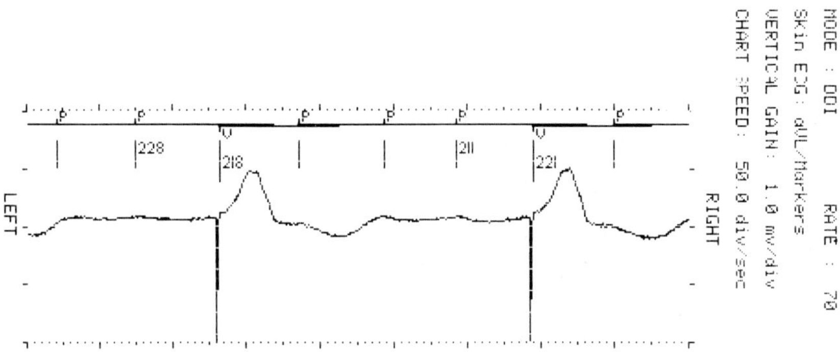

Abb. 35. DDI-Modus: Oberflächen-EKG mit intrakardialem Markerausdruck. Vorhoffrequenz: 270 min^{-1}; Stimulationsfrequenz (Basisfrequenz): 70 ipm. Der unterschiedliche Abstand P zu V bzw. V zu P ist ebenfalls ausgedruckt. Im Unterschied zum DDD-Modus werden die Vorhofausschläge nicht getriggert, so daß bei eintretenden Vorhoftachykardien keine Steigerung der Stimulationsfrequenz im Ventrikel erfolgt. *P* Vorhofeigenaktion, P-Welle, *V* ventrikulärer Stimulus

wurde, bietet der *DDI*-Modus den Vorteil, daß der atriale Stimulus nicht in die vulnerable Phase der *Vorhofaktion* fällt, da eine Wahrnehmung auch auf Vorhofebene (P-Wellen) gewährleistet wird. Somit läßt sich das Risiko tachykarder Vorhofrhythmusstörungen, die durch den Schrittmacher verursacht werden könnten, herabsetzen. Andererseits bietet der *DDI*-Modus gegenüber dem *VVI*-Modus den Vorteil der AV-Koordination, wenn die Schrittmacherstimulation mit der Basisfrequenz einspringen muß; auch eine retrograde (ventrikuloatriale) Leitung stellt keine Kontraindikation dar[10].

Der *DDI*-Modus findet Verwendung beim Sick-Sinus-Syndrom (bzw. bei der Zweiknotenerkrankung) mit rezidivierenden Vorhoftachykardien bzw. beim intermittierenden Vorhofflattern, -flimmern oder beim Karotissinussyndrom (Morley u. Sutton, 1983). Nicht anzuwenden ist er bei chronischem Vorhofflimmern.

---

[10] Wenn der Vorhof AV-koordiniert stimuliert wird, kann der darauffolgende ventrikuläre Stimulus in der Regel keine retrograde Erregung auslösen, weil das AV-Überleitungssystem sich noch in seiner absoluten Refraktärphase befindet.

3. Vor- und Nachteile der bifokalen Stimulation (DDD, DDI)

- die Zweikammerschrittmacher sind teurer (unter dem jetzigen Marktdruck scheinen die Preise jedoch rückläufig zu sein) als Einkammerschrittmacher,
- sie sind schwieriger zu programmieren, da sie eine profunde Kenntnis der Zusammenhänge und der vielfältigen Programmiermöglichkeiten der einzelnen Modelle erfordern,
- bei 2 implantierten Elektroden erhöhen sich auch die Komplikationsmöglichkeiten und die Implantationszeit,
- um die hämodynamischen Vorteile voll zu nutzen, sind häufigere Kontrollen mit erhöhtem Zeitaufwand erforderlich.

Die *Vorteile der bifokalen Stimulationsmodi* sind bei richtig gestellter Indikation und entsprechender Programmierung vielfältig.
Es ist ein langfristiger hämodynamischer Gewinn zu erwarten durch:

- Frequenzanpassung an die Belastung: bei einer regulären Sinusknotentätigkeit vermittelt der *DDD*-Schrittmacher die physiologischste Frequenzanpassung,
- deutliche Steigerung des Herzzeitvolumens bei Belastung,
- deutliche Steigerung von Schlagvolumen und Auswurffraktion,
- günstiger myokardialer O_2-Verbrauch,
- Verbesserung der enddiastolischen Ventrikelfüllung durch aktive Vorhofkontraktion (ca. 15%–30% bei gesundem Myokard und Ruhefrequenzen; der dekompensierte Ventrikel profitiert allerdings wesentlich weniger von der Vorhofkontraktion),
- Begünstigung eines regulären Klappenschlusses, Vermeidung von Vorhofpfropfungen,
- Beherrschung einiger Arrhythmien, z. B. Unterdrückung von atrialen und ventrikulären Extrasystolen, Eindringen in einen Reentrykreis und Blockieren desselben.

Kontraindiziert ist der bifokale Schrittmacher bei chronischem Vorhofflimmern.

IV. „Frequenzadaptive“ Schrittmacher

Auch *frequenzadaptive Systeme* können im weiteren Sinne physiologische Herzschrittmacher sein, wenn auch die heute zur Verfügung stehenden Biosensoren die physiologische Arbeitsweise des natürlichen „Taktgebers“, des (gesunden) Sinusknotens, noch nicht erreichen. Gelegentlich werden sie als „biologische Herzschrittmacher“ bezeichnet.
Während bei den Einkammerschrittmachern ohne Frequenzadaptation die Stimulationsfrequenz immer gleich bleibt (so, wie sie programmiert ist, z. B. 70 ipm), unabhängig davon, ob der Patient schläft oder arbeitet, passen die frequenzadaptiven Herzschrittmacher den Herzrhythmus unterschiedlichen körperlichen Belastungen an. Die Stimulationsfrequenz wird dabei über Sensoren gesteuert.
Sie kommen also vorwiegend bei jenen Patienten zum Einsatz, deren Herz nicht mehr in der Lage ist, für eine adäquate Frequenzsteigerung unter Belastung zu sorgen (z. B. beim Sinusknotensyndrom bzw. bei der Bradyarrhythmia absoluta ohne ausreichenden Frequenzanstieg).
Dasselbe gilt auch für Zweikammerschrittmacher, wenn die AV-Koordination zwar erhalten ist, wegen kranken Sinusknotens aber die Vorhoffrequenzen unter Belastung nicht mehr adäquat ansteigen können und somit der Sinusknoten als physiologischer Taktgeber ausfällt.
Die Sensoren sollen die frequenzregulierende Tätigkeit des Sinusknotens ersetzen und fungieren als künstliche Modulatoren des Taktgebers.
Diese Systeme standen bisher nur als Einkammerschrittmacher zur Verfügung, in nächster Zeit kommen auch frequenzadaptive Zweikammerschrittmacher[11] (z. T. mit einer Kombination mehrerer Biosensoren) auf den Markt (s. S. 54). Mit ihrer Einführung erübrigt sich die Diskussion, ob die AV-Koordination oder die Frequenzsteigerung für die Hämodynamik des Patienten als wichtiger zu erachten ist.
Generell kann gesagt werden, daß die reguläre Vorhofkontraktion mit AV-Synchronität in Ruhe etwa 10–30% des Herzzeitvolumens beiträgt, die Bedeutung des Vorhofbeitrages mit zunehmender Belastung und Frequenz jedoch abnimmt. Die meiste Zeit des Tages und besonders während der Nacht befindet sich der Mensch mehr oder weniger in Ruhe, so daß er – rein zeitlich gesehen – mehr von der AV-Koordination profitieren würde. Mit zunehmender Belastung leistet die Frequenzsteigerung jedoch den höheren Beitrag zum Herzzeitvolumen (Abb. 36).

---

[11] Z. B. Synergist II (Medtronic); Synchrony (Siemens Pacesetter) u. a.

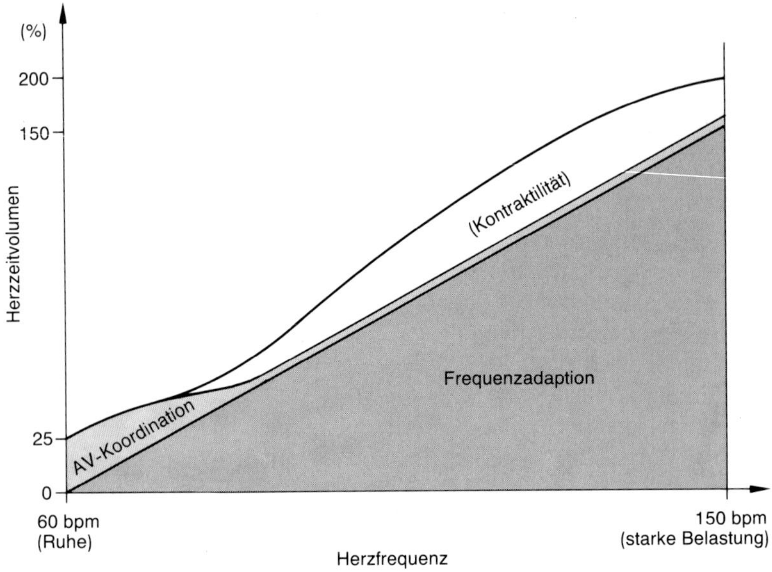

Abb. 36. Bedeutung von Frequenz und Vorhofbeitrag für das Herzzeitvolumen: Die Vorhofkontraktion trägt in Ruhe (beim suffizienten Herzen) etwa 10–30% zum Herzzeitvolumen bei, die Bedeutung des Vorhofbeitrages nimmt mit zunehmender Belastung und Frequenz jedoch ab. Dann spielt die Frequenz die ausschlaggebende Rolle (Auch die Kontraktilität des Herzens stellt einen wichtigen Faktor dar). (Nach Benditt 1986)

1. Modus mit Frequenzadaptation

Für die frequenzadaptiven Systeme wird an den Dreibuchstabencode noch ein „R“ als vierter Buchstabe angehängt. Er steht für „rate modulation“ (Anhang A.I. bzw. Lesezeichen). Für die Modi *VVIR* und *AAIR* gilt das Gesagte über *VVI* und *AAI*, nur mit dem Unterschied, daß bei *VVIR* und *AAIR* die Stimulationsfrequenz entsprechend der Steuerung des Sensors ansteigt.
Hauptindikation für den *DDDR*-Modus ist die Zweiknotenerkrankung (Sinus- und AV-Knoten) mit ungenügendem Frequenzanstieg. In diesem Falle wird die ventrikuläre *und* die atriale Stimulationsfrequenz gemäß der Sensorsteuerung ansteigen, wenn der kranke Sinusknoten nicht mehr in der Lage ist, eine adäquate atriale Frequenzsteigerung zu bewirken.
Bestehen zusätzlich tachykarde Vorhofrhythmusstörungen (Bradykardie-Tachykardie-Syndrom), wäre ein „*DDIR*“-Modus zu erwägen, bei dem

der Frequenzanstieg der ventrikulären Stimulation nicht durch die (pathologische) tachykarde Vorhofeigenfrequenz getriggert ist, sondern durch den/die Sensor/en des frequenzadaptiven Schrittmachers gesteuert wird (wie beim VVIR-Modus, jedoch mit AV-koordiniertem Frequenzanstieg bei bradykarden Phasen).

2. Steuernder Sensor

Folgende Sensoren stehen derzeit zur Verfügung:

a) QT-Intervall (VVIR)

Der Sensor des QT-gesteuerten Ventrikeldemandschrittmachers, z. B. Quintech TX und Rhythmix (Vitatron), orientiert sich am QT-Intervall (Rickards et al. 1979). Dieser Schrittmacher kann zur Zeit nur zur Ventrikelstimulation benutzt werden.
Gemessen wird das QT-Intervall intrakardial im Ventrikel, genauer gesagt, das jeweilige Stimulus-T-Intervall. Dieses ist nicht nur von der Frequenz, sondern auch vom Katecholaminspiegel abhängig. Es wird also – grob gesprochen – indirekt die Katecholaminausschüttung und damit der Sympathikotonus gemessen. Deshalb ist das Stimulus-T-Intervall aber auch zeitlichen und medikamentösen Einflüssen unterworfen und individuell gänzlich verschieden. Über einen „Algorithmus“[12] stellt man

- die Empfindlichkeit (Schwellenwert) der Frequenzadaptation und die
- Anstiegssteilheit der Frequenz

gemäß den wahrgenommenen Signalen ein.

b) Atmung (VVIR, AAIR)

Beim atmungsgesteuerten Schrittmacher (Biorate RDP3, MB1, Fa. Biotec) die Atmung der Parameter, der die Stimulationsfrequenz steuert (Ionescu 1980). Die Atemfrequenz wird anhand der Impedanzänderungen zwischen Spitze der Hilfselektrode und Schrittmachergehäuse entsprechend den Thoraxexkursionen bei der Atmung gemessen; sog. Rheo-

---

[12] Rechenverfahren, hier: Umsetzung der Information eines Sensors in eine adäquate Stimulationsfrequenz.

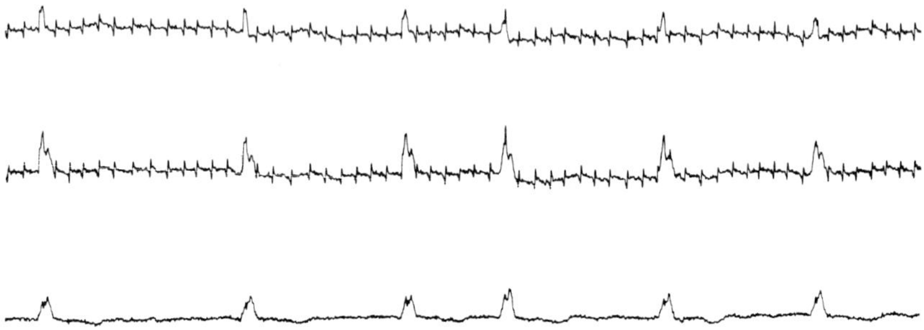

Abb. 37. Sogenannte Rheographiespikes stellen die kleinen Stromimpulse dar, die vom Schrittmachersystem zur Impedanzmessung ausgesandt werden (vom EKG-Apparat hier verstärkt)

Abb. 38. a Röntgenbild des atmungsgesteuerten Schrittmachers MB1 mit Vorhofelektrode (AAIR-Modus) und subkutaner Hilfssonde (schräg kaudal über die vordere Thoraxwand verlaufend) ▷
b Röntgenthorax mit Unilead: Die Hilfselektrode (Ringelektrode) ist zusätzlich auf der Schrittmacherelektrode aufgebracht. Ihre beiden Enden, die elektrisch zusammen einen (flexiblen) Pol darstellen, kommen in der V. cava sup. zu liegen (ein Konstantstrom wird zur Impedanzmessung zwischen diesem Pol und dem Schrittmachergehäuse abgegeben). Die (unipolare) Schrittmacherelektrode befindet sich in Ventrikelposition

graphiespikes können im empfindlich eingestellten Oberflächen-EKG erkannt werden (Abb. 37).
Eine zusätzliche Hilfselektrode mußte anfangs bei dieser Methode subkutan über dem Thorax eingeführt werden (Abb. 38 a).
In neuerer Zeit werden die Impedanzmessungen über eine spezielle Elektrode zwischen einem intrakardialen bzw. intravenösen Pol[13] (Abb. 38 b) und dem Schrittmachergehäuse vorgenommen, so daß die subkutane Hilfssonde wegfällt, oder über eine übliche bipolare Elektrode mit indirekter Messung des Atemminutenvolumens[14]. Zusätzlich zu den Grundparametern des Schrittmachers werden hier

- die Empfindlichkeit des Schrittmachers hinsichtlich der Atemtiefe (Respirationslevel) und
- die Anstiegssteilheit („slope“) der Stimulationsfrequenz in Abhängigkeit von der Atemfrequenz programmiert.

---

[13] Zum Beispiel Unilead: Die Hilfselektrode (Ringelektrode) ist zusätzlich auf der Schrittmacherelektrode aufgebracht.
[14] Meta MV (Telectronics Cordis).

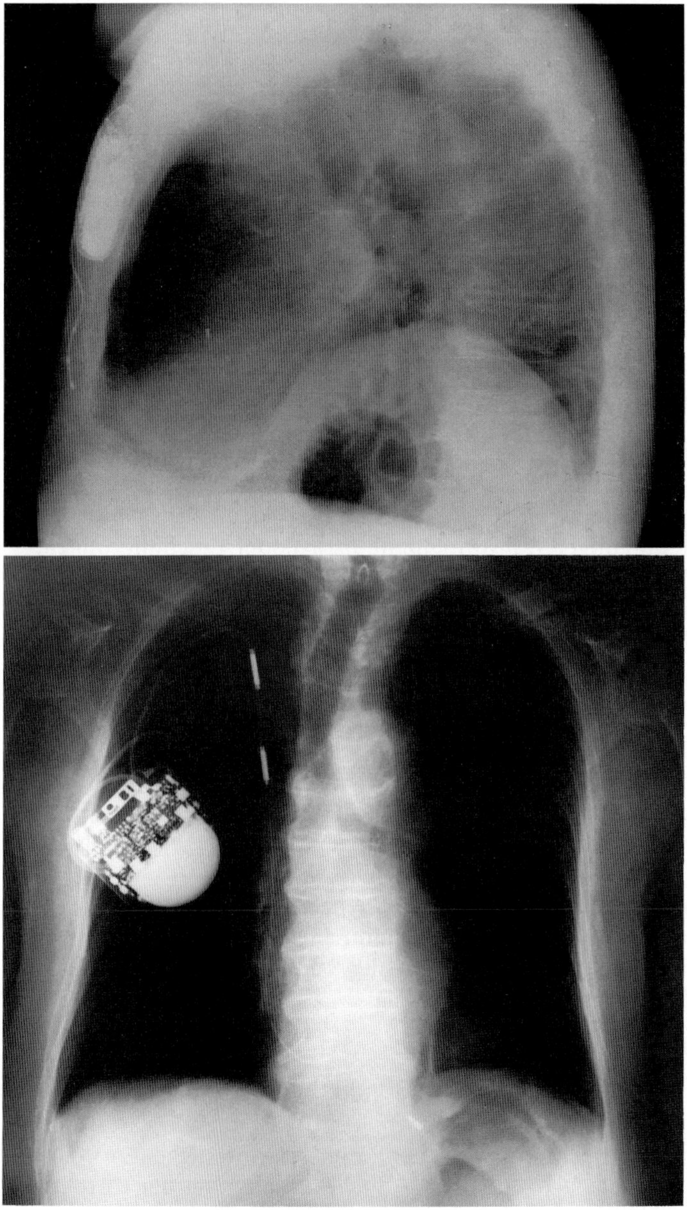

a

b

Abb. 38 a, b

Nachteile der Atmungssteuerung sind:

- das bei den jetzigen Modellen noch etwas umständliche Programmierverfahren,
- zeitliche und individuelle Schwankungen in der Atemfrequenz (unabhängig von der Belastung) sind bekannt.

Vorteile sind:

- ein relativ physiologischer Frequenzanstieg (bei Beginn der Belastung) und -abfall (nach Belastungsende),
- Verwendbarkeit auch beim Vorhofschrittmacher.

c) Muskelaktivität (VVIR, AAIR)

Der aktivitätsgesteuerte Schrittmacher[15] registriert mechanische Bewegungen eines piezoelektrischen Kristalls im Schrittmachergehäuse, ausgelöst durch Muskelaktivität (Humen et al. 1983) oder Körperbewegungen bzw. -beschleunigungen (am Implantationsort) oder Erschütterungen.
Es wird also durch Stoßwellen gesteuert. Der menschliche Körper wirkt dabei als Resonanzkörper und verursacht so die Beschleunigung des Piezokristalls. Dieser produziert je nach Beschleunigungsgröße ein entsprechendes Spannungssignal, welches wiederum über einen spezifischen Algorithmus verarbeitet wird.

Nachteile dieser Parameter sind eine fehlende Frequenzanpassung:
- bei psychischem Streß oder
- bei selektiver Betätigung von Muskelgruppen, die weiter vom implantierten Schrittmachergehäuse entfernt liegen (wie z. B. beim Radfahren),
- eine möglicherweise überhöhte Frequenz, etwa beim Bergabwärtsgehen, wenn die vom Gerät wahrgenommene Körperaktivität bzw. die Erschütterung vergleichbar ist mit der beim Bergaufwärtsgehen, die tatsächliche körperliche Anstrengung aber geringer ist.

Die *Programmierung* erfolgt über die

- Empfindlichkeitseinstellung („threshold", „Ansprechschwelle") und die
- Anstiegssteilheit („slope", hier auch „rate response" genannt) der Stimulationsfrequenz als Antwort auf die Wahrnehmung der Körperaktivität.

---

[15] Prototyp war der Activitrax (Medtronic).

Bei den neueren Modellen[16] ist u.a. auch die Refraktärzeit programmierbar, so daß dieses System (bei entsprechender Indikation) auch sehr gut für die Vorhofposition geeignet ist.
Ebenso kommen *DDDR*-, also Zweikammerschrittmacher, mit Körperaktivitätssteuerung auf den Markt[17].

Vorteile des aktivitätsgesteuerten Schrittmachers sind:

- eine leistungsadäquate Frequenzadaptation unter Laufbandbelastung und Alltagsbedingungen,
- eine schnelle Frequenzantwort,
- eine konventionelle Implantationstechnik,
- eine einfache Programmierbarkeit.

d) Zentralvenöse Bluttemperatur

Bei den temperaturgesteuerten Schrittmachern[18] dient die zentralvenöse Temperaturveränderung (Griffin et al. 1983) unter Belastung als steuernde Größe. Diese wird durch einen intrakardialen Sensor, einen in der Elektrode integrierten Thermistor, gemessen. Dieser Temperaturfühler kann minimale Temperaturänderungen, wie sie unter Belastung entstehen, wahrnehmen. Es scheint hieraus eine recht physiologische Frequenzantwort bei länger andauernder und größerer (> 50 Watt) Belastung zu resultieren. Problematisch war bei dieser Methode bisher die Steuerung der Anfangsfrequenzantwort, da es zu Beginn der körperlichen Tätigkeit wegen der Durchblutungsvermehrung der peripheren Gefäße zu einem initialen Abfall (der bei manchen Patienten auch fehlen kann) der zentralvenösen Temperatur kommt, was wiederum einen Abfall der Stimulationsfrequenz zur Folge haben müßte. Dieser unphysiologische Frequenzabfall wird durch Schaffung eines bestimmten Algorithmus (s. S. 49 und „Schrittmacherlexikon") abgefangen. Ebenso kann dieser Schrittmachertyp in seiner Frequenzantwort unterscheiden zwischen dem schnellen Temperaturanstieg bei Belastung und dem langsameren bei Fieber.

e) Andere Sensoren in Entwicklung

In klinischer Erprobung sind auch Steuerungen über Sensoren, welche die Sauerstoffsättigung bzw. den Sauerstoffdruck (Wirtzfeld 1978) des

---

[16] Activitrax II (Medtronic); Sensolog (Siemens Pacesetter).
[17] Zum Beispiel Synergist II (Medtronic), Synchrony (Siemens-Pacesetter).
[18] Zum Beispiel MR (Intermedics), Thermos (Biotronik), Kelvin TM 500 (Cook).

Blutes, Blut-pH-Wert (Cammilli et al. 1983), Schlagvolumen[19] und Herzinnendruck (Cohen 1984) bzw. Kontraktilität wahrnehmen und messen.

f) „Closed Loop“-Schrittmacher

„Closed Loop“-Schrittmacher (die bisher noch nicht ausgereift sind) verfügen über ein „in sich geschlossenes Regelsystem“, mithin über eine Kontrolle ihrer Effektivität. So arbeitet z. B. der Prism CL[20] mit negativer Feedback-Kontrolle, er mißt die „evoked response“, die (evozierten) R-Potentiale nach einem Schrittmacherstimulus und korrigiert entsprechend die Stimulationsfrequenz. Die durch den Schrittmacherstimulus erzeugten intrakardialen R-Wellen-Signale werden durch eine intraventrikulär liegende Ringelektrode, die in der Schrittmacherelektrode integriert ist, elektrokardiographisch gemessen und vom Schrittmacher in die entsprechende Stimulationsfrequenz umgesetzt. Diese evozierten Potentiale hängen vom Sympathikotonus, von der Frequenz und von der Depolarisationsqualität ab.
So kann der Schrittmacher zusätzlich selbst prüfen, ob seine Stimulation erfolgreich war, oder ob die Energieabgabe für eine Depolarisation des Myokards nicht ausreichte. Er reagiert im letzteren Falle, d. h. bei einem Exitblock (s. S. 73) bzw. Asystolie, mit einer maximalen Energieabgabe (mit einer sog. „High-output-Stimulation“, außerdem mit einer Anpassung seiner ständigen Energieabgabe an den Bedarf (mit Sicherheitsabstand zur Reizschwelle). Bisher ist dieser Schrittmachertyp noch in der Erprobung. Er ist nur im Ventrikel verwendbar. Trotz der angepaßten Energieabgabe könnte er in bestimmten Fällen mehr Energie verbrauchen, da er bei vorhandenem Eigenrhythmus des Patienten zumindest während jedes 4. Zyklus einfällt (durch Überholen der Eigenfrequenz des Herzens, also Verkürzung des Auslöseintervalls), um kontrollieren zu können, welche (belastungsangepaßte) Stimulationsfrequenz nötig ist, eben zur Durchführung der Closed-loop-Funktion.
Die Diskussion über einen idealen Biosensor ist sicher noch lange nicht abgeschlossen, möglicherweise wird sich als optimaler Schrittmacher ein Zweikammerschrittmacher mit einer Kombination mehrerer Biosensoren[21] herauskristallisieren.

---

[19] Ein Beispiel ist der Zweikammerschrittmacher Precept von CPI, der durch Impedanzmessungen im Pre-ejection-Intervall das Herzvolumen (genauer: die Herzvolumenänderungen) verwertet (Salo et al. 1984).

[20] Ein in Entwicklung befindlicher Einkammerschrittmacher (nur für den Ventrikel) von Cordis, andere Closed -loop- Schrittmacher sind ebenfalls in Entwicklung.

[21] Zum Beispiel hatten Heuer et al. 1986 einen Versuch beschrieben, in dem sie eine Sensorkombination von Aktivitäts- und Temperaturmessung testeten. Damit wurde der

V. Antitachykarde Elektrotherapie (passager und permanent)

Antitachykarde Systeme werden eingesetzt zur Terminierung von supraventrikulären und ventrikulären Tachykardien. Meist wird die antitachykarde Stimulation in Kombination mit der Antiarrhythmikatherapie angewandt, da die Antiarrhythmika unterstützend und v.a. präventiv hinsichtlich der schnelleren Terminierung bzw. der Anfallshäufigkeit wirken. Während sich die atrialen Tachykardien mittels temporärer oder permanenter Schrittmacherstimulation in Kombination mit antiarrhythmischen Medikamenten meist gut behandeln lassen, sind rezidivierende Kammertachykardien ernster zu beurteilen.
Die tachykarden Rhythmusstörungen können ausgehen von

- fokalen Reizbildungsorten mit abnormer oder erhöhter Automatie oder von
- kreisenden (Reentry-) Erregungen.

Bei klinisch auffälligen Tachykardien handelt es sich sehr oft um Reentrytachykardien. Diese lassen sich mittels *Mapping* (s. „Schrittmacherlexikon") lokalisieren und mit *"programmierter Stimulation"* analysieren, induzieren und auch terminieren. Typisch für sie ist ein abrupter Beginn und ein abruptes Ende.
Ziel der antitachykarden Elektrotherapie ist es, mittels elektrischer Stimuli eine „erregbare Lücke" in diesem fehlerhaften Kreis zu finden und die Tachykardie damit zu beenden, was durch verschiedene Methoden erreicht werden kann. Diese Lücken variieren in ihren Eigenschaften individuell und zeitlich, so daß die Suche nach einem geeigneten zeitlichen Einfall des Stimulus oft erneut aufgenommen werden muß. Ein typisches Beispiel dafür ist das *Scanning* (Abtastfunktion).
Folgende Möglichkeiten der passageren und permanenten (Schrittmacherimplantation) Elektrotherapie sind üblich:

---

initiale Frequenzanstieg durch die rasche Frequenzantwort des Aktivitätssensors gesteuert, die weitere Steuerung (für längere Belastung) erfolgte über die zentralvenöse Temperatur.
Von Siemens wurde ein mikroprozessorgesteuertes SM-System im DDD-Modus mit obiger Sensorkombination („MUPP", in Entwicklung) vorgestellt.

1. Underdrive

Internationaler Code, 5. Buchstabe: *N* = normalfrequente kompetitive Stimulation
Diese 1. Möglichkeit ist die einfachste und bedient sich einer (normalfrequenten kompetitiven) Underdrivestimulation. Sie ist fast mit jedem Schrittmacher durchzuführen, indem man einen Magneten über das Schrittmacheraggregat legt (s. S. 100). Es kommt dann zu einer starrfrequenten Stimulation in einer vom Schrittmacheraggregat vorgegebenen Frequenz.
Beim *DDD*-Schrittmacher wird hier starrfrequent in Vorhof und Ventrikel stimuliert. Einer Sonderform eines antitachykarden Systems entspricht der Symbios 7008, bei dem ein „AV-Dual-Demand" einprogrammiert werden kann, das bei Wahrnehmung von Tachykardien im Vorhof und im Ventrikel mit einer bestimmten Frequenz (und AV-Abstand) die Tachykardie im starrfrequenten Modus zu durchbrechen versucht.

2. Hochfrequenzstimulation

Bei der Hochfrequenzstimulation, können mehrere Stimulationsarten angewandt werden.

a) Overdrive

Beim „overdrive pacing" (Überstimulation) wird die Stimulationsfrequenz – oft nur geringfügig – über die Spontanfrequenz angehoben und langsam wieder gesenkt, um so die Tachykardie zu beenden. Öfters wirkt auch schon ein anti*bradykarder* Schrittmacher antitachykard, insbesondere wenn vorher eine Bradykardie mit vermehrter Extrasystolie bestand. Es gibt auch Schrittmacher mit der Möglichkeit, einen „dynamischen Overdrive" zu programmieren. Das bedeutet, daß der Schrittmacher ektope Schläge (Extrasystolen, die im Einzelfall Tachykardien auslösen können) durch Erhöhung seiner Stimulationsfrequenz unterdrückt, und zwar mit einer Frequenz, welche die Eigenfrequenz des Herzens geringfügig übersteigt (s. S. 100).

Fallbeispiel
Auch bei Schrittmacherkontrollen ist es möglich, eine Tachykardie mittels Overdrivestimulation zu terminieren, wie dieser Fall eines Schrittmacherpatienten zeigt, bei dem ein Vorhofflattern auftrat. Bei seinem Schrittmachermodell (Symbios 7005) war es möglich, die atriale Stimulationsfrequenz temporär bis auf 400 ipm zu steigern, was wir dann auch taten; im Rahmen dieser Schrittmacherkontrolle konnte so die Vorhoftachykardie terminiert werden (Abb. 39a–f).

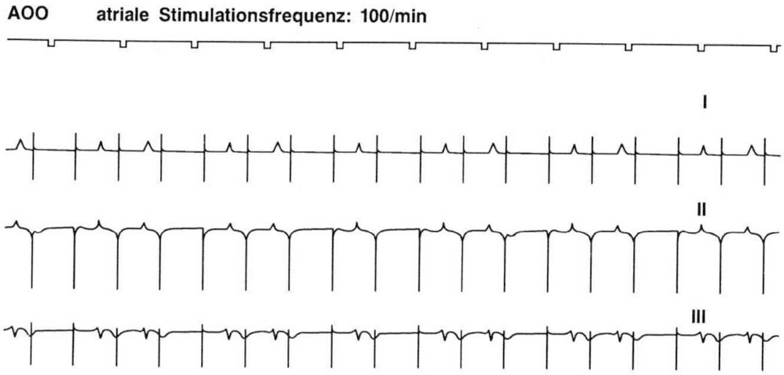

a

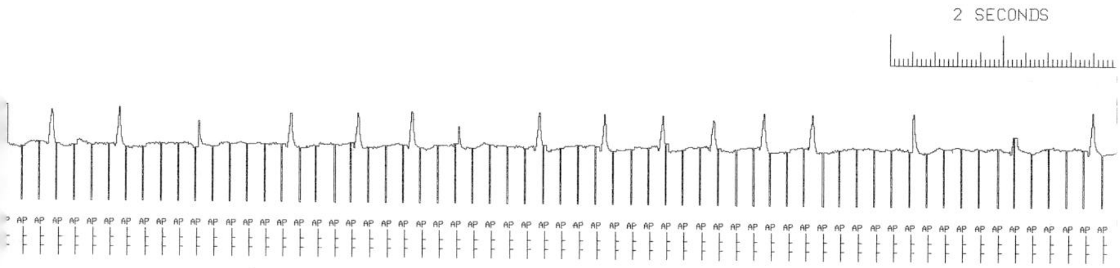

b

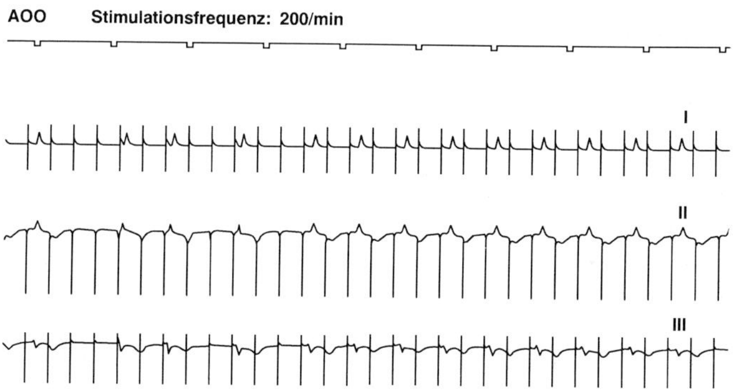

c

Abb. 39a-f. Terminierung eines Vorhofflatterns bzw. einer Vorhoftachykardie bei einer Schrittmacherkontrolle des Symbios 7005. Bei diesem Modell ist es möglich, die Stimulationsfrequenz im *A00*-Modus (starrfrequente Vorhofstimulation) temporär bis auf 400 ipm zu erhöhen, bei Entfernen des Schrittmacherprogrammierkopfes tritt automatisch die alte Einstellung wieder in Kraft.
a Zu Beginn wird eine Stimulationsfrequenz von 100 ipm im *A00*-Modus gewählt, es besteht noch Vorhofflattern/-flimmern
b EKG mit intraatrialer Markeraufzeichnung. Die Stimulationsfrequenz, die stufenweise gesteigert wurde, ist jetzt auf 400 ipm eingestellt. *AP* „atrial pacing" = atrialer Stimulus.
c Die Vorhofstimulationsfrequenz wird stufenweise reduziert (auf 200 ipm).
d-f s. S. 58

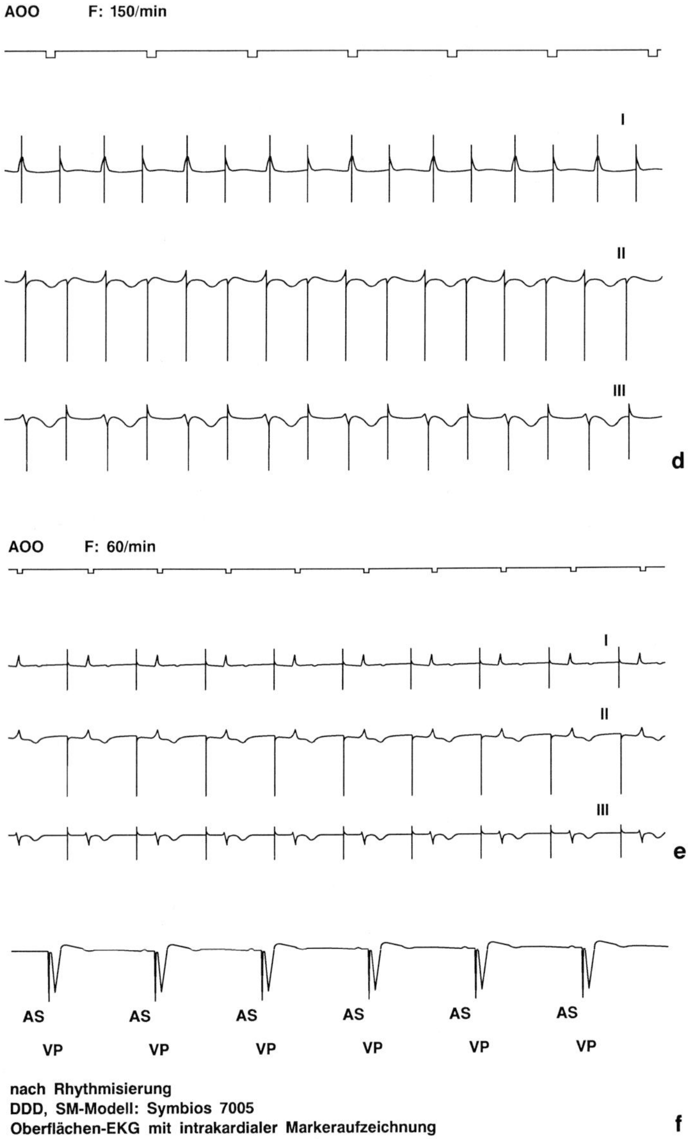
AOO F: 150/min
I
II
III
d
AOO F: 60/min
I
II
III
e
AS AS AS AS AS AS
VP VP VP VP VP VP
nach Rhythmisierung
DDD, SM-Modell: Symbios 7005
Oberflächen-EKG mit intrakardialer Markeraufzeichnung
f

Abb. 39 d–f

◁ **Abb. 39. d** Bei Reduktion der Vorhofstimulationsfrequenz auf 150 ipm ist jetzt zu erkennen, daß eine regelrechte Überleitung auf den Ventrikel (1:1) stattfindet, somit die tachykarde Vorhofrhythmusstörung terminiert werden konnte. Bei dem Patienten besteht ein AV-Block I. Grades, der bei der hohen Stimulationsfrequenz noch stärker ausgeprägt ist. *Zufällig* fällt der *Vorhof*stimulus in den Eigen-QRS-Komplex des *Ventrikels* (nur in der EKG-Aufzeichnung, deshalb auch Pseudopseudofusion genannt).
e Die Vorhofeigenfrequenz liegt jetzt unter der Basisfrequenz von 60 min^{-1}, der atriale Stimulus gibt noch die Frequenz an.
f Der *DDD*-Modus mit Sinusknotenfrequenz ist wieder eingestellt, der Sinusrhythmus führt und gibt somit die Frequenz an, die von der ventrikulären Stimulation übernommen wird

b) Burststimulation

Internationaler Code, 5. Buchstabe: *B* = Burststimulation.

Bei der Burststimulation (einschließlich der Anwendung von Extrastimuli, z. B. mit Doppel- oder Dreifachstimulation) wird mit einer hohen Frequenz kurzzeitig, „kammartig", stimuliert.

1. Fallbeispiel
Ein Beispiel für eine Burststimulation veranschaulichen die nächsten Abbildungen (Abb. 40). Es handelte sich um einen sportlichen, 55jährigen Patienten mit Hinterwandinfarkt vor 7 Jahren, der 5 Jahre lang therapierefraktär unter einer Vorhoftachykardie mit einer 3:1-Überleitung litt.
Sein behandelnder Arzt schickte ihn zur passageren Hochfrequenzstimulation. Wir legten temporär eine Schrittmachersonde in den Vorhof und versuchten zuerst Underdrive-, dann Overdrive- und zum Schluß Burststimulation, teilweise mit einer Frequenz von 1100 ipm. Damit konnte die Vorhoftachykardie terminiert werden. Der Patient ist (unter derselben Medikation) seit 3 Jahren stabil und belastungsfähig.

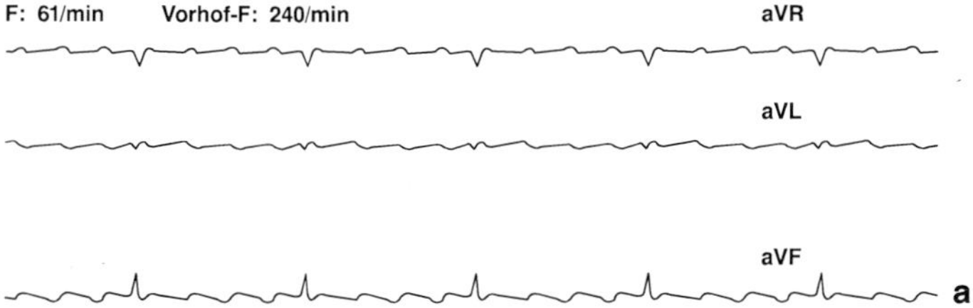

Abb. 40 a–e. Mittels passagerer Hochfrequenzstimulation (zuerst mit Underdrive-, dann Overdrive- und zum Schluß mit Burststimulation), teilweise mit einer Frequenz von 1100 ipm, konnte die Vorhoftachykardie terminiert werden.
a Oberflächen-EKG vor Burststimulation, Vorhoffrequenz 240 min^{-1}; Ventrikelfrequenz: 61 min^{-1}. **b–e** s. S. 60

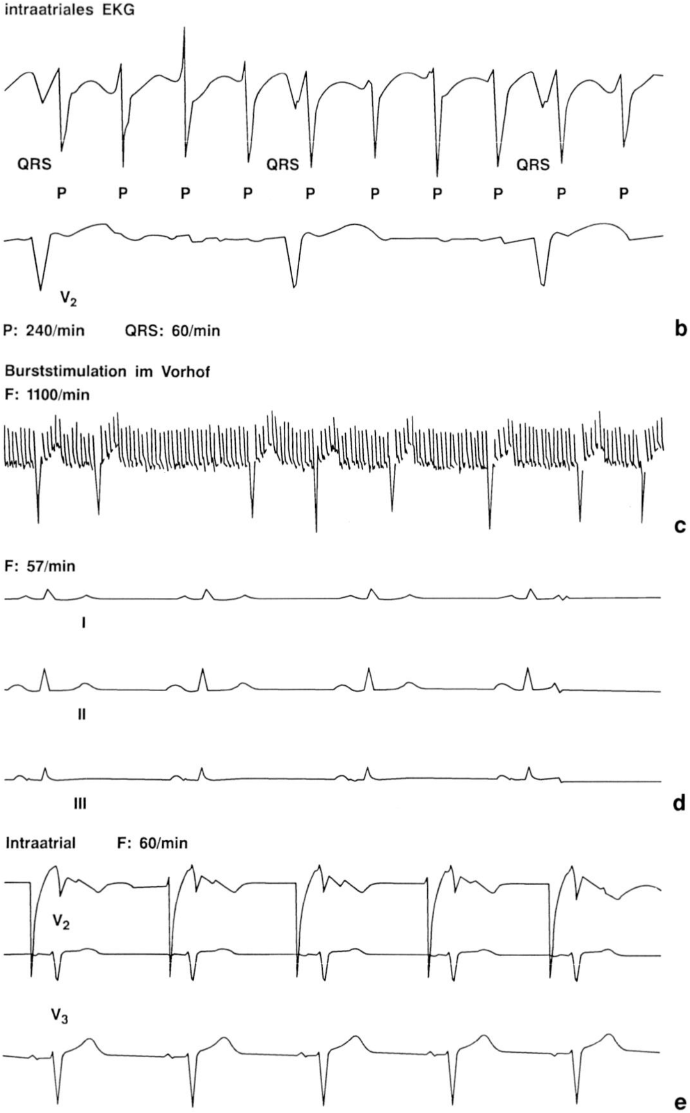

Abb. 40. b Dasselbe EKG mit intraatrialer Ableitung (und V_2).
c Nachdem mit Underdrive und Overdrive keine Rhythmisierung der Vorhoftachykardie möglich war, wird die Burststimulation mit Frequenzen bis zu 1100 ipm angewandt.
d Daraufhin tritt Sinusrhythmus ein.
e Dasselbe EKG wie in **d**, jedoch mit intraatrialer Ableitung (und V_2 und V_3). Der Sinusrhythmus bleibt stabil

2. Fallbeispiel

Bei einer 59jährigen Patientin war ein Bradykardie-Tachykardie-Syndrom mit Schwindelerscheinungen aufgetreten (Fischer et al. 1987). Bei ihr war 6 Jahre zuvor ein angeborener Vorhofseptumdefekt mit Links-Rechts-Shunt operativ verschlossen worden. Als Komplikation war es zu postembolischen Gesichtsfeldausfällen gekommen. 3 Jahre zuvor war eine Elektrokonversion wegen medikamentös therapierefraktärem

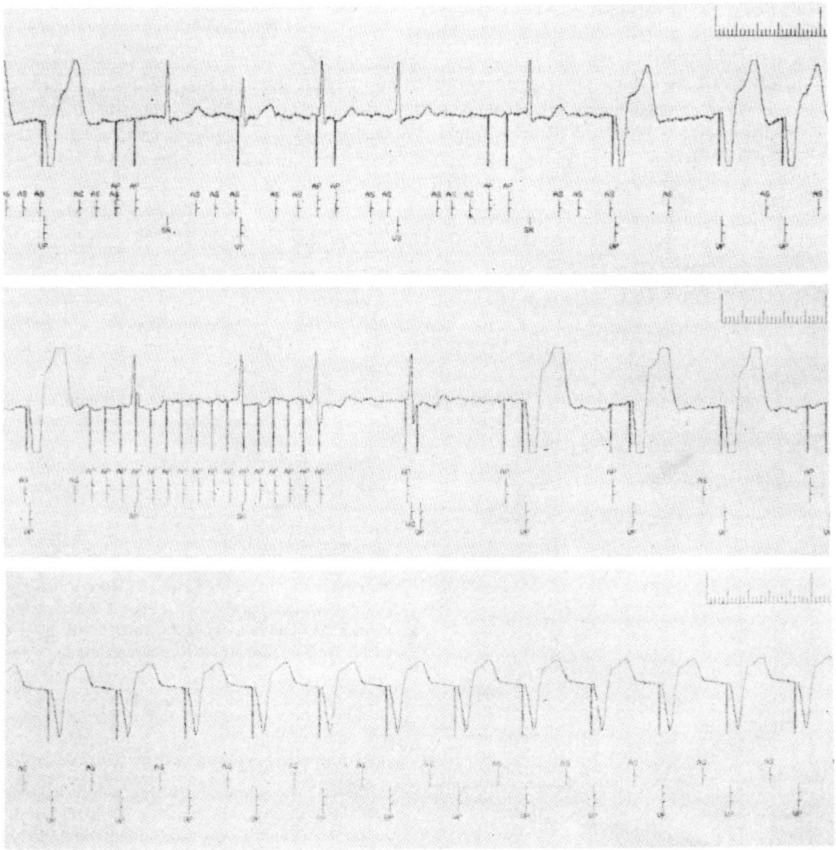

Abb. 41 a-c. Programmierung: DDD + *"atrial burst"*; verschiedene Burstintervalle (Frequenz der antitachykarden Stimuli) und Burstmodi (von 2–16 Stimuli pro Burst) wurden ausprobiert. Eine Konversion konnte erreicht werden mit Doppelstimuli (2 Stimuli pro Burst) und einem Stimulationsintervall von 145 ms (entsprechend einer Frequenz von 414 ipm).
a 2 Stimuli pro Burst,
b 16 Stimuli pro Burst,
c ein regelmäßiger Sinusrhythmus ist eingetreten. *AS* „atrial sensing“ (atriale Wahrnehmung), *AP* „atrial pacing“ (atrialer Stimulus), *VP* „ventricular pacing“ (ventrikulärer Stimulus)
(Aus Fischer et al. 1987)

Vorhofflattern durchgeführt worden. Vom behandelnden Arzt war im EKG ein permanentes Vorhofflattern festgestellt worden.
Es wurden ein *DDD*-Schrittmacher mit antitachykarden Zusatzfunktionen[22] und 2 bipolare Elektroden (Target Tip 4012) implantiert. Der Schrittmachermodus wurde folgendermaßen programmiert: „*DDD + Atrial Burst*“; mit einem Burstintervall (Stimulationsintervall der antitachykarden Stimuli) von 145 ms (entsprechend einer Frequenz von 414 ipm) und einem Burstmodus mit Doppelstimuli (2 Stimuli pro Burst) konnte eine Konversion erreicht werden (Abb. 41).
Nach antitachykarder Stimulation bestand ein stabiler Sinusrhythmus. Als weitere Begleitmedikation waren noch Digitalis sowie die Kombination aus Verapamil und Chinidin[23] in niedriger Dosierung verabreicht worden. Der Sinusrhythmus ist seit 2 Jahren relativ stabil (Überbrückung seltener Sinusarreste durch atriale Stimulation). Weiterhin besteht eine AV-Blockierung I. Grades.
Ein Belastungs-EKG 2 Monate nach Schrittmacherimplantation zeigte eine erhebliche Steigerung der körperlichen Belastbarkeit (Abb. 42).

---

[22] Symbios 7008 (Medtronic).
[23] Cordichin; s. S. 176.

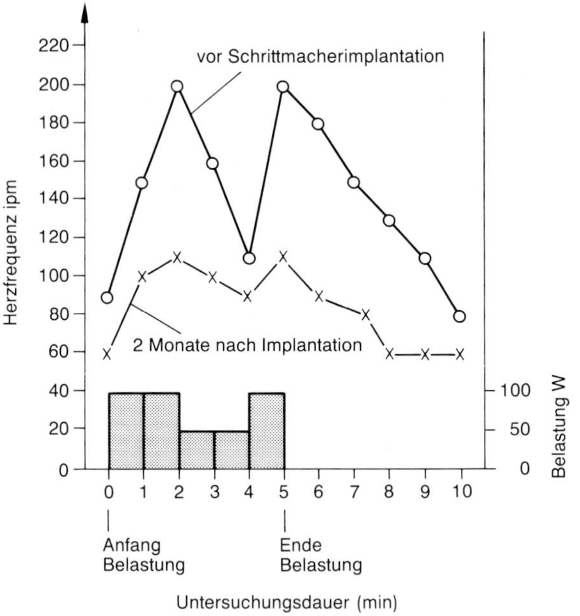

Abb. 42. Während die Patientin präoperativ bei maximaler Belastung in der Fahrradergometrie einen Frequenzanstieg bis auf 200 min^{-1} aufwies, zeigte sie 2 Monate nach Schrittmacherimplantation unter denselben Belastungsbedingungen eine maximale Herzfrequenz von 115 min^{-1}. (Aus Fischer et al. 1987)

c) *Scanning*

Internationaler Code, 5. Buchstabe: *S*= Scanning.

Bei bestimmten antitachykarden Schrittmachern, die zur Zeit allerdings nur im Einkammersystem zur Verfügung stehen[24], kann ein „Scanning" eingestellt werden, also eine Abtastfunktion, bei welcher der Schrittmacher das Kopplungsintervall zum vorhergehenden Eigenschlag variiert und abtastet. Bei erfolgreicher Terminierung der Tachykardie speichert er das entsprechende Kopplungsintervall und beginnt erneut beim nächsten Tachykardieanfall mit dem erfolgreichen Kopplungsintervall.

Fallbeispiel
Ein sehr rüstiger älterer Patient wurde notfallmäßig stationär aufgenommen, da die Anfallshäufigkeit von Reentrytachykardien akut zunahm und es immer schwieriger, schließlich nahezu unmöglich wurde, diese medikamentös zu unterbrechen. Zudem verursachten diese Anfälle einen Verwirrtheitszustand, der zuletzt 3 Tage anhielt. Die Herzfrequenzen lagen zwischen 140 und 180 min^{-1}, die QRS-Komplexe waren WPW-artig verbreitert (Abb. 43 a–d). Nach (passagerer) programmierter Stimulation implantierten wir einen einen antitachykarden Einkammerschrittmacher (Intertach) im Vorhof. Zwei antitachykarde Modi mit Scanning wurden zugleich mit einem antibradykarden (AAI) einprogrammiert, da der Patient auch unter bradykarden Vorhofrhythmusstörungen litt (von der Herstellerfirma Intermedics wird dieser kombinierte Modus *„AAIT"* genannt).
Wenn der Schrittmacher eine Tachykardie wahrnahm, sprang er mit einem Scanning- bzw. Abtastmodus ein, d. h. er versuchte, mit Doppelstimuli (wie programmiert) die Tachykardie zu unterbrechen, indem die Stimuli immer näher an den QRS-Komplex heranrückten. Das Kopplungsintervall (Abstand Eigen-QRS-Komplex zum nachfolgenden antitachykarden Stimulus) verkürzte sich solange, bis die „erregbare Lücke" getroffen und die Tachykardie terminiert wurde[25].
Während der Schrittmacher in den ersten Tagen mehr als 255 mal pro Tag (255 ist die Höchstzahl, die die Holter-Funktion in diesem Fall zählen kann) im antitachykarden Modus einfallen mußte und einige Anfälle z. Teil mit Unterstützung von Ajmalininfusionen beendet wurden, gelang es, nachdem die Einwachsungsvorgänge der Elektrode abgeschlossen und eine antiarrhythmische Kombinationstherapie mit niedrig dosiertem Flecainid gewählt worden war (2mal 1 mg/kg KG/Tag) die Zahl der vom Schrittmacher gezählten Tachykardien zu begrenzen, die der Patient zudem subjektiv nicht mehr bemerkte. Die Verwirrtheitszustände waren nicht mehr aufgetreten. Die antibradykarde Demandfunktion tritt relativ selten in Funktion.

---

[24] Wie z. B. der Tachylog (Siemens) und der Intertach (Intermedics).

[25] Der Schrittmacher besitzt u. a. ein „Gedächtnis" (Holter-Funktion), mit dem er zählt, wie oft er in der Zwischenzeit im 1. oder im 2. antitachykarden Modus einfallen mußte und welcher von den 2 Modi öfters erfolgreich war (beim nächsten Anfall startet er mit dem erfolgreichen Modus).

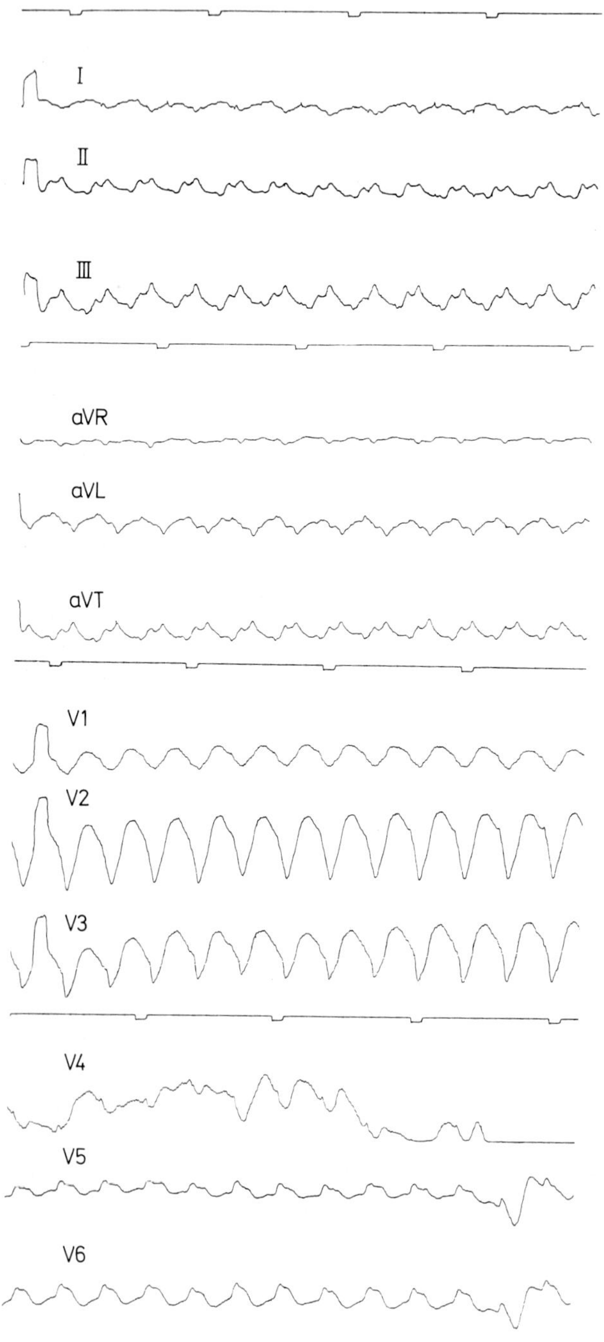

Abb. 43

◁ **Abb. 43.** Notfall-EKG: Die tachykarden Anfälle nahmen immer bedrohlichere Formen mit Verwirrtheitszuständen an. Die Frequenzen lagen zwischen 140 und 180 min^{-1}, die QRS-Komplexe waren WPW-artig verbreitert (kein Kammerflattern trotz der Ähnlichkeit im EKG)

3. Automatischer implantierbarer Kardioverter/Defibrillator (AICD)

Eine Sonderform der antitachykarden Therapie sind die automatischen implantierbaren Kardioverter/Defibrillatoren (*AICD*), die v.a. bei therapierefraktären ventrikulären Tachykardien angewandt werden (s. S. 142). Der AICD wird meist unter der Bauchhaut implantiert, die Aggregate sind noch relativ groß. Die Netz- bzw. Schraubelektroden werden epikardial bzw. myokardial mittels Thorakotomie eingesetzt. Eine Elektrode wird intraventrikulär implantiert.
Bei Kammerflattern bzw. -flimmern (auch bei persistierenden Kammertachykardien kann es vorkommen) gibt das System Elektroschocks ab, die von dem nicht bewußtlosen Patienten als unangenehm verspürt werden können. Im Gegensatz zu den in der Notfalltherapie üblichen externen Defibrillatoren werden bei diesen implantierten Systemen Elektroschocks direkt auf das Herz, also epi-, myo- oder endokardial, abgegeben. In Entwicklung sind Systeme, bei denen die antitachykarde Stimulation mit dem AICD kombiniert ist, so daß zuerst einer der oben behandelten Modi zur Geltung kommt, bei Erfolglosigkeit desselben der AICD mit Elektroschocks einspringt.

4. His-Bündel-Ablation

Bei Patienten mit lebensbedrohlichen therapierefraktären Vorhoftachykardien bleibt als ultima ratio die Durchtrennung der AV-Überleitung: die sogenannte His-Bündel-Ablation. Hierbei wird die Erregungsleitung über das His-Bündel elektrisch unterbrochen, früher in offener Thoraxoperation mit Kryochirurgie, jetzt – wesentlich risikoärmer – meist in transvenöser Kathetertechnik (in neuerer Zeit werden auch Versuche mit Laserkoagulation und RF-Koagulation[26] durchgeführt). Voraussetzung ist eine genaue Untersuchung der intrakardialen Leitungsverhältnisse (His-Bündel-EKG, Mapping, Stimulationsversuche usw.). Durch die vollständige Unterbrechung der AV-Überleitung (totaler AV-Block) sind diese Patienten permanent schrittmacherabhängig, und somit ist die

[26] Radiofrequenzkoagulation.

Implantation eines permanenten Schrittmachers im Anschluß an die erfolgreiche Katheterablation erforderlich (s. S. 142).
Eine Indikation für die Unterbrechung der AV-Überleitung sind z. B. das therapieresistente Vorhofflimmern/-flattern mit schneller Kammeraktion bzw. AV-Knoten-Tachykardien.
Ist ein akzessorisches Leitungsbündel (z. B. Kent-Bündel) das anatomische Substrat der schnellen Erregungsleitung auf die Kammern oder der retrograden Vorhoferregung, kann dieses nach Lokalisierung mit dem Elektrodenkatheter in Einzelfällen selektiv durchtrennt werden (Weber u. Schmitz, 1983). Dadurch läßt sich eine normale AV-Überleitung erhalten und eine Schrittmacherimplantation vermeiden.

Spezieller Teil

A. Schrittmacherterminologie und Schrittmacherparameter

I. Stimulation

1. Temporäre und permanente Stimulation

Der wichtigste Punkt in der Schrittmachertherapie ist die Stimulation. Man unterscheidet eine temporäre und eine permanente Stimulation. Mit dem Begriff „permanent" ist gemeint, daß die Stimulation durch einen implantierten Herzschrittmacher erfolgt. Temporär wird mit einem externen Impulsgenerator stimuliert – in der Regel mit bipolarer Sonde – zur Sicherheitsüberbrückung bei bradykarden Rhythmusstörungen während einer Operation oder bei erwartungsgemäß vorübergehenden Rhythmusstörungen (z. B. bei Elektrolytentgleisungen, akutem Myokardinfarkt oder im Rahmen von Reanimationsmaßnahmen bzw. bei Vorhoftachykardien). Die temporäre Stimulation wird aber auch durchgeführt, um präoperative Messungen vorzunehmen, zur Überprüfung des Sinusknotens und der atrioventrikulären Überleitung bzw. des His-Bündels (s. S. 124).

2. Energieabgabe

Die Energieabgabe wird bestimmt durch die Parameter:

- *Spannungsamplitude,*
- *Impulsdauer,*
- *Impedanz des gesamten Systems.*

Sie berechnet sich nach der Formel:

$$\text{Energieabgabe } (\mu J) = \frac{\text{Spannung}^2 (V) \cdot \text{Impulsdauer (ms)}}{\text{Impedanz } (k\Omega)}$$

$$E = \frac{U^2 \cdot t}{R}$$

Die Energiemenge (E), die das Schrittmachersystem abgibt, wird in Mikrojoule (µJ) angegeben. Sie ist abhängig von der programmierten[27] *Spannungsamplitude* bzw. Impulsamplitude (U) des Schrittmacheraggregats. Diese liegt im *Voltbereich*, je nach Schrittmachermodell zwischen 0.75 und 10V, die Wahrnehmung der Eigensignale des Herzens im *Millivoltbereich.*

Wie oben ersichtlich, geht die *Spannung im Quadrat* in die Formel des Energiebedarfs ein, was Konsequenzen für eine energiesparende Einstellung der Schrittmachersysteme nach sich zieht (s. S. 104). Nicht verwechselt werden sollte die (hier behandelte) Spannungsamplitude - bzw. Einstellung der Spannungsabgabe - mit der Batterieeigenspannung des Schrittmacheraggregats, die bei Lithiumbatterien anfangs etwa 2,8V, bei Erreichen der Austauschkriterien meist weniger als 2,3 V beträgt (s. S. 115).

Einige Firmen (z. B. Cordis) verwenden statt der Spannungsamplitude die Stromamplitude, angegeben in Milliampere (mA).

Die *Impulsdauer (-breite)* (t) gibt die Breite des Schrittmacherimpulses in Millisekunden an, sie geht in die Formel des Energiebedarfs *linear* ein. Der Bereich umfaßt je nach Schrittmachermodell 0.05-2 ms.

Aufgrund der Formelbeziehung wird deutlich, daß z. B. bei Erhöhung der Impulsdauer auf das Doppelte des Ausgangswerts die Energieabgabe auch auf das Doppelte ansteigt, während bei Veränderung der Spannungsamplitude auf das *Doppelte* die Energieabgabe auf das *4fache* steigt.

Als 3. Größe geht die *Impedanz*[28] (R), der Widerstand des gesamten Systems, angegeben in Kiloohm (kΩ), in die obige Formel ein. Diese Gesamtimpedanz umfaßt die Impedanz des Schrittmachersystems und des Gewebes. Sie kann beeinflußt werden durch die aktive Elektrodenoberfläche, aber auch durch technische Defekte des Schrittmachersystems, z. B. Elektrodenbrüche oder durch endogene Störungen, wie Myokardnekrosen (s. Fallbeispiel S. 157) und Stoffwechselentgleisungen, ebenso durch medikamentöse Einflüsse.

[27] Bei einigen älteren Modellen läßt sich die Spannungsamplitude nicht programmieren, sie ist fest eingestellt; für Neuimplantationen oder Schrittmacherwechsel sollten nur programmierbare Modelle verwendet werden, um bei akuten Krankheitsereignissen entsprechend eingreifen zu können.

[28] Eine Impedanz ist ein komplexer Widerstand, der sich aus Wirkwiderständen (ohmschen Widerständen) und Blindwiderständen (Kondensatoren, kapazitiven Widerständen) zusammensetzt.

3. Reizschwelle

Intraoperativ und bei den Schrittmacherkontrollen wird die akute bzw. die chronische *Reizschwelle* („threshold") gemessen, d.h. die benötigte Stimulationsspannung (Impulsamplitude) bei einer gewissen Impulsdauer, die noch eine Herzaktion auslösen kann[29].

Die Beziehung beider Parameter ist in Abb. 44 dargestellt. Daraus wird z. B. ersichtlich, daß bei Erhöhung der Impulsdauer die Spannungsamplitude reduziert werden kann, um noch eine Reizantwort auszulösen, aber nur bis zu einem gewissen Punkt. Bei (theoretischer) Erhöhung der Impulsdauer über 1,5–2 ms hinaus läßt sich die Span-

[29] Unterschieden werden:
Spannungsreizschwelle in Volt (V)
Stromreizschwelle in Milliampere (mA).
Die Reizschwelle hängt von vielen Faktoren ab:
- Impulsamplitude,
- Impulsdauer,
- Elektrodenoberfläche,
- Elektrodenwerkstoff,
- Ort der Elektrodenlage bzw. Gewebeerregbarkeit,
- Impulsform,
- Eigenschaft des Stimulationsgerätes.

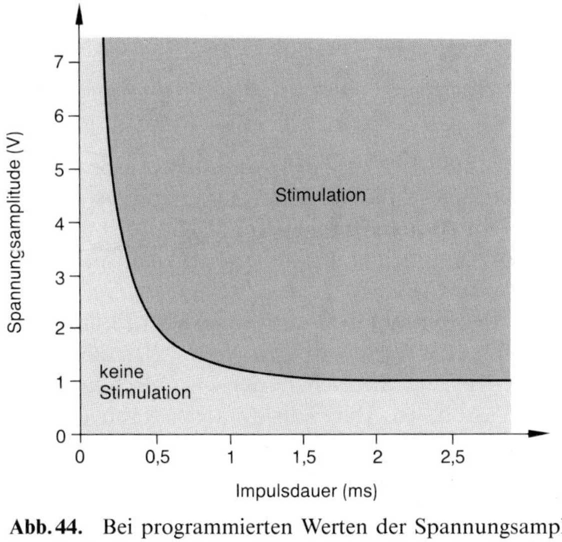

Abb. 44. Bei programmierten Werten der Spannungsamplitude und der Impulsdauer innerhalb des Bereichs „Stimulation" (Reizschwelle wird überschritten) findet eine Reizantwort des Herzens statt, darunter reicht die Energie des Stimulus im vorliegenden Fallbeispiel nicht aus, da die Reizschwelle unterschritten wird

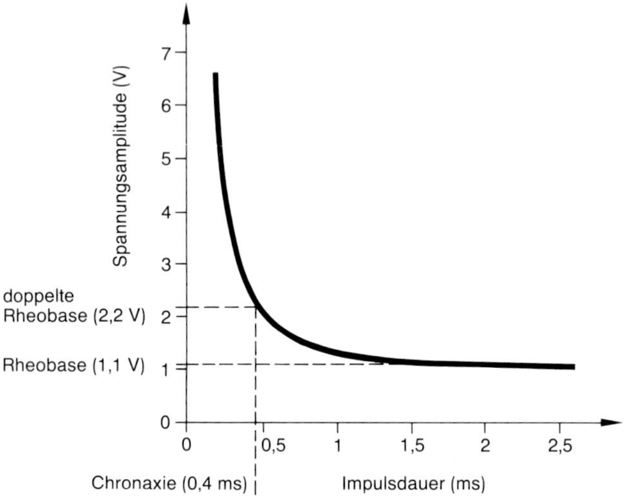

Abb. 45. Die sogenannte „Rheobase" liegt in diesem Fallbeispiel bei etwa 1,1 V, die *„Chronaxie"* bei 0,4 ms, da die doppelte Rheobase 2,2 V beträgt

nungsamplitude nicht mehr weiter reduzieren, ohne daß die Reizschwelle unterschritten würde. Wir haben die sog. *„Rheobase"* erreicht. Sie ist die kleinste Impulsamplitude, die (auch bei maximaler, also unendlich hoher Impulsdauer) gerade noch eine Reizantwort auslöst. Die Impulsdauer (auf der Reizschwelle) bei doppelter Rheobase wird *„Chronaxie"* genannt (Abb. 45).
Die Bestimmung der Chronaxie ist Grundlage für theoretische Berechnungen der günstigsten Schrittmachereinstellung.

Auch die Reizschwelle wird durch eine Vielzahl von Faktoren bestimmt. Sie unterliegt vegetativen und tageszeitlichen Schwankungen, es spielen neben Medikamenten auch die Beschaffenheit der Elektrode, v. a. die Oberfläche des Elektrodenkopfs, und das Gewebe am Lokalisationsort der Elektrode eine Rolle.
Postoperativ (bei Neu- oder Erstimplantation der Elektroden) kommt es wegen der Einheilungsvorgänge der Elektroden zu einem *Reizschwellenanstieg* (Höhepunkt am 10.–14. Tag; Erreichen der chronischen Reizschwelle nach 2–3 Monaten, Abb. 46). Der Schrittmacher kann danach auf eine sparsamere Energieabgabe umprogrammiert werden, womit eine wesentlich höhere Lebensdauer des Schrittmacheraggregats erreicht wird. Durch Verbesserung der Elektrodentechnik, insbesondere durch Veränderungen der Mikrostruktur der Elektrodenköpfe (poröse Oberflächen, gesinterte Platinelektroden, Target-tip-Elektroden mit Schwarzplatinbeschichtung, Glasfaser-Kohlenstoff-Elektroden) ließ sich die Reiz-

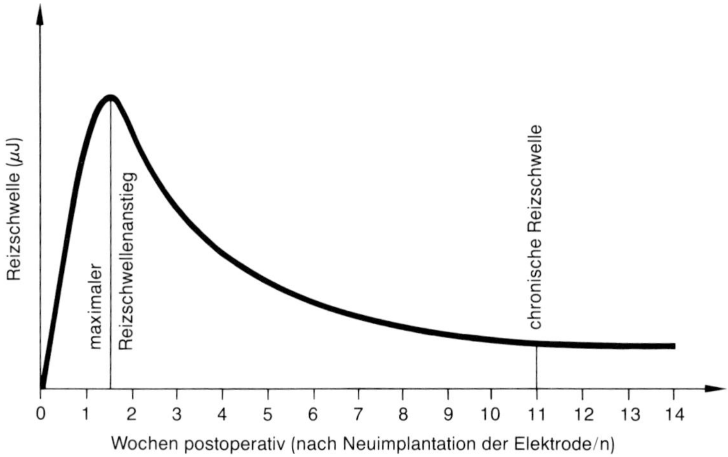

Abb. 46. Der Reizschwellenanstieg erreicht seinen Gipfel am 10.–14. Tag, nach 2–3 Monaten ist die chronische Reizschwelle erreicht

schwelle (und somit der Energieverbrauch) senken und der Reizschwellenanstieg reduzieren. Die Steroidelektrode (CapSure) scheint hier noch eine weitere Verbesserung zu ermöglichen.

Abgesehen vom postoperativen *physiologischen* Reizschwellenanstieg kann es auch zu einem *pathologischen* Reizschwellenanstieg kommen: Ein *Exitblock* (eine „Ausgangsblockierung", vom Schrittmacher aus gesehen) ist ein derart hoher Reizschwellenanstieg, daß eine ausreichende Herzstimulation nicht mehr gewährleistet ist. Gründe können in einem Elektrodenbruch (s. S. 168) – was früher häufiger vorkam – oder z. B. in einer Elektrodendislokation bzw. -mikrodislokation liegen. Aber auch endogene Faktoren wie Myokardnekrosen, -vernarbungen, -entzündungen , Immunerkrankungen oder Stoffwechselentgleisungen (z. B. diabetisches Koma) können – aufgrund der elektrischen Veränderungen am Myokard – einen Exitblock verursachen.

Fallbeispiel

Einer 62jährigen Patientin wurde wegen einer Zweiknotenerkrankung (Sinusknoten und AV-Überleitung) ein Zweikammerschrittmacher implantiert. Sie wies vorher Asystolien auf und war mehrmals reanimiert worden. Ein halbes Jahr später wurde sie wegen entgleistem Diabetes mellitus (Blutzucker 560 mg%) stationär aufgenommen.

Es zeigte sich, daß, abgesehen von Wahrnehmungsstörungen im Atrium, eine Reizschwellenerhöhung in Atrium und Ventrikel (Reizschwelle bei 2,5 V und 0,5 ms) vorlag. Durch Umprogrammieren des Schrittmachers auf eine höhere Energieabgabe (5 V

Spannungsamplitude und 1 ms Impulsdauer im Atrium und Ventrikel) war eine regelrechte Depolarisation gewährleistet, allerdings funktionierte die AV-Koordination wegen der atrialen Wahrnehmungsstörung noch nicht ausreichend, so daß vorläufig auf VVI-Stimulation (also Wahrnehmung und Stimulation nur im Ventrikel) umgestellt werden mußte.
Nach 2 Tagen, als die endokrinologische Situation bereinigt war, fanden sich wieder gute Detektions- und Stimulationswerte, die atriale Wahrnehmungsschwelle lag jetzt über 2,5 mV, die atriale und ventrikuläre Reizschwelle bei 2,5 V und *0,06 ms* Impulsdauer, so daß die vorige Einstellung (DDD-Modus) mit einer Impulsamplitude von 2,5 V und einer Impulsdauer von 0,3 ms in beiden Kammern wieder einprogrammiert werden konnte.
Die Patientin war jetzt auch nicht mehr permanent schrittmacherabhängig, die Eigenfrequenz stieg wieder auf 70 min^{-1} an. Im Verlauf der nächsten Tage mußte der Schrittmacher - wie vor der Stoffwechselentgleisung - nur noch intermittierend einspringen.

Anhand dieses Beispiels wird deutlich, wie wichtig generell die Programmiermöglichkeit bei Schrittmachern ist.

Im nächsten EKG-Beispiel (Abb. 47) wurde durch Unterschreiten der Reizschwelle (1,3 V) mittels kontinuierlicher Reduktion der Spannungsamplitude ein „Exitblock" erzeugt. Nach dem Stimulus (1,0 V) erfolgte keine Depolarisation (Reizantwort) des Herzens mehr. Nach Erhöhung der Energieabgabe, in diesem Falle der Spannungsamplitude, wurde das Myokard wieder stimuliert.

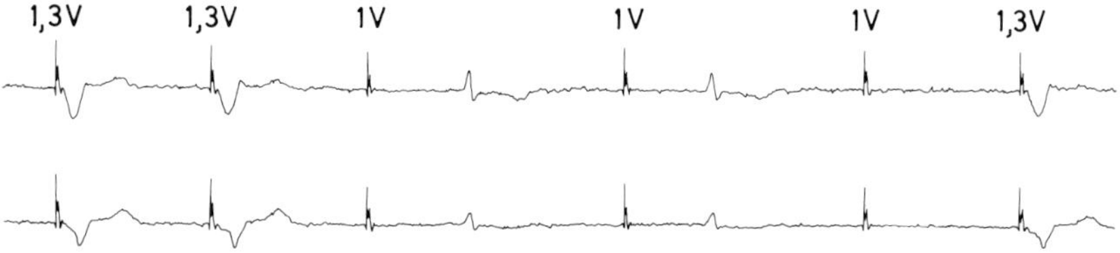

Abb. 47. *Unterschreiten der Reizschwelle:* Bei einer Spannungsamplitude von 1,3 V (und 0,6 ms Impulsdauer) erfolgt noch eine Stimulation, bei 1,0 V löst der Stimulus keine Depolarisation mehr aus. Die Reizschwelle liegt somit bei 1,3 V (und 0,6 ms Impulsdauer)

II. Wahrnehmung (Sensing)

Sensing, auch Detektion genannt, ist die *Wahrnehmung der Eigensignale des Herzens*, gemessen über die Elektrode. Die Wahrnehmung liegt - im Gegensatz zur Stimulation (Volt!) - im *Milli*voltbereich (mV).
Dabei zeigt das Vorhofsignal (Abb. 48 a) - im Oberflächen-EKG als P-Welle erscheinend - naturgemäß nur 20-25% der Werte des ventrikulären Signals (Abb. 48 b) - im Oberflächen-EKG als R-Zacke. Allerdings

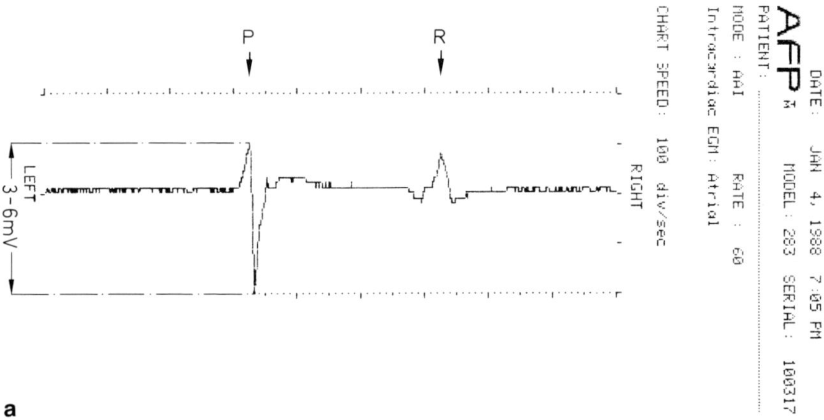

a

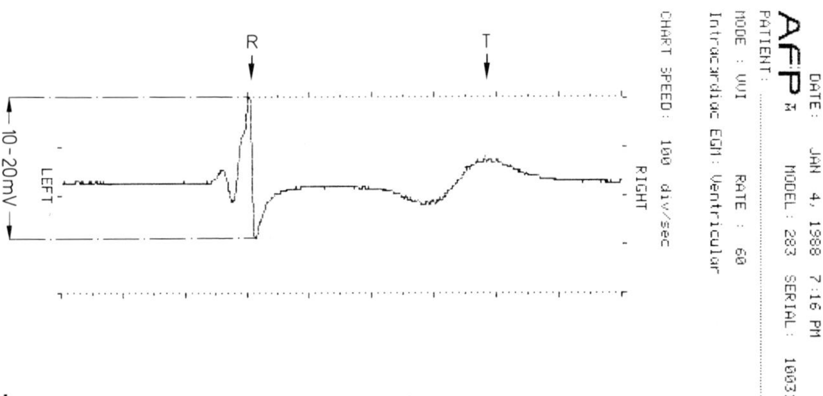

b

Abb. 48 a, b. Intrakardiales EKG: **a** *Intraatriales EKG* (über das Schrittmachersystem gemessen); die atrialen Signale (P) weisen etwa *3-6 mV* auf, können aber auch darüber oder darunter liegen. Der QRS-Komplex (R) kommt als Fernsignal aus dem Ventrikel und ist dementsprechend niedriger.
b *Intraventrikuläres EKG* (ebenfalls über das Schrittmachersystem gemessen); die ventrikulären Signale (R) liegen etwa bei *10-20 mV*

unterscheiden sich die Amplituden der P- und R-Wellen, wie sie im Oberflächen-EKG (Standard-EKG) erscheinen, von den P- und R-Wellen, wie sie der Schrittmacher über die Elektroden aus dem Endokardbereich empfängt und verarbeitet. Die Amplituden liegen beide im Millivoltbereich.

Erkennen der Signale durch den Schrittmacher

In den Schrittmachern sind Eingangsfilter eingebaut. Diese erkennen die P- und R-Wellen anhand von 3 Eigenschaften:

- Frequenzspektrum (Hz),
- Anstiegssteilheit (mV/ms), „slew rate",
- Spannungsamplitude (mV).

Frequenzspektrum

Die herzeigenen Depolarisationssignale bewegen sich im wesentlichen im Frequenzspektrum zwischen 10 und 100 Hz und werden vom Eingangsverstärker des Schrittmachers weitgehend selektiert.
Das Frequenzmaximum der T-Wellen liegt im Bereich unter 10 Hz, das der Muskelsignale über 100 Hz. Der Schrittmacher zeigt seine größte Eingangsverstärkung zwischen 30 und 70 Hz (Bereich von P- und R-Welle), er ist in diesem Bereich also maximal empfindlich. Signale, die oberhalb oder unterhalb dieser Skala liegen, müssen eine wesentlich höhere Spannungsamplitude aufweisen, um vom Schrittmacherfilter durchgelassen zu werden (Abb. 49).

Anstiegssteilheit („slew rate")

Eine 2. Hürde für ein elektrisches Signal stellt die Anstiegssteilheit des Spannungspotentials dar. Sie wird auch „slew rate" (s. S. 253) genannt. Damit wird die Veränderung der Spannung in Bezug zur Zeit - dV/dt (mV/ms, meist in V/s angegeben) - gemessen (Abb. 50a,b). Somit wird die T-Welle wegen der geringen „slew rate" vom Schrittmacher in der Regel ausgefiltert.
Andererseits kann es vorkommen, daß sehr zersplitterte QRS-Komplexe - meist Extrasystolen - ebenfalls nicht vom Schrittmacher detektiert und beachtet werden. In diesem Fall kommt es zur Parasystolie, also der Schrittmacherstimulation *neben* der Eigenaktion des Herzens (s. „Schrittmacherlexikon" sowie Abb. 57 und 58).

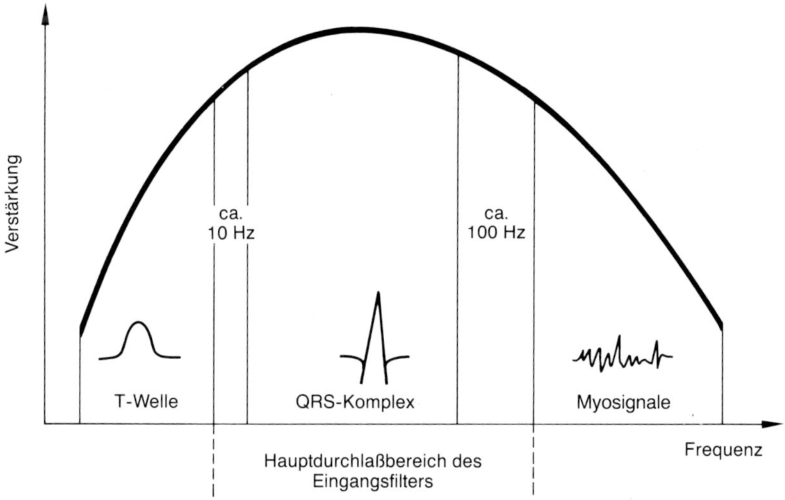

Abb. 49. Quantitativ-selektive Filterung der Eingangssignale anhand des Frequenzspektrums (schematisiert) durch Eingangsfilter bzw. -verstärker des Schrittmachers. (Modifiziert nach einer Vorlage der Firma Medtronic)

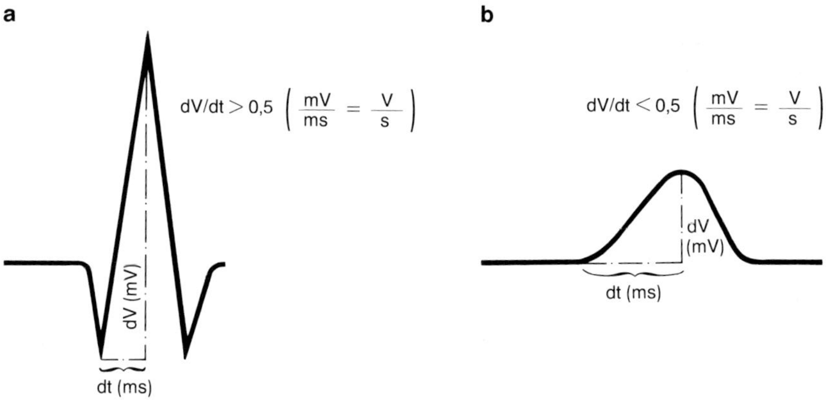

Abb. 50 a, b. „Slew rate" (Signalanstiegsgeschwindigkeit) in mV/ms gemessen, meist in „V/s" angegeben.
a Schnelle Anstiegsgeschwindigkeit (> 0,5 mV/ms) des QRS-Komplexes bzw. der P-Welle, intrakardial gemessen (intrakardial gemessene P-Welle: vgl. Abb. 28 a, intrakardial gemessener QRS-Komplex: vgl. Abb. 48 b).
b Langsame Anstiegsgeschwindigkeit der T-Welle (< 0,5 mV/ms), somit passiert das T-Wellen-Signal in der Regel *nicht* den Schrittmachereingangsfilter (intrakardial gemessene T-Welle: vgl. Abb. 48 b)

Spannungsamplitude (mV)

Wenn das obengenannte Filter vom elektrischen Signal des Herzens passiert wird, bleibt als 3. Kriterium die Spannungsamplitude des *Eigensignals*. Diese soll im folgenden näher betrachtet werden, da ihre Verstärkung nach Passieren des Filters in der Regel programmierbar ist und somit entsprechend den individuellen Bedürfnissen eingestellt werden kann.
Die eingestellte *Wahrnehmungsschwelle* des Schrittmachers von z. B. 4 mV läßt diesen nur Eigensignale, die größer als 4 mV sind, als solche wahrnehmen (Abb. 51). Kleinere Signale (als 4 mV) werden in diesem theoretischen Beispiel vom Schrittmacher ignoriert.
Für den Schrittmacher oder das Meßgerät gilt allgemein:

> Die *Wahrnehmungsschwelle* zu *erhöhen*, z. B. von 4 auf 12 mV, bedeutet, die *Sensitivität*, also die Empfindlichkeit des Gerätes zu *senken* und umgekehrt.

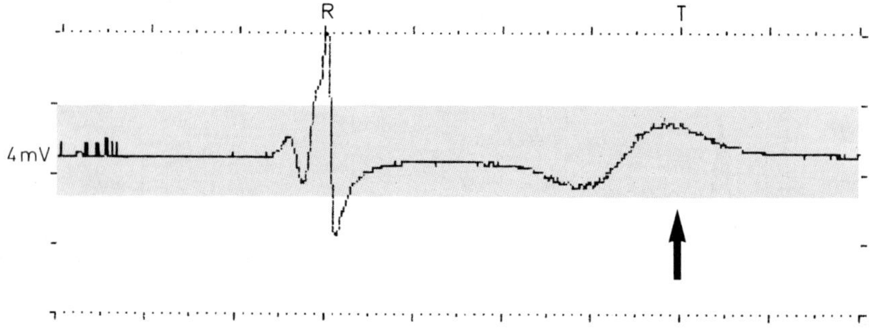

Abb. 51. Intraventrikuläres EKG. Die Signale im schraffierten Bereich werden vom Schrittmachersystem nicht erfaßt, da sie kleiner sind als die programmierte Sensitivität von 4 mV

1. Undersensing (zu geringe Empfindlichkeit)

Wenn man nun diese Wahrnehmungsschwelle zu hoch ansetzt, so daß keine Signale diese mehr überragen, so hat man damit die Sensitivität so erniedrigt, daß die P- bzw. R-Wellen nicht mehr wahrgenommen werden. Es kommt zum Undersensing, der Schrittmacher ist zu „unempfindlich" eingestellt (Abb. 52.a). Dieses Undersensing bzw. ein *Entranceblock* treten

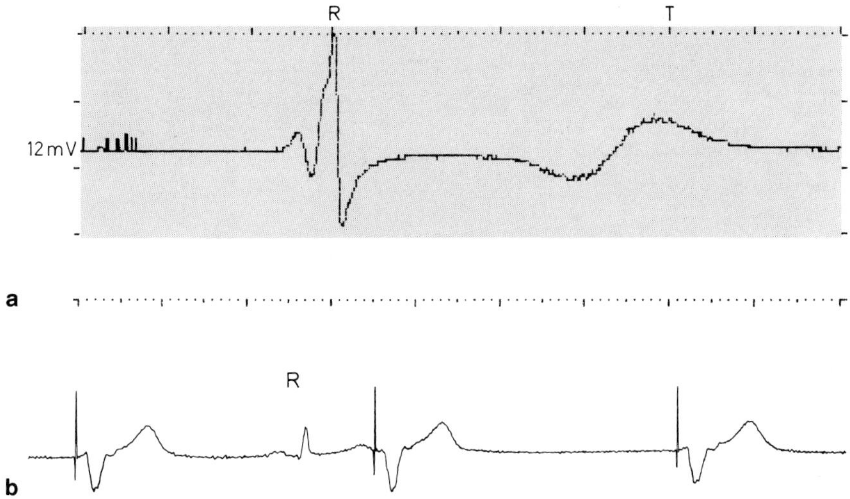

Abb. 52. a Intraventrikuläres EKG, hohe Wahrnehmungsschwelle, (theoretisch) auf 12 mV eingestellt, damit extrem niedrige Sensitivität, bzw. Empfindlichkeit des Schrittmachers. Es werden keine Eigensignale des Herzens vom Schrittmacher mehr detektiert, der Schrittmacher stimuliert asynchron, da er nicht mehr inhibiert wird.
b Undersensing; der mit „R" bezeichnete Eigen-QRS-Komplex des Herzens wird vom Schrittmacher nicht wahrgenommen und somit nicht beachtet. Die Stimulation wird durch den Schrittmacher starrfrequent fortgeführt

auch auf, wenn bei gleichbleibender Wahrnehmungsschwelle die Eigensignale so niedrig werden, daß sie nicht mehr wahrgenommen werden können. Dieses Ereignis kann durch Dislokation oder auch durch Einwachsungsvorgänge der Elektrode bedingt sein. Der normale Bedarfsschrittmacher (s. S. 85) reagiert auf diesen Wahrnehmungsverlust mit einer asynchronen Stimulation, da er durch keine Eigensignale des Herzens mehr inhibiert wird (Abb. 52b).

2. Oversensing (zu große Empfindlichkeit)

Ist die Wahrnehmungsschwelle sehr *niedrig* angesetzt, also die Empfindlichkeit sehr hoch, kann es zum Oversensing, der „Überempfindlichkeit" (Abb. 53) kommen. Es werden nicht nur die R- bzw. P-Wellen wahrgenommen, sondern evtl. auch Skelettmuskelsignale (bzw. T-Welle, Nachpotentiale oder exogene Störeinflüsse), die dann vom Schrittmacher für

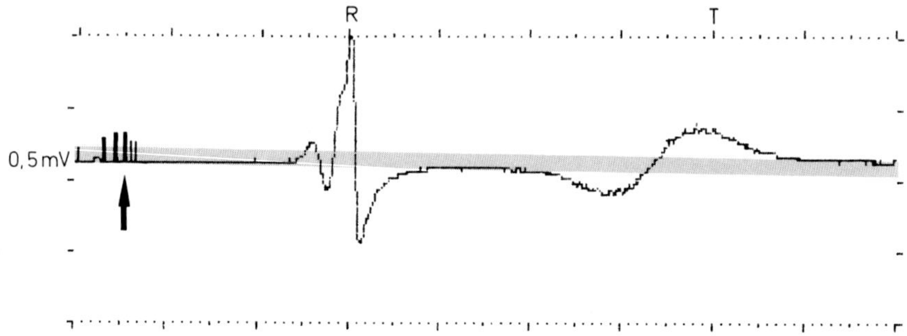

Abb. 53. Die Wahrnehmungsschwelle ist auf 0,5 mV erniedrigt, die Wahrnehmung damit (extrem) erhöht. Störsignale, z. B. Skelettmuskelsignale werden vom Schrittmacher detektiert und fälschlicherweise für Eigensignale des Herzens gehalten

Herzsignale gehalten werden können[30]. Damit wird die Schrittmacherstimulation fälschlicherweise entweder

- *inhibiert*; die Schrittmacherstimulation setzt aus, z. B. bei Ventrikel- oder Vorhofschrittmachern, im VVI[31]- bzw. AAI-Modus (Abb. 54),
- oder bei DDD-Schrittmachern, d.h. AV-koordinierten Zweikammerschrittmachern, auch *getriggert*; der Ventrikel wird vom Schrittmacher in einer sehr schnellen Frequenz – je nach Programmierung bis zur oberen Frequenzbegrenzung – stimuliert (Abb. 55).

Im 1. Fall können die Stimulationsausfälle zum kurzzeitigen Herzstillstand führen und dann nicht selten klinische Symptome verursachen (z. B. Adams-Stokes-Anfälle bei permanent schrittmacherabhängigen Patienten).

Fallbeispiel
Eine Schrittmacherträgerin, die (bei AV-Block III. Grades) vollkommen schrittmacherabhängig war, wurde beim Teiganrühren (Detektion von Skelettmuskelsignalen) immer wieder in Form von synkopalen Anfällen bewußtlos; diese Symptome konnten durch eine Umprogrammierung der Sensitivität des Schrittmachers von 2 auf 5 mV vollständig behoben werden (Reduktion der Wahrnehmungsempfindlichkeit = Erhöhung der Wahrnehmungsschwelle). Wir wechselten dann diesen Ventrikelschrittmacher nach Jahren wegen Batterieerschöpfung gegen einen DDD-(Zweikammer-)Schrittmacher aus. Die Patientin verbesserte sich durch den Zweikammerschrittmacher hämodynamisch erheblich. Nach dem Austausch wurde es ihr wieder möglich, bisher unbewältigte Treppen zu steigen. Wichtig war, ein solches DDD-Schrittmacheraggregat auszuwählen, welches auch die Programmierung der ventrikulären Wahrnehmungsschwelle

---

[30] Trotz eines unterschiedlichen Frequenzspektrums von Herz- und Muskelsignalen und eines vorgeschalteten Filters.

[31] Zu den Begriffen AAI, VVI, DDD etc. des Internationalen Schrittmachercodes (ICHD) s. S. 31 und S. 212.

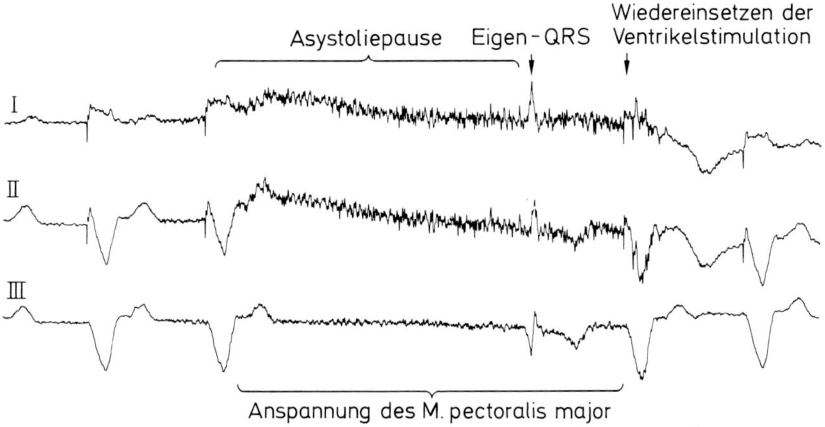

Abb. 54. Beispiel eines ventrikelstimulierenden Schrittmachers (VVI): Durch Muskelanspannung (Pektoralisbereich rechts über Schrittmacheraggregat bei unipolaren Schrittmachersystemen) wird ein Herzsignal vorgetäuscht, so daß die Schrittmacherstimulation inhibiert wird und aussetzt. Es kommt zur Asystoliepause (die Sensitivität im Ventrikel ist hier versuchsweise auf den sehr niedrigen Wert von 0,5 mV programmiert worden, die Empfindlichkeit des Schrittmachers ist somit extrem erhöht)

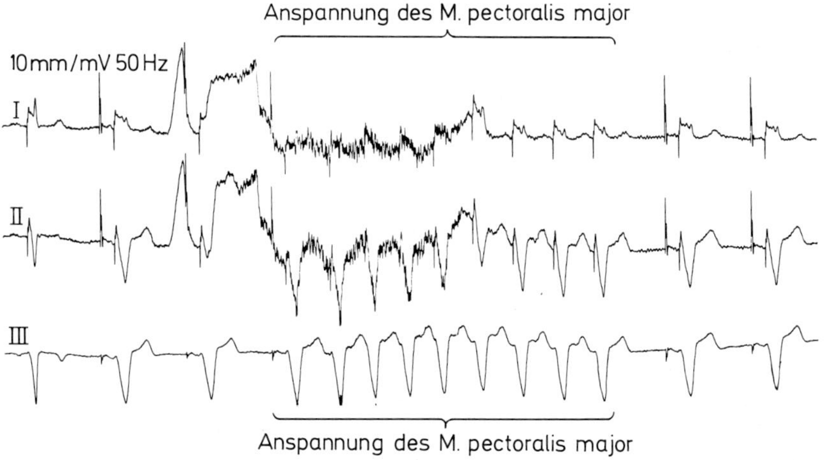

Abb. 55. Beispiel einer Triggerung von Skelettmuskelsignalen beim DDD-Schrittmacher (AV-koordinierter Zweikammerschrittmacher):
Die obere Frequenzbegrenzung ist auf 150 ipm programmiert, der Schrittmacher hält die Skelettmuskelsignale fälschlicherweise für P-Wellen und gibt eine hohe Frequenz (über 140 ipm) als Ventrikelstimulation weiter (er triggert sie). Es kommt zur schrittmachervermittelten Tachykardie

auf mindestens 5 mV erlaubte (besser noch höher zur Überprüfung des Sicherheitsabstandes). Leider lassen nicht alle DDD-Schrittmacher dies zu.
Eine 2. Möglichkeit wäre die Verwendung bipolarer Schrittmachersysteme (s. S. 21). In diesem Fall wurde jedoch die alte (festgewachsene) Elektrode wieder verwendet, da sie gute Meßwerte zeigte.

Bei der 2. Möglichkeit (fälschliches Triggern der Muskelsignale) kommt es zu schrittmachervermittelten Tachykardien (Abb. 55), da die Skelettmuskelsignale fälschlicherweise für P-Wellen bzw. Vorhofausschläge gehalten werden und die ventrikuläre Stimulation beim DDD-Schrittmacher bis zur oberen Frequenzbegrenzung mitzieht.
Weitere Möglichkeiten des Oversensings sind das T-Wellen-Sensing, also die fälschliche Wahrnehmung der T-Welle bzw. der Nachpotentiale. Dieses Ereignis ist durch die neueren Eingangsfilter der Schrittmacher relativ selten geworden, da das Frequenzspektrum und die Anstiegssteilheit der T-Welle nicht den Depolarisationssignalen (also P-Welle oder R-Zacke) entsprechen (s. Abb. 50 a,b, S. 77). Dasselbe gilt auch für Störsignale, die von Wackelkontakten bei defekten Schrittmachersystemen, z. B. Elektrodenbrüchen und ähnlichem herrühren können.
Ein besonderer Fall des „Oversensings" (der Überempfindlichkeit) ist das *Far-field-Sensing*, z. B. in Form des „biologischen VA-(ventrikuloatrialen) cross talk": Ein „von ferne her kommendes" Signal wird fälschlicherweise als eigenes Signal detektiert und verarbeitet, z. B. wird bei niedrig eingestellter Wahrnehmungsschwelle (also hoher Empfindlichkeit) von der *Vorhof*elektrode ein Signal vom *Ventrikel* aufgenommen und wie ein *Vorhof*signal betrachtet, wie der nächste Fall zeigt.

Abb. 56. a Intraatriales EKG: Beispiel für intraatriales EKG mit zu niedrig eingestellter Wahrnehmungsschwelle, also zu hoher Sensitivität, so daß die R-Zacken (*R*), die vom Ventrikel her als kleine Signale im Vorhof noch meßbar sind, vom Schrittmacher fälschlicherweise als Vorhofsignale interpretiert werden. *P* intraatriale P-Welle.
b Marker-EKG: Die über den Markerkanal des Schrittmachers (Activitrax) aufgezeichneten intraatrialen Signale zeigen, daß der QRS-Komplex, der vom Ventrikel her als kleines Signal im Vorhof noch ankommt, fälschlicherweise als Vorhofeigensignal vom Schrittmacher detektiert und interpretiert wird. Dadurch kommt es zum Stimulationsfrequenzabfall. *AS* „atrial sensing" (Detektion der Signale im Vorhof), *AP* „atrial pacing" (Stimulation im Vorhof durch den Schrittmacher).
c Intraatriales EKG: Nach Erhöhung der Wahrnehmungsschwelle von 1,25 auf 2,5 mV (Absenken der Empfindlichkeit) werden die ventrikulären Signale vom Schrittmacher nicht mehr detektiert (nur noch die Eigensignale des Vorhofes). Der Schrittmacher wird nicht mehr fälschlicherweise inhibiert, die Frequenz fällt nicht mehr unter 60 ipm ab.
d Marker-EKG: Die Wahrnehmungsschwelle wurde im Vorhof auf 2,5 mV erhöht, jetzt werden korrekterweise nur noch die Eigensignale des Vorhofes vom Schrittmacher als solche detektiert. Auf dieser Abbildung sind nur noch regelrechte atriale Stimulationen zu erkennen, mit programmierter Basisfrequenz von 60 ipm

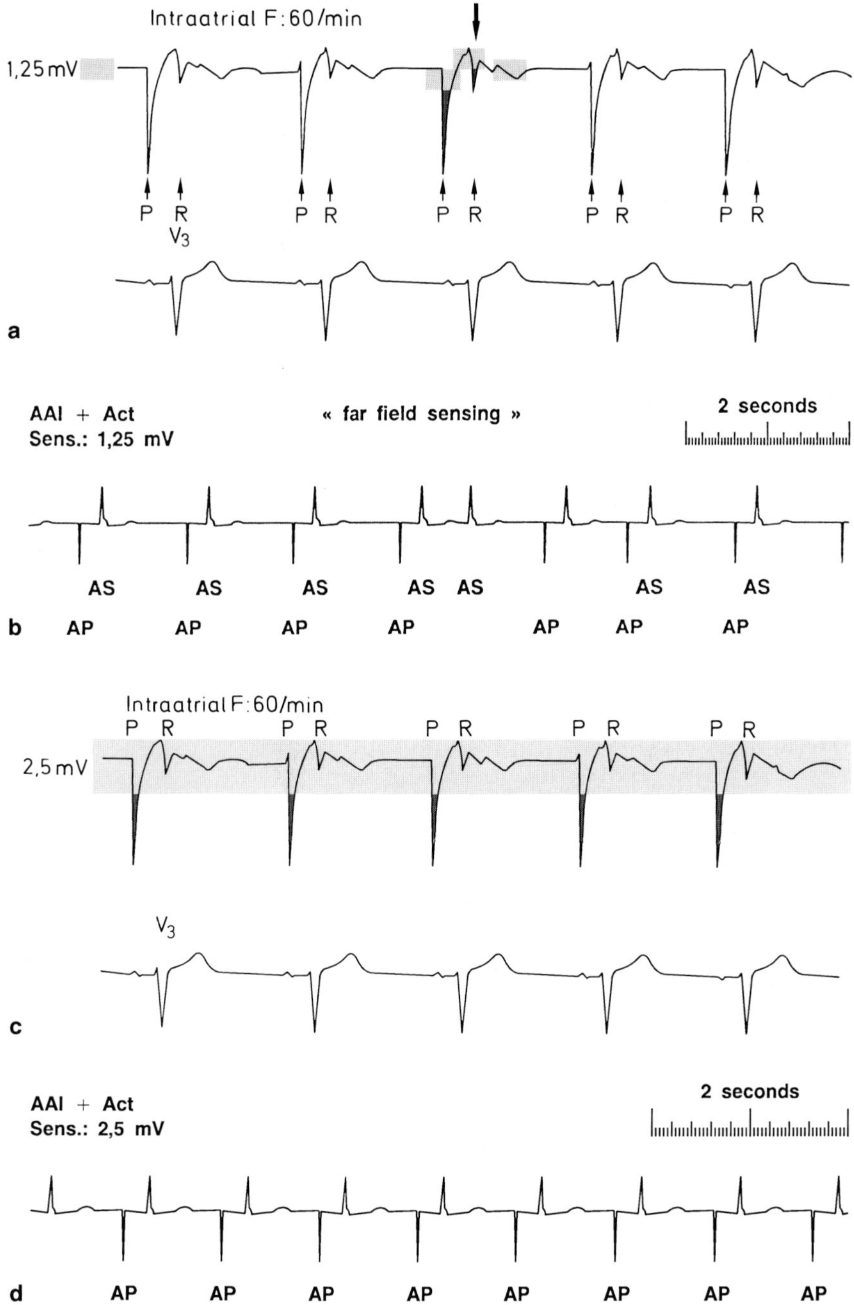
Intraatrial F: 60/min
1,25 mV
P R
V3
a
AAI + Act
Sens.: 1,25 mV
« far field sensing »
2 seconds
AS AS AS AS AS AS AS
b AP AP AP AP AP AP AP
Intraatrial F: 60/min
P R
2,5 mV
V3
c
AAI + Act
Sens.: 2,5 mV
2 seconds
d AP AP AP AP AP AP AP AP

Fallbeispiel
Hier hatten wir einen muskelaktivitätsgesteuerten Schrittmacher mit bipolarer Elektrode im Vorhof implantiert (s. Abb. 19a, S. 22); aufgrund der bipolaren Elektrode glaubten wir, vor Störeinflüssen außerhalb des Vorhofs relativ sicher sein zu können; überraschenderweise kam es jedoch zu einer Frequenzreduktion auf etwa 50 ipm trotz einer programmierten Basisfrequenz von 60 ipm. Die Ursache war dann im EKG zu erkennen, das durch Vermittlung über das Schrittmachersystem (Abb. 56a–d) die intraatrialen Markerimpulse aufzeichnete (so wie sie der Schrittmacher wahrnahm):
Bei einer eingestellten Sensitivität von 1,25 mV wurde das nach atrialer Stimulation folgende ventrikuläre Eigensignal des Herzens (R-Zacke) vom Schrittmacher fälschlicherweise für ein Vorhofsignal (P-Welle) gehalten. Das Schrittmacheraggregat wurde inhibiert. Es setzte zeitweilig aus, und es kam zum Frequenzabfall[32].
In diesem Fall gelang es, das Problem zu lösen, indem wir die Sensitivität auf 2,5 mV umprogrammierten, so daß eine eigene P-Welle noch erkannt wurde, die vom Ventrikel her kommende R-Zacke jedoch unter die Wahrnehmungsschwelle fiel und somit nicht detektiert wurde.

[32] Bei dem damaligen auf dem Markt befindlichen Modell, das ursprünglich für die Ventrikelstimulation gedacht war, ließ sich die atriale Refraktärzeit von 225 ms noch nicht umprogrammieren, bei den nachfolgenden muskelaktivitätsgesteuerten Modellen (Activitrax II, Sensolog) ist dies inzwischen möglich.

III. Demandfunktion/starrfrequente Stimulation

Die im vorigen Kapitel behandelte Wahrnehmung ist Voraussetzung für eine Demandfunktion des Schrittmachers. Der Begriff *„Demand-" bzw. „Bedarfsschrittmacher"* bedeutet, daß der Schrittmacher mit seiner Stimulation nur einspringt, wenn die Eigenaktion des Herzens eine bestimmte (programmierte) Demandfrequenz[33] (z.B. 60 min^{-1}) unterschreitet. Damit wird bei regelrechter Funktion gewährleistet, daß die *Pulsfrequenz* diese einprogrammierte Demandfrequenz niemals unterschreitet (Beeinträchtigung der Funktion durch frustrane Extrasystolen und Pulsdefizit möglich, s. Fallbeispiel S. 177). Mit anderen Worten: Im Gegensatz zur asynchronen starrfrequenten Stimulationsweise werden die Eigenaktionen des Herzens beachtet. Der Schrittmacher stimuliert also nicht, wenn eine Eigenaktion des Herzens vorhanden ist (s. Abb. 59).
Man unterscheidet *R-Wellen-inhibierte Schrittmacher* (VVI[34]) und *P-Wellen-inhibierte Schrittmacher* (AAI). Im 1. Fall handelt es sich um einen reinen Ventrikeldemandschrittmacher, im 2. Fall um einen reinen Vorhofdemandschrittmacher. Bei der Kombination beider liegt ein Zweikammerdemandschrittmacher vor (DDI, mit Triggern: DDD).
Bei der *asynchronen, starrfrequenten Stimulationsweise* (Abb. 57) findet keine Wahrnehmung statt, der Schrittmacher beachtet die Eigenaktionen des Herzens nicht, sondern stimuliert permanent in der eingestellten Stimulationsfrequenz. Dabei ist die Gefahr gegeben, daß der Stimulus in die vulnerable Phase der Herzeigenaktion einfällt und unter gewissen Voraussetzungen Kammerflattern bzw. -flimmern auslöst.
Diese Stimulationsart wird heute nur noch temporär zur Schrittmacherüberprüfung benutzt, z. B. bei Magnetauflage. Während der Magnetauflage kommt es bei den meisten Schrittmachermodellen zu einer starrfrequenten Stimulation (für Meßzwecke benötigt), aber nur, solange der Magnet aufliegt. Die dabei auftretende Stimulationsfrequenz ist bei den einzelnen Modellen äußerst unterschiedlich und gibt oft über Austauschkriterien oder den Sicherheitsbereich bei der Stimulation Auskunft.
Eine Ausnahme bilden z. B. die Schrittmachermodelle AFP 283 bzw. Genisis. Hier läßt sich die Magnetbeeinflussung durch Programmierung ausschalten, um die Störung durch äußere Magnetfelder zu verhindern. Dieser Mechanismus hat selbstverständlich bei extremen Magnetfeldstär-

---

[33] Andere Namen für diese Demandfrequenz sind: Bedarfsfrequenz, Interventionsfrequenz.

[34] Zu den Begriffen AAI, VVI, DDD etc. des Internationalen Schrittmachercodes (ICHD) s. S. 31 und S. 212.

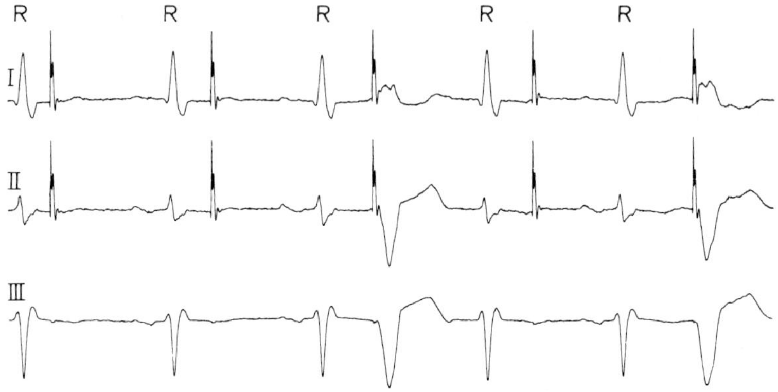

Abb. 57. Die Eigenaktion des Ventrikels (*R*) wird vom Schrittmacher nicht detektiert und somit nicht beachtet, der Schrittmacher stimuliert starrfrequent weiter in der eingestellten Stimulationsfrequenz (70 ipm)

ken seine Grenze. Bei anderen Schrittmachermodellen, z. B. dem Symbios, kann die Magnetbeeinflussung temporär zur Überprüfung ausgeschaltet werden.

Der Begriff *festfrequent* wurde früher synonym mit starrfrequent und asynchron verwendet, heute aber stellt er meist den Gegensatz zu *frequenzadaptiert* dar. Festfrequent wird demnach die Stimulation eines normalen Demandventrikelschrittmachers (ohne Frequenzadaptation) genannt, der auf eine Basisfrequenz von z. B. 60 oder 70 ipm eingestellt ist. Dabei kann die Stimulationsfrequenz *nicht* – wie bei den frequenzadaptiven Systemen – ansteigen.

Manchmal wird auch noch der Begriff *„fixfrequent"* verwendet, z. T. synonym mit „festfrequent" oder mit „starrfrequent asynchron", manchmal aber auch, um darzustellen, daß die Stimulationsfrequenz (bzw. die Demandfrequenz) des Schrittmachers nicht programmierbar ist.

Um hier Klarheit zu schaffen, werden die Begriffe zur Charakterisierung der Herzschrittmacherfunktion im weiteren Text folgendermaßen angewandt:

Asynchron (starrfrequent): Permanente Stimulation in der eingestellten Stimulationsfrequenz ohne Beachtung der Eigenaktion des Herzens.

Festfrequent: Die Charakterisierung bezeichnet die Funktion eines Bedarfsschrittmachers, dessen Demandfrequenz auf dem programmierten Wert (z. B. 60 oder 70 min^{-1}) bleibt und *nicht* – wie bei den frequenzadaptiven Systemen - mit der Belastung des Körpers ansteigt (Gegensatz zur Frequenzadaptation). Er kann aber variabel programmierbar sein.

Fixfrequent: Funktion eines (z. B. Demand-)Schrittmachers, bei dem die Stimulationsfrequenz sich nicht um programmieren läßt, also „fix" eingestellt ist[35].

---

[35] Die Implantation solcher Schrittmachermodelle sollte der Vergangenheit angehören. Fixfrequente Schrittmacher lassen keine flexible Einstellung auf den einzelnen Patienten zu, die zumindest temporär des öfteren gebraucht wird. Allerdings scheint diese Möglichkeit zu wenig genutzt zu werden.

IV. Frequenz/Stimulationsintervall, Auslöseintervall

Die Stimulationsfrequenz (ipm)[36] wird häufig auch in Form des Stimulationsintervalls (automatisches Intervall, „pacing interval", „pulse interval") angegeben. Das Stimulationsintervall wird auch als *„Periodendauer"* bzw. *„Impulsintervall"* oder *„Zykluslänge"* bezeichnet.
Das Stimulationsintervall ist das Zeitintervall zwischen 2 aufeinanderfolgenden Schrittmacherimpulsen, also der Abstand in Millisekunden von einem Stimulus zum darauffolgenden, angegeben bei starrfrequenter Stimulation (Abb. 58).
60000 ms sind 1 min, deshalb errechnet sich die Stimulationsfrequenz bzw. das Stimulationsintervall aus der einfachen nachfolgenden Formel:

$$\text{Frequenz (ipm)} = \frac{60000}{\text{Stimulationsintervall (ms)}}$$

$$\text{Stimulationsintervall (ms)} = \frac{60000}{\text{Frequenz (ipm)}}$$

Auch Tabelle 1 läßt den Umrechnungsfaktor unschwer erkennen.

[36] „Impulse pro Minute" (s. S. 241); andere Bezeichnungen: *bpm („beats per minute"); ppm („pulses per minute")*.

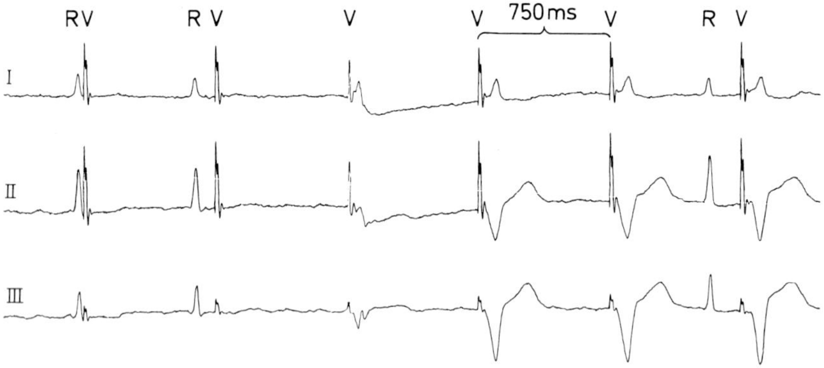

Abb. 58. Stimulationsintervall (asynchrone Stiumulationsweise): In diesem Falle beträgt der Abstand von einem Schrittmacherstimulus zum darauffolgenden 750 ms, was einer Frequenz von 80 ipm entspricht (beim V00-Modus - s. S. 35 - kommt es zur sogenannten *Parasystolie*, d.h., daß Herzeigenaktionen und Schrittmacheraktionen nebeneinander auftreten). *V* ventrikulärer Schrittmacherstimulus, *R* Eigen-QRS-Komplex

Tabelle 1. Stimulationsintervall/Frequenz

Frequenz [ipm]	Stimulationsintervall [ms]	Frequenz [ipm]	Stimulationsintervall [ms]
20	3000	215	279
25	2400	220	273
30	2000	225	267
35	1714	230	261
40	1500	235	255
45	1333	240	250
50	1200	245	245
55	1091	250	240
60	1000	255	235
65	923	260	231
70	857	265	226
75	800	270	222
80	750	275	218
85	706	280	214
90	667	285	211
95	632	290	207
100	600	295	203
105	571	300	200
110	545	305	197
115	522	310	194
120	500	315	190
125	480	320	188
130	462	325	185
135	444	330	182
140	429	335	179
145	414	340	176
150	400	345	174
155	387	350	171
160	375	355	169
165	364	360	167
170	353	365	164
175	343	370	162
180	333	375	160
185	324	380	158
190	316	385	156
195	308	390	154
200	300	395	152
205	293	400	150
210	286		

Das Stimulationsintervall wird v.a. dann gebraucht, wenn es um die Berechnung der oberen Frequenzbegrenzung geht bzw. der Summe aus Refraktärzeit und AV-Verzögerung (s. S. 108), ebenso ist als Austauschindikation bei manchen Schrittmachermodellen eine entsprechende Verlängerung des Stimulationsintervalls (z. B. 100 ms) angegeben.

Das *Auslöseintervall* (Auslösezeit, Aussetzintervall, Erwartungsintervall, „escape interval") gibt (beim Einkammerschrittmacher) jene Zeitdauer an, die von der letzten Eigenaktion des Herzens bis zum Einsetzen des nächsten Schrittmacherstimulus gemessen wird.

Ventrikeldemandschrittmacher:
Bei Wahrnehmung einer R-Welle wird der Schrittmacher inhibiert (Abb. 59). Er startet ein neues Auslöseintervall und stimuliert den Ventrikel nach Ablauf dieses Auslöseintervalles, wenn er keine weitere Eigenaktion in diesem Intervall detektiert. Das Auslöseintervall entspricht in diesem Falle dem Stimulationsintervall, wenn keine Hysterese (s. S. 100) programmiert ist. Das Auslöseintervall und das Stimulationsintervall sind wiederum abhängig von der programmierten Basisfrequenz.

Zum Beispiel wird bei einer programmierten Basisfrequenz von 60 ipm das Stimulationsintervall (Zykluslänge) 1000 ms betragen; bei Wahrnehmung der R-Welle schaltet der Schrittmacher das Auslöseintervall ein, er wartet ab, ob eine Eigenaktion des Ventrikels erfolgt. Nimmt er in diesem Intervall keine R-Welle wahr, löst er eine Ventrikelstimulation nach Ablauf von 1000 ms aus; detektiert er eine Eigenaktion des Ventrikels, so startet er dieses Auslöseintervall von 1000 ms erneut, er stellt den Intervallgeber zurück.

Vorhofdemandschrittmacher:
Beim AAI-Modus erfolgt ein Stimulus im Atrium, wenn kein entsprechendes Eigensignal (P-Welle) im Auslöseintervall entdeckt wird. Das atriale Auslöseintervall reicht beim *AAI*-Modus von der letzten detektierten Eigenaktion – also P-Welle – bis zum folgenden atrialen Stimulus. Es entspricht dem Stimulationsintervall, wiederum abhängig von der Stimulationsfrequenz (Abb. 60).

Zweikammerschrittmacher:
Beim DDD-Modus reicht es vom Beginn der letzten ventrikulären Aktion – also entweder dem QRS-Eigenkomplex oder dem ventrikulären Stimulus – bis zum Einsetzen der atrialen Stimulation. Hier setzt sich das Stimulationsintervall aus AV-Verzögerungszeit und atrialem Auslöseintervall zusammen (Abb. 61).

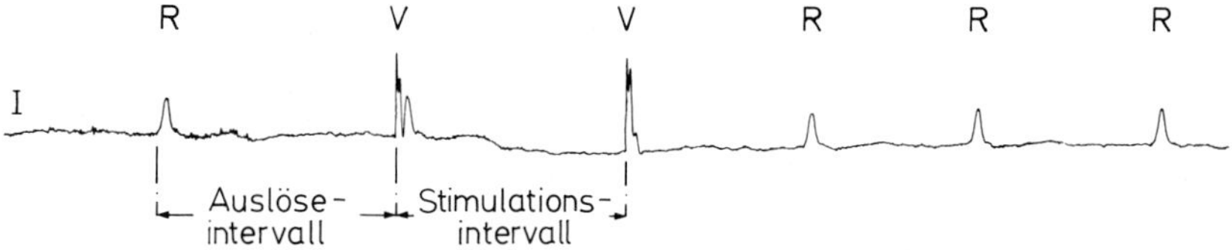

Abb. 59. Bei einem Ventrikeldemandschrittmacher wird bei der Wahrnehmung einer Eigenaktion des Ventrikels (R-Welle) das Auslöseintervall erneut gestartet, die nächste Schrittmacherstimulation erfolgt entsprechend der einprogrammierten Stimulationsfrequenz nach Ablauf des Auslöseintervalles, auf dieser Abbildung also nach 750 ms, entsprechend einer Frequenz von 80 ipm, wenn nicht in der Zwischenzeit wieder eine erneute Eigenaktion des Herzens aufgetreten ist. Die Zeitdauer von der letzten Eigenaktion bis zum Einsetzen des nächsten Schrittmacherstimulus nennt man Auslöseintervall („escape interval"). *V* ventrikulärer Schrittmacherstimulus, *R* Eigen-QRS-Komplex

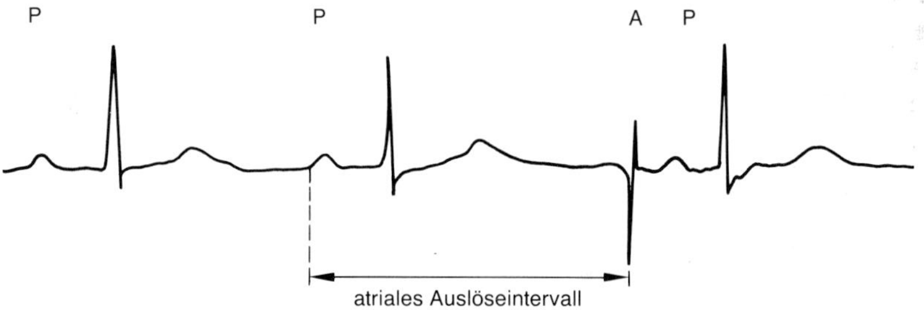

Abb. 60. Das atriale Auslöseintervall reicht beim AAI-Modus von der letzten detektierten Eigenaktion, also dem Beginn der P-Welle, bis zum folgenden atrialen Stimulus. *A* atrialer Schrittmacherstimulus, *P* P-Welle (stimulierte P-Welle und Vorhofeigenaktion)

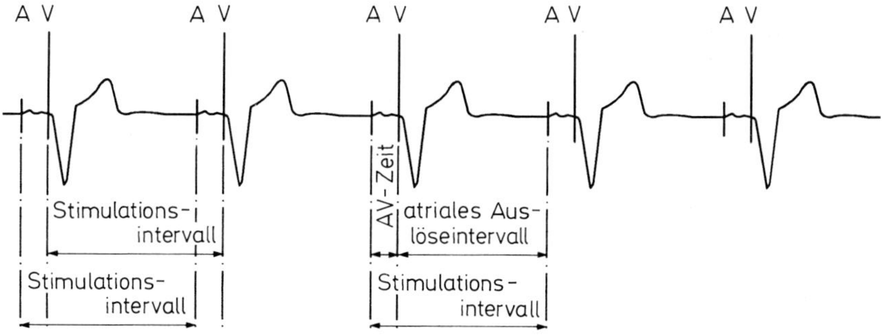

Abb. 61. Das *Stimulationsintervall* beim DDD-Schrittmacher, die Zeitdauer zwischen 2 aufeinanderfolgenden atrialen (A-A) bzw. ventrikulären (V-V) Stimulationen, setzt sich aus *AV-Verzögerungsintervall* (A-V) und atrialem *Auslöseintervall* (V-A) zusammen. Die Zeitdauer des atrialen (A-A) und des ventrikulären (V-V) *Stimulations*intervalles ist identisch. *A* atrialer Stimulus, *V* ventrikulärer Stimulus

V. Retrograde Leitung

Die normale (antegrade) Leitung verläuft vom Vorhof über das Reizleitungssystem in die Kammern. Bei Patienten mit einer normalen antegraden Leitung kann aber auch eine retrograde Leitung vom Ventrikel in den Vorhof bestehen, also eine ventrikuloatriale Leitung (VA-Leitung). Das Reizleitungssystem kann prinzipiell sowohl antegrad als auch retrograd leiten, wobei die retrograde Leitung nicht direkt von einer antegraden Leitung abhängig ist, d.h., daß auch bei einer totalen AV-Blockierung (antegrad) eine retrograde Leitung bestehen kann.
Ohne Schrittmacher können retrograde Leitungen auftreten, wenn z.B. AV-Rhythmen vorliegen (s. Abb. 6, S. 10) oder wenn das Reizbildungszentrum noch weiter distal gelegen ist, evtl. bei ventrikulären Extrasystolen. Besonders prekär kann es sich jedoch auswirken, wenn ein falsch ausgewählter Schrittmacher implantiert ist, etwa ein VVI-Schrittmacher bei retrograder Leitung, oder wenn ein Zweikammerschrittmacher falsch programmiert ist (z.B. zu kurze atriale Refraktärzeit, zu langes AV-Intervall).
Bei einem *ventrikelstimulierenden Einkammerschrittmacher (VVI)* kann dann ein *Pacemakersyndrom* auftreten (s. S. 34). Bei *Zweikammerschrittmachern (z.B. DDD-Modus)* kann eine ventrikuläre Extrasystole eine retrograde P-Welle verursachen, die – bei entsprechender Programmierung – vom Schrittmacher detektiert und getriggert als eine ventrikuläre Stimulation mit hoher Frequenz weitergegeben wird. Es kommt zu einer schrittmachervermittelten Tachykardie (Abb. 62a, b) mit einer hohen Frequenz, die bis zur programmierten oberen Frequenzbegrenzung (z.B. 150 ipm) reichen kann[37].
Diese Komplikation kann durch entsprechende Umprogrammierung in der Regel behoben werden. Im Notfall könnte auch eine Magnetauflage über dem Implantationsort des Schrittmacheraggregats Abhilfe schaffen. Damit läßt sich bei den meisten Schrittmachermodellen eine asynchrone, starrfrequente Stimulationsweise erreichen. Die dann eintretende Schrittmacher*magnet*frequenz hängt von den einzelnen Modellen ab, sie entspricht entweder der programmierten Basisfrequenz oder einem von der Herstellerfirma festgelegten Wert (z.B. 85 oder 100 ipm).

---

[37] Die retrograde P-Welle, die kurz auf die ventrikuläre Stimulation folgt, wird (wenn die atriale Refraktärzeit zu kurz gewählt wurde) vom Schrittmacher wahrgenommen und im programmierten AV-Intervall sofort als ventrikuläre Stimulation weitergegeben. Damit ergibt sich eine unerwünscht hohe effektive Herzfrequenz.

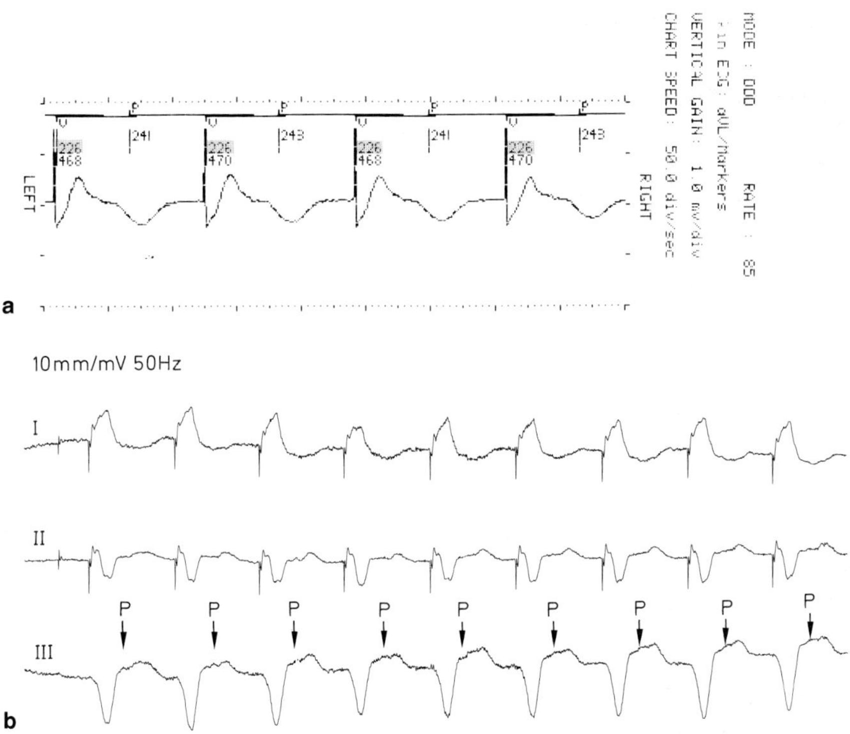

Abb. 62. a *Retrograde Leitung im Marker-EKG.* Intrakardiales Marker-EKG über den Schrittmacher vermittelt: Die P-Welle erscheint 226 ms nach der ventrikulären Stimulation.
b *Retrograde Leitung und schrittmachervermittelte Tachykardie*: Beim selben Patienten kommt es zur schrittmachervermittelten Tachykardie mit einer Frequenz von 130 ipm, da die atriale (postventrikuläre) Refraktärzeit kürzer als 226 ms programmiert ist. Der Schrittmacher detektiert die retrograd entstandene P-Welle, durch entsprechende Triggerung kommt es zu der hohen ventrikulären Stimulationsfrequenz

Erwähnt werden muß, daß diese retrograde Leitung auch intermittierend vorhanden sein kann, beeinflußt von individuellen Gegebenheiten sowie Medikamenten. Trotzdem sollte das Vorhandensein einer retrograden Leitung entweder präoperativ oder intraoperativ überprüft werden, um vor, während oder nach der Operation, soweit wie möglich entsprechende Maßnahmen ergreifen zu können (s. S. 158 und S. 194).

VI. Software-/Hardwareschrittmacher

Bislang konnten Software- und Hardwareschrittmacher unterschieden werden, da in der Schrittmachertherapie die Computertechnik herstellungsbedingt eine wesentliche Rolle spielt. Die Übergänge von Software- zu Hardwareschrittmacher sind zum Teil fließend.

Hardwareschrittmacher
Wenn man die Extreme herausgreift, dann hat der Hardwareschrittmacher ein festes Gefüge, in dessen Rahmen einige Funktionen programmiert werden können. Die Steuerung des Hardwareschrittmachers geschieht über ein fest eingefügtes Programm, das in einem ROM- („read only memory") Festspeicher abgelegt ist. Die hier eingeprägte Information kann nachträglich normalerweise nicht mehr verändert werden (mit Spezialprogrammiergeräten ist dies jedoch bei einzelnen Systemen möglich).

Vorteil dieses Systems im Vergleich zu den Softwareschrittmachern sind
- geringer Stromverbrauch und eine
- geringe Empfindlichkeit gegenüber Störeinflüssen von außen, da kein RAM-Speicher vorhanden ist.

Softwareschrittmacher
Der Softwareschrittmacher ist frei programmierbar, er läßt mehr Möglichkeiten offen, v.a. hinsichtlich der Umprogrammierung, aber auch hinsichtlich künftiger Entwicklungen, die jederzeit einprogrammiert werden können. Die Softwareschrittmacher sind mit RAM- („Random-access-memory-")Speichern, versehen, die jederzeit gelöscht und mit neuen Daten gespeist werden können. Es werden Holter-monitoring-Funktionen möglich, wie sie v.a. für antitachykarde Schrittmacher gebraucht werden[38]. Softwareschrittmacher mit Holter-Funktion sind z.B. im Cosmos (Intermedics) sowie im Quintech DDD (Vitatron) verwirklicht worden.
Besonders die Entwicklung der Megachips, jener Computermikrobausteine mit komplexen Schaltfunktionen und riesigem Informationsspeicher, wird die zukünftige Technik beeinflussen. Die Firma Siemens ent-

---

[38] Siehe S. 63, Beispiel Intertach:
Es kann nicht nur der eingestellte Modus der antitachykarden Interruptionsmöglichkeiten abgelesen werden, sondern auch u.a., wie oft die antitachykarde Funktion einspringen mußte, wie oft die Tachykardie terminiert wurde und auch, ob der Schrittmacher erfolglos war.

wickelt in Zusammenarbeit mit der Firma Philips einen Chip mit 4 Mio. Bit (1 Bit ist die kleinste Informationseinheit, 8 Bit entsprechen 1 Byte) auf einer Oberfläche von 81 mm^2, was einem Informationsgehalt von 250 Schreibmaschinenseiten entspricht.
Ein Chip mit 64 MBit ist weltweit in Planung.

Nachteile der Softwareschrittmacher waren bisher
- der weitaus höhere Stromverbrauch und
- die wesentlich größere Anfälligkeit gegenüber externen Störeinflüssen aufgrund des RAM-Speichers.

Durch die Verbesserung der Mikroprozessortechnik zeichnet sich hier ein Wandel ab.

Ein wesentlicher *Vorteil* der Softwareschrittmacher besteht darin, daß die dort verwandte Hardware als Basis für Schrittmacher mit unterschiedlichen Funktionen benutzt werden kann, abhängig von der Güte und „Intelligenz" der Steuerungseinheiten, der Mikroprozessoren, auch CPU („central processing unit") genannt. Damit wird vorstellbar, daß ein mikroprozessorgesteuerter Schrittmacher (z.B. „MUPP", Fa. Siemens, der sich in Entwicklung befindet) evtl. als Zweikammerschrittmacher mit Frequenzadaptation, als antitachykardes System oder sogar als Defibrillator einsetzbar sein wird. Weitere technische Fortschritte sind abzusehen.

VII. Programmierung der Schrittmacher

1. Programmierbarkeit

Wurde vor einigen Jahren die Möglichkeit, einzelne Parameter des Schrittmachers von außen nichtinvasiv zu verändern, von manchen Ärzten noch als unnötige Technologie abgetan, besteht heute kein begründeter Zweifel mehr an Nutzen und Notwendigkeit der Programmierbarkeit.
Das drückt sich auch in den deutlich zurückgehenden Zahlen der Implantationen von nicht programmierbaren Schrittmachern aus (Irnich u. Batz 1988). Während 1982 noch 44,3% der implantierten Schrittmachersysteme nicht programmierbar waren (22,7% nur in einem Parameter programmierbar), ging dieser Prozentsatz 1987 auf 6,3% zurück (8,1% nur in einem Parameter programmierbar). Der Prozentsatz der multiprogrammierbaren Schrittmacher (3 und mehr Parameter programmierbar) stieg dagegen von 33,0% (1982) auf 91,6% (1987) an.
Die Programmierbarkeit ist keine technische Spielerei, sondern bietet wichtige patientenindividuelle Vorteile, wie sie etwa bei einer Stoffwechselentgleisung augenfällig werden.

Ein Beispiel von vielen ist der beschriebene Fall (s. S. 73), bei dem sich 3 Tage lang sämtliche Sensitivitäts- und Reizschwellenwerte vollständig geändert hatten; die Patientin war permanent schrittmacherabhängig geworden, eine kurzzeitige Umprogrammierung war dringend notwendig.

Durch das Umprogrammieren für eine entsprechende Zeit kann Rhythmusstörungen (z. B. durch Erhöhung der Stimulationsfrequenz) und pathologischen Reizschwellenerhöhungen begegnet werden, ohne das Schrittmacheraggregat operativ auswechseln zu müssen.
Einen wesentlichen Vorteil bietet auch die postoperative Umprogrammierung der Energieabgabe gemäß der chronischen Reizschwelle (etwa 2–3 Monate nach Erst- oder Neuimplantation der Elektroden), womit sich die Lebensdauer der Schrittmacherbatterie erheblich verlängern läßt.
Eine gründliche Schrittmacherkontrolle mit Erfassung der Sicherheitsmarge bezüglich Reizschwelle und Wahrnehmungsschwelle ist praktisch nur durch temporäre Umprogrammierung möglich.
Abgesehen von diesen wichtigen Vorteilen und der erhöhten Sicherheit für den Patienten muß auch der Kostenfaktor bedacht werden. Stellt man die Reoperationsrate mit den Kosten für das neue Schrittmachersystem, Krankenhausaufenthalt, Operationsaufwand, evtl. Arbeitsausfall, Kosten für gegebenfalls eintretende Komplikationen in Rechnung,

ebenso die Verlängerung der Lebensdauer des multiprogrammierbaren Schrittmachers durch Reduzierung der Energieabgabe, so spricht die Kosten-Nutzen-Analyse für die Implantation eines multiprogrammierbaren Systems.

Wenn ein nicht programmierbarer Schrittmacher implantiert ist, neigt man dazu, dieses für den Patienten sicherlich nicht optimale System bis zum Erreichen der Austauschindikation zu belassen, um sowohl die Kosten als auch das erwähnte Risiko zu vermeiden. Allerdings können notfallmäßige medizinische Gründe zum operativen Eingreifen zwingen.

Problematisch ist sicher noch, daß jede Firma ihr eigenes Programmiergerät entwickelt hat und daß der die Kontrolle durchführende Arzt profunde Kenntnisse über das jeweilige Schrittmachermodell besitzen muß, um keine Fehldeutung bzw. Fehlprogrammierung zu verursachen.

Als weiteres Risiko der Programmierbarkeit wird immer wieder die *Phantomprogrammierung* erwähnt. Gemeint ist eine ungewollte spontane Programmierung (z. B. durch inadäquate Magnetfelder oder ein falsches Programmiergerät), die jedoch bei neueren Schrittmachermodellen mit kodierten Radiofrequenzen und gepulsten Magnetfeldern relativ selten geworden ist (aber immer noch vorkommt).

Insgesamt bringen die multiprogrammierbaren Systeme erhebliche Vorteile mit sich.

Aufgrund der oben angeführten Argumente sind nicht programmierbare Schrittmacher unserer Meinung nach heute nicht mehr als adäquat zu betrachten.

2. Durchführung der Programmierung

Die Programmierung der Schrittmacher wird durchgeführt, indem man den Programmierkopf des externen Programmiergerätes über das implantierte Schrittmacheraggregat auf die Haut des Patienten auflegt. Es ist auch möglich, die von der Herstellerfirma eingegebenen Standardwerte schon vor der Implantation - durch die sterile Verpackung hindurch - umzuprogrammieren. Mittels kodierter Magnetfelder oder Radiofrequenzen werden die Informationen vom Programmiergerät auf den Schrittmacher übertragen. Bei der (bidirektionalen) *Telemetrie* findet zusätzlich der umgekehrte Weg statt, also auch die Informationsübertragung vom Schrittmacheraggregat auf das externe Programmiergerät (Abb. 63) Zu beachten ist, daß elektromagnetische Interferenzen durch Nähe zu einem anderen Programmiergerät oder zu Hochspannungsgeräten auftreten können. Auch können sich beim Programmieren Probleme

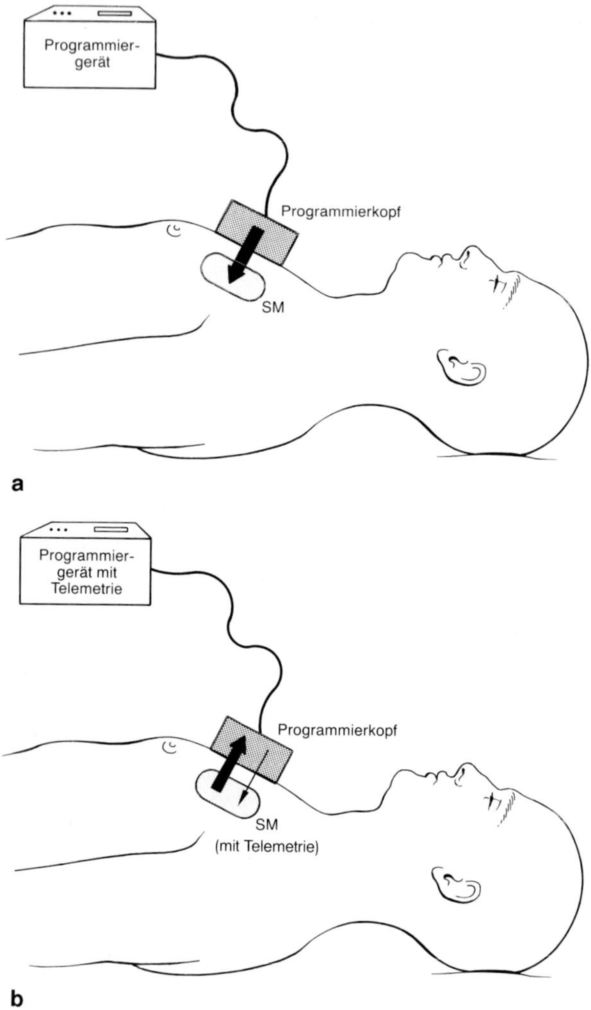

Abb. 63. a *Programmierung* mit Informationsübertragung vom Programmiergerät zum Schrittmacher.
b *Telemetrie* mit zusätzlicher Informationsübertragung vom Schrittmacher zum Programmiergerät (Abfragen)

ergeben, wenn der Patient auf einem Metalltisch (oder im Metallbett) liegt (z. B. auf dem Operationstisch).

3. Frequenz

a) Basisfrequenz

Programmiert werden kann die (Stimulations-) Basisfrequenz („basic rate“), was bedeutet, daß der Schrittmacher mit Stimulation einspringt, wenn die Eigenfrequenz des Herzens unter diese programmierte Frequenz absinkt (s. S. 85). Voraussetzung ist, daß es sich (üblicherweise) um einen Demandschrittmacher handelt und daß keine Hysterese (s. S. 100) einprogrammiert ist.

Bei einfachen VVI-Schrittmachern (also ohne AV-Koordination und ohne Frequenzadaptation) wählen wir meist die „festfrequente“ (s. S. 86) Basisfrequenz von *70* ipm, da sich diese Frequenz nach hämodynamischen Studien – statistisch gesehen – als günstig erwiesen hat. Allerdings kann es nötig sein, die Frequenz zu erhöhen, z. B. um ektope Schläge, also Extrasystolen zu unterdrücken („overdrive“), s. S. 56) oder um hämodynamischen Anforderungen gerecht zu werden, wie sie beim Myokardinfarkt oder bei bestimmten Stresszuständen erforderlich werden könnten.

Ebenso werden bei Kindern als Schrittmacherträger höhere Frequenzen benötigt.

Umgekehrt kann sich eine Erniedrigung der Stimulationsfrequenz als günstig erweisen, wenn z. B. zu oft Interferenzen mit dem Eigenrhythmus auftreten oder das Einfallen des Schrittmachers nur selten gebraucht wird (z. B. beim Karotissinussyndrom). Auch bei koronarer Herzerkrankung kann sich eine Frequenzreduktion gelegentlich als vorteilhaft herausstellen, da sich eine Frequenz hinsichtlich des myokardialen O_2-Verbrauchs zumindest zeitweise als zu hoch herausstellen und somit Angina-pectoris-Anfälle provozieren kann.

Zur Messung der Sensitivität bei Schrittmacherkontrollen sollte – zumindest temporär – die Möglichkeit gegeben sein, die Frequenz auf 40 ipm, besser noch 30 ipm umzustellen[39]. Dieselbe Voraussetzung erfordert die Untersuchung des zugrundeliegenden Eigenrhythmus. Einige Schrittma-

[39] Die Wahrnehmungsschwelle des Schrittmachers kann nur gemessen werden, wenn die Stimulations(demand)frequenz unter der Eigenfrequenz der zu messenden Kammer (Atrium oder Ventrikel) liegt.

chermodelle können die Stimulation vollständig – temporär oder permanent (Modus: „000“ oder „off“ bzw. „inhibit“) – unterdrücken.
Bei den Schrittmachern mit Anstieg der Stimulationsfrequenz oder AV-Koordination, d.h. den frequenzadaptiven oder den physiologischen Systemen, geben wir in der Regel einen Ausgangswert von *60* ipm ein. Dasselbe gilt auch für AAI-Schrittmacher, bei denen ja – als Voraussetzung – eine herzeigene AV-Überleitung vorliegen muß.
Generell kann man nicht oft genug betonen, wie wichtig es ist, die Basisfrequenz den *individuellen* Gegebenheiten anzupassen.

Es gibt auch Schrittmacher mit *“dynamischem Overdrive“* (Quintech DDD 931, Vitatron). Ist dieser Modus einprogrammiert, dann wird das Herz permanent stimuliert, und zwar mit einer Frequenz, die gerade über der Spontanfrequenz liegt. Mit dieser Betriebsart sollen ektope Schläge unterdrückt werden.
Bei demselben Schrittmacher ist auch die Programmierung eines *Flywheelmodus* möglich. Er gewährleistet die Beibehaltung der vorherrschenden Frequenz; ein plötzlicher Frequenzabfall bzw. ein plötzliches Aussetzen der Sinusknotentätigkeit (oder vereinzelter P-Wellen), wie es beim Sick-Sinus-Syndrom häufiger vorkommt, wird durch entsprechende Stimulation – mit der vorhergehenden Eigenfrequenz – aufgefangen.
Ferner läßt sich bei diesem Schrittmachertyp ein Abfall der Basisfrequenz für die Nacht einprogrammieren (*Nachtabsenkung*).

b) Magnetfrequenz

Die Magnetfrequenz gibt jene Stimulationsfrequenz an, die das jeweilige Schrittmachermodell annimmt, wenn ein Magnet über die Region des Schrittmacheraggregates gehalten wird. Die Stimulation erfolgt nahezu immer in einem asynchronen (starrfrequenten) Modus (*A00, V00, D00*). Sinkt die Magnetfrequenz ab, muß in vielen Fällen überprüft werden, ob der Schrittmacher die Austauschindikation erreicht hat. *Die Austauschindikation ist jedoch nicht immer mit einem Abfall der Magnetfrequenz verbunden* (z.B. beim Cosmos, Intermedics: kein Abfall der Magnetfrequenz bis zum Erreichen der Austauschindikation).
Bei den Schrittmachern AFP 283 und Genisis (Siemens-Pacesetter) läßt sich die Magnetbeeinflußung von außen durch Programmierung ausschalten, bei anderen, wie z.B. dem Symbios (Medtronic), kann diese temporär zu Überprüfungszwecken inhibiert werden.

c) Hysterese

Hysterese (von Griechisch ‘υστερειν = später kommen, zurückbleiben) bedeutet, daß die Eigenfrequenz des Herzens, bei welcher der Schrittma-

cher mit einer Stimulation einfällt (Interventionsfrequenz), langsamer ist als die Stimulationsfrequenz des Schrittmachers.
Wenn die Hysterese beispielsweise auf eine Frequenz von 50 min^{-1} programmiert ist, die Stimulationsfrequenz auf 70 ipm, dann wird der Schrittmacher nur einfallen, wenn die Eigenfrequenz des Herzens unter 50 min^{-1} abgefallen ist. Er stimuliert dann aber mit einer Frequenz von 70 ipm.
Die Eigenfrequenz muß danach den Wert von 70 min^{-1} übersteigen, um die Schrittmacherstimulation wieder zu unterdrücken.

Bei Schrittmachern mit *„Suchhysterese"*, z. B. dem Nova II (Intermedics), stimuliert der Schrittmacher nach Ablauf einer bestimmten Anzahl (z. B. 255) von Impulsen einmal mit der Hysteresefrequenz (im obigen Beispiel 50 min^{-1}), um danach zu „suchen", ob die Eigenfrequenz des Herzens wieder über 50 min^{-1} liegt. Ist die Eigenfrequenz über 50 min^{-1} angestiegen, wird die Stimulation inhibiert. Bei einer Eigenfrequenz unter 50 min^{-1} startet der Schrittmacher erneut seine Stimulation mit der programmierten Basisfrequenz (z. B. 70 ipm), wiederum für die obige Anzahl von Impulsen, um danach erneut eine kurze „Suchpause" einzulegen.

Das Auslöseintervall („escape interval") entspricht bei eingeschalteter Hysterese nicht dem Stimulationsintervall (automatischen Intervall), sondern ist länger (Abb. 64).
Die Anwendung der Hysterese ist nur bei Ventrikel- bzw. Einkammerschrittmachern sinnvoll. Sie wird noch gelegentlich bei Patienten eingesetzt, die nicht schrittmacherabhängig sind und bei denen eine Bradykardie bzw. eine Synkope nur äußerst selten (etwa beim Karotissinussyndrom) auftritt. Ziel der Hysterese ist es, einen Eigenrhythmus mit Vorhof-Kammer-Koordination möglichst lange zu erhalten und Energie

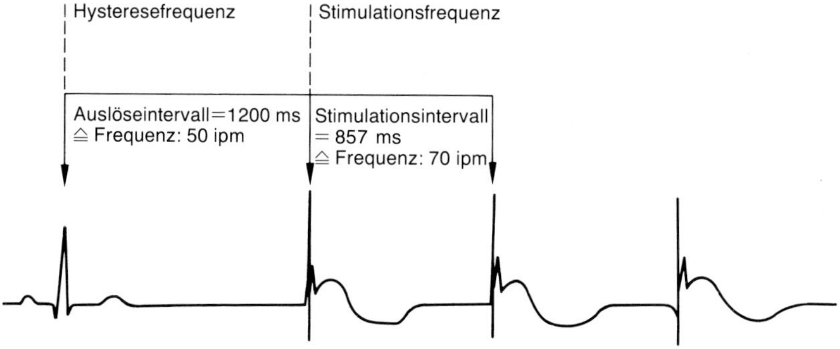

Abb. 64. Die Eigenfrequenz des Herzens unterschreitet die (in diesem Fallbeispiel einprogrammierte) Hysteresefrequenz von 50 min^{-1} – entsprechend einem Auslöseintervall von 1200 ms – darauf springt der Schrittmacher mit einer Stimulationsfrequenz von 70 ipm ein – entsprechend einem Stimulationsintervall von 857 ms

einzusparen. Bei Bedarf soll der Schrittmacher mit einer höheren Frequenz (als der Hysteresefrequenz), d. h. mit der Stimulationsfrequenz einspringen, um die fehlende Vorhof-Kammer-Koordination etwas auszugleichen und für eine bessere Hämodynamik zu sorgen.
Die Hysterese kann eine Vorhof-Kammer-Synchronisation nicht ersetzen, so daß man heute bei vorhandener Sinustätigkeit der Vorhof-Kammer-Koordination und damit in der Regel einem Zweikammersystem den Vorzug geben sollte. In der Vergangenheit wurden einige Schrittmacher irrtümlicherweise explantiert, nachdem eine einprogrammierte Hysterese als Fehlfunktion des Schrittmachers gedeutet worden war.

d) Obere Frequenzbegrenzung

Die obere Frequenzbegrenzung[40] (für physiologische Schrittmacher, üblicherweise heute im *DDD*-Modus) läßt sich ebenfalls programmieren. Sie gibt die schnellste Frequenz an, mit der die Ventrikelstimulation dem Vorhofeigenrhythmus folgen kann. Das bedeutet, daß die ventrikuläre Stimulationsfrequenz der Eigenvorhoffrequenz nur bis zu einem bestimmten, eingestellten Limit folgt. Es kommt danach, je nach Schrittmachertyp, zu einem Wenckebach- bzw. zu einem AV-Blockverhalten (2:1 oder höhergradig).

Fallbeispiel
Eine 35jährige Patientin mit AV-Block III. Grades und Implantation eines *DDD*-Schrittmachers klagte über Leistungsabfall beim Radfahren.
Bei der Schrittmacherkontrolle wurde ein Belastungs-EKG durchgeführt. Wir hatten die obere Frequenzbegrenzung auf 130 ipm programmiert. Unter Belastung kam es bei der Patientin zu einem Anstieg der Vorhofeigenfrequenz auf 135 min^{-1}. Aufgrund des Wenckebach-Verhalten des Schrittmachers (mit zunehmenden AV-Intervall und Stimulationsausfall, hier nach jeder 4. Vorhofaktion) trat bei der Patientin ein plötzlicher Leistungsknick auf. Nach Umprogrammierung der oberen Frequenzbegrenzung auf 150 ipm war die Patientin wieder voll leistungsfähig (Abb. 65 a, b).

Andere Schrittmacher (z. B. Cosmos, Intermedics) zeigen ein Fall-back-Verhalten: bei Erreichen des Frequenzlimits geht die ventrikuläre Stimulationsfrequenz schrittweise (bis auf einen programmierten Wert) zurück.
Die obere Frequenzbegrenzung (für DDD-Schrittmacher) kann zusätzlich durch die gesamte (totale) Vorhofrefraktärzeit (s. S. 108) limitiert wer-

[40] Synonym: maximale Synchronfrequenz, maximale ventrikuläre Synchronfrequenz, maximale „tracking rate“, maximale Vorhofsynchronfrequenz, obere Frequenzgrenze, obere Grenzfrequenz, oberes Frequenzlimit, „upper rate“, ventrikuläre Grenzfrequenz.

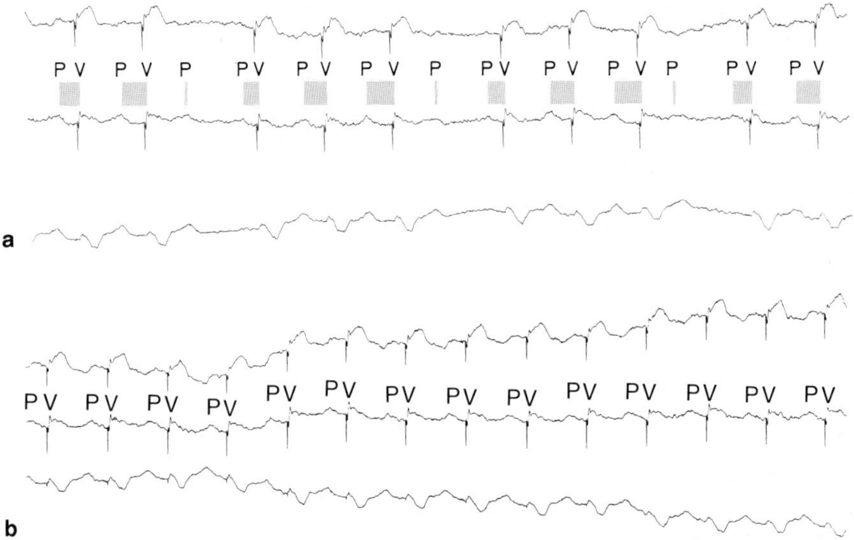

Abb. 65 a, b. Belastungs-EKG.
a Obere Frequenzbegrenzung 130 ipm. Die Vorhofeigenfrequenz der Patientin steigt auf 135 min^{-1} an, der Schrittmacher geht in ein Wenckebach-Verhalten (mit zunehmenden AV-Intervall und Ausfall des ventrikulären Stimulus, hier nach jeder 4. Vorhofaktion) über. Es kommt zum Abfall der ventrikulären Stimulationsfrequenz.
b Durch Umprogrammierung der oberen Frequenzbegrenzung auf 150 ipm konnten die Symptome behoben werden, die Vorhofeigenfrequenz steigt auf 145 min^{-1} an, die ventrikuläre Stimulationsfrequenz zieht mit. *P* P-Welle (Vorhofeigenaktion), *V* ventrikulärer Schrittmacherstimulus

den. In der Regel liegt die Programmiermöglichkeit der oberen Frequenzbegrenzung im Bereich zwischen 100 und 150 (bzw. 175) ipm.
Die obere Frequenzbegrenzung läßt sich auch bei den *frequenzadaptiven Einkammerschrittmachern* programmieren. Sie gibt damit an, wie schnell die frequenzadaptive Stimulation im Höchstfall werden kann. Die obere Frequenzbegrenzung muß sehr individuell nach Alter, Sportlichkeit, Belastbarkeit etc. eingestellt werden.
In neueren Schrittmachertypen bietet eine zusätzliche *Sicherheitsfrequenzbegrenzung* (die für jede Betriebsart gilt und nicht programmierbar ist) Schutz gegen das „Schrittmacherrasen", wie es früher gelegentlich auftrat. Diese sehr gefährliche Fehlfunktion war jeweils durch einen technischen Defekt des Schrittmacheraggregates verursacht worden und wird jetzt durch eine Sicherheitsbegrenzung der Maximalfrequenz auf ca. 130–190 ipm (je nach Schrittmachermodell verschieden) verhindert.

4. Energieabgabe

Die Energieabgabe wird über die Impulsamplitude und die Impulsdauer gesteuert (Reizschwelle und Energieabgabe s. S. 69, 71).
Die meist über die Spannungsamplitude (V) oder bei Cordis über die Stromamplitude (mA) gesteuerte *Impulsamplitude* und die *Impulsdauer* (ms) werden v.a. bei der Umstellung auf die chronische Reizschwelle (2–3 Monate nach Erstimplantation der Elektroden) umprogrammiert. Ob sich Impulsamplitude oder Impulsdauer in mehreren Stufen variieren lassen, hängt von den einzelnen Schrittmachermodellen ab. Da die Reizschwelle verschiedenen Einflüssen unterliegt, muß man bei der Programmierung einen Sicherheitsabstand zur Reizschwelle einhalten.
Nach Implantation können die von der Herstellerfirma vorgegebenen Standardwerte – mit relativ hoher Energieabgabe – hinsichtlich Impulsamplitude und Impulsdauer zumeist belassen werden. Nach Erreichen der chronischen Reizschwelle sollte etwa die 2- bis 3fache Stimulationsenergie der Reizschwelle als Sicherheitsmarge einprogrammiert werden. Ist der Patient permanent schrittmacherabhängig, wird man den Sicherheitsabstand zur Reizschwelle bei der *Ventrikel*stimulation im Zweifelsfalle eher höher ansetzen.
An dieser Stelle sei noch einmal daran erinnert, daß sich der Energieverbrauch mit der Impulsdauer linear und mit der Spannungsamplitude im Quadrat verändert.
Manchmal kann man auch gezwungen sein, die Energieabgabe nicht nur aus Gründen der Energieersparnis zu reduzieren, sondern auch zur Vermeidung der Mitstimulation von Skelett- oder Zwerchfellmuskulatur, die sich für den Patienten als sehr lästig erweisen kann. Besonders Elektroden, die in die laterale Wand des Vorhofs eingeschraubt sind, neigen dazu, den nahegelegenen N. phrenicus mitzureizen und damit Zwerchfellkontraktionen zu verursachen.
In der Praxis lassen sich nach Erreichen der chronischen Reizschwelle meist Werte von *2,5 V* Impulsamplitude und *0,3–0,5 ms* Impulsdauer[41] für Vorhof und Ventrikel einstellen.

---

[41] Das sind jene Werte der Impulsdauer (bei modernen Elektroden), die im Bereich der (Spannungs-) Chronaxie gelegen sind, in der die günstigste Einstellung liegt. Bei vielen Schrittmachermodellen muß auch der eingebaute Spannungsdoppler (von 2,5 V der Lithiumjodidbatterien auf 5 V) in die Berechnung miteinbezogen werden, der ebenfalls Energie verbraucht, so daß es günstiger sein kann, die Spannungsamplitude auf 2,5 V zu programmieren und nur die Impulsdauer zu variieren. Die Werte für die Impulsdauer bei der Stromchronaxie (Schrittmacher, bei denen sich die Stromstärkenamplitude programmieren läßt) liegen höher als bei der Spannungschronaxie.

Bei vielen neueren Schrittmachermodellen ist es möglich, einen *automatischen Reizschwellentest* („autothreshold") vorzunehmen, bei dem die Energieabgabe (Impulsamplitude und/oder Impulsdauer) automatisch stufenweise erniedrigt wird. Man beendet diesen Test (durch Knopfdruck oder Auslassen der entsprechenden Taste), wenn man im laufend mitgeschriebenen EKG einen Exitblock (Stimulationsverlust) bemerkt. Bei einigen Siemens-Schrittmachern kann eine „Variofunktion" programmiert werden. Wenn diese eingeschaltet ist, läuft bei jeder Magnetauflage über dem Schrittmacher der Reizschwellentest ab. Durch Abzählen der Impulse im EKG bis hin zum Stimulationsverlust läßt sich die Reizschwelle (Spannungsamplitude in Volt) errechnen.

5. Empfindlichkeit

Die Eingangsempfindlichkeit (Sensitivität) wurde bereits besprochen (s. S. 78). Für unipolare Systeme muß man fordern, daß im Vorhof als Mindestbereich 0,8–2,5 mV, im Ventrikel 2–4 mV eingestellt werden können. Wesentlich besser ist es, wenn – v.a. für Kontrollzwecke – höhere Werte programmierbar sind. Damit wird die Empfindlichkeit des Schrittmachers noch weiter *erniedrigt*. Somit läßt sich der Sicherheitsabstand zur Wahrnehmungsschwelle – und damit auch die benötigte Einstellung der Sensitivität – ziemlich genau ermitteln. Ziel der Programmierung ist es, sowohl ein Undersensing als auch ein Oversensing weitgehend auszuschließen.

Wir programmieren z. B. die Sensitivität im *Ventrikel* in der Regel auf *4 mV* (auch 5 mV, wenn eine Einstellung um 4 mV nicht möglich ist), da Untersuchungen (Irnich 1987) bei unipolaren Systemen gezeigt haben, daß bei einer solchen Programmierung Muskelinhibitionen – und damit Asystoliepausen bei permanent schrittmacherabhängigen Patienten – und exogene Störfeldbeeinflussungen weitgehend verhindert werden können (die chronischen R-Wellen-Werte liegen meist über 8–10 mV, so daß noch ein ausreichender Sicherheitsabstand vorhanden ist).

Beim AFP 283 oder Genisis (Siemens-Pacesetter) ist eine Einstellung der Sensitivitätswerte im Vorhof und Ventrikel stufenweise bis auf 14 mV möglich (beim Physios, der sich bei der Fa. Biotronik in Entwicklung befindet, im Ventrikel bis auf 12 mV), so daß der Sicherheitsabstand zur Wahrnehmungsschwelle besonders gut zu erkennen ist.

Im *Vorhof* stellen wir je nach P-Wellen-Potential meist Werte um *1,5–2 mV* ein. Bei dieser Einstellung soll beachtet werden, daß es unter Belastung bei bis zu 38% der Fälle zu Wahrnehmungsstörungen im Vorhof kommen kann; deshalb sollte die Wahrnehmungsschwelle im Vorhof nicht nur in Ruhe, sondern auch unter Belastung überprüft werden.

6. AV-Intervall

Das AV-Intervall[42] ist das elektronische Äquivalent zur physiologischen PQ-Zeit. Es ist die Zeitverzögerung zwischen einer wahrgenommenen oder stimulierten Vorhofaktion und dem ventrikulären Schrittmacherimpuls. Es läßt sich je nach Modell auf Werte von 50 ms bis 300 ms programmieren. Die optimale Einstellung des AV-Intervalls soll die zeitlich richtige Koordination von Vorhof- und Kammerkontraktion gewährleisten.

Das hämodynamisch günstigste AV-Intervall muß jedoch individuell gefunden werden. Es hängt von vielen Gegebenheiten ab, u.a. von der Frequenz und davon, ob eine natürliche Überleitung oder eine AV-sequentielle Stimulation stattfindet.
Die beste Hämodynamik (mit einem maximalen Herzzeitvolumen) zeigen AV-Intervalle von 100–150 ms. Bei der Suche nach dem optimalen AV-Intervall muß allerdings auch überlegt werden, ob ein langer Spike-P-Abstand vorliegt und ob man eine etwas längere AV-Überleitung in Kauf nehmen sollte, wenn sich dadurch eine ventrikuläre Stimulation vermeiden läßt. Der Vorteil wäre eine Energieeinsparung, aber auch ein physiologischer Kontraktionsablauf der Ventrikel. Bei der Stimulation (im rechten Ventrikel) wird ein linksschenkelblockartiger Kontraktionsablauf erzeugt mit verspäteter Depolarisation des linken Ventrikels. Durch die asynchrone Kontraktion der beiden Ventrikel kann es zur Verschlechterung des arteriellen Blutdrucks und der gesamten Hämodynamik kommen.

In der Regel wählen wir ein AV-Intervall um *150* ms, wenn nicht die oben erwähnten hämodynamischen Vorteile einer anderen Einstellung überwiegen.
Für eine *DDI*-Einstellung sollten immer AV-Intervalle von *150 ms (oder darunter)* verwendet werden, außerdem eine möglichst kurze Blankingzeit (s.S. 110), um den Einfall des ventrikulären Stimulus in die vulnerable Phase zu vermeiden.

AV-Korrektur
Bei mehreren Schrittmachern besteht die Möglichkeit, eine AV-Korrektur zu programmieren[43]. Bei entsprechender Einstellung ist das AV-Intervall kürzer nach einer Eigenvorhofaktion und länger nach einer stimulierten Vorhofaktion (Abb. 66). Damit kann auch einem langen Spike-P-Abstand Rechnung getragen werden (s.S. 39).

---

[42] Synonym: AV-Delay, AV-Verzögerung bzw. -Verzögerungszeit, AV-Zeit.
[43] Zum Beispiel Quintech DDD, Vitatron; Diplos und Physios, Biotronik; Cosmos, Intermedics.

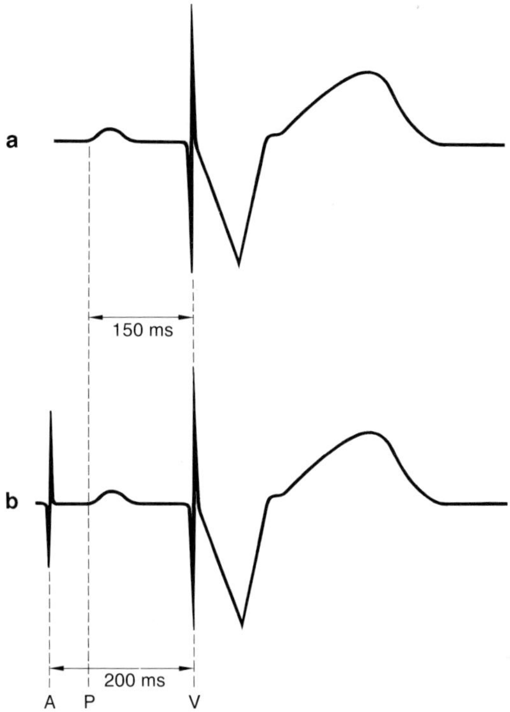

Abb. 66 a, b. Das AV-Intervall ist die Zeitverzögerung zwischen einer wahrgenommenen oder stimulierten Vorhofaktion und dem ventrikulären Impuls (vgl. S. 12). Die AV-Korrektur berücksichtigt den Stimulus-P-Abstand (vgl. Abb. 28). Sie unterscheidet zwischen einer wahrgenommenen Vorhofeigenaktion (PV-Intervall) und einer stimulierten Vorhofaktion (AV-Intervall). *A* atrialer Schrittmacherstimulus, *P* P-Welle (stimulierte P-Welle und Vorhofeigenaktion), *V* ventrikulärer Schrittmacherstimulus

Es gibt auch die Möglichkeit einer automatischen Verkürzung des AV-Intervalls bei Zunahme der Vorhoffrequenz, welche die physiologische PQ-Zeit-Verkürzung (bei höheren Frequenzen) nachahmt.

7. Refraktärzeit und Blankingzeit

Die Refraktärzeit („refractory period") ist das Intervall nach Stimulation oder Detektion (einer Eigenaktion), innerhalb dessen der – inhibierte und/oder getriggerte – Schrittmacher nicht auf entsprechende Signale reagiert, in dem also keine Wahrnehmung der Herzsignale erfolgt.

Bei der Refraktärzeit der Schrittmacher verhält es sich ähnlich wie bei den Refraktärphasen des Reizleitungssystems (s. S. 13), nur kann die Refraktärzeit der meisten vorhofbeteiligenden (Vorhof- und Zweikammer-) Schrittmacher durch Programmierung verändert werden. Die natürliche Refraktärzeit der Herzstrukturen ist frequenzabhängig, sie verkürzt sich mit Zunahme der Frequenz.
Die Refraktärzeit hat den Sinn, die fälschliche Inhibierung des Schrittmachers zu vermeiden, z. B. beim „Far-field-Sensing" (s. S. 82). Man unterscheidet die *ventrikuläre* und die *atriale Refraktärzeit.*
Die *ventrikuläre* Refraktärzeit (über den ventrikulären Kanal des Schrittmachers und die ventrikuläre Elektrode gemessen) wird meist auf Werte im Bereich von *300–350 ms* programmiert, da sie damit in etwa der Refraktärzeit der physiologischen Ventrikeldepolarisation entspricht.

Der Begriff der atrialen Refraktärzeit (über den atrialen Kanal des Schrittmachers und die atriale Elektrode gemessen) wird von den Firmen bei ihren Modellen unterschiedlich angegeben. Die meisten Firmen verwenden die *(postventrikuläre) atriale Refraktärzeit,* einzelne (z. B. Biotronik) die *totale atriale Refraktärzeit.* Die totale atriale Refraktärzeit beginnt nach dem atrialen Stimulus und stellt die Summe aus AV-Intervall und postventrikulärer atrialer Refraktärzeit (Abb. 67 a, b) dar.
Das Meßintervall beginnt für die ventrikuläre Refraktärzeit und die (postventrikuläre) atriale Refraktärzeit zum selben Zeitpunkt, nämlich bei Einsetzen des ventrikulären Stimulus (oder des ventrikulären Ereignisses). Allerdings sind die jeweiligen Kanäle des Schrittmachers (atrial oder ventrikulär) bezüglich des Refraktärverhaltens eigenständig, ihre Refraktärzeiten sind bei einigen Modellen getrennt programmierbar.
Die atriale Elektrode ist sowohl für das AV-Intervall als auch für die (postventrikuläre) atriale Refraktärzeit unempfindlich geschaltet, unabhängig davon, ob die *totale* atriale Refraktärzeit oder die *postventrikuläre* atriale Refraktärzeit angegeben wird.

Die *totale atriale Refraktärzeit* bestimmt die *obere Frequenzbegrenzung.* So ergibt sich z. B. bei einem programmierten langen AV-Intervall von 250 ms und einer langen (postventrikulären) atrialen Refraktärzeit von 350 ms ein Summationsintervall von 600 ms (totale atriale Refraktärzeit), was einer Frequenz von 100 ipm entspricht und somit auch die obere Frequenzbegrenzung auf 100 ipm festsetzt.
Wichtig ist die Refraktärzeiteinstellung v. a. bei Feststellung einer *retrograden Leitung.* Bei implantierten DDD-Schrittmachern fällt dieses Phänomen oft nur bei ventrikulären Extrasystolen auf. Der Abstand des QRS-Komplexes zur nachfolgenden retrograden P-Welle sollte abgemessen, die atriale Refraktärzeit mit einem Sicherheitsbereich darüber hinaus verlängert werden. Damit lassen sich schrittmachervermittelte Tachykardien vermeiden.

Im Falle des aufgezeigten Beispiels (s. Abb. 62 a, S. 93) konnte die retrograde Leitung (Abstand ventrikulärer Spike zur nachfolgenden P-Welle) mittels Marker-EKG auf 226 ms festgelegt werden. Die atriale (postventrikuläre) Refraktärzeit wurde auf

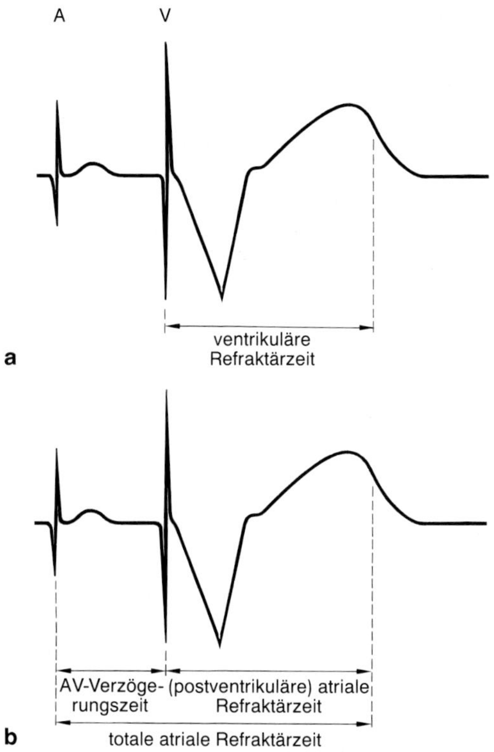

Abb. 67. a Ventrikuläre Refraktärzeit (über den ventrikulären Schrittmacherkanal gemessen), **b** totale atriale Refraktärzeit = AV-Intervall + (postventrikuläre) atriale Refraktärzeit (über den atrialen Schrittmacherkanal gemessen). *A* atrialer Schrittmacherstimulus, *V* ventrikulärer Schrittmacherstimulus

325 ms programmiert. Da aber auch die retrograde Leitung beim selben Patienten zeitlich variieren kann, traten auch bei diesem Patienten noch vereinzelt schrittmachervermittelte Tachykardien auf. Erst nach weiterer Verlängerung der atrialen Refraktärzeit auf 400 ms konnten diese Tachykardien vollständig unterdrückt werden. Allerdings mußte dann eine Einschränkung der oberen Frequenzbegrenzung in Kauf genommen werden (totale atriale Refraktärzeit = 400 ms + 150 ms AV-Intervall = *550 ms*. 550 ms entspricht einer oberen Frequenzbegrenzung von 109 ipm).

Mehrere moderne Schrittmachersysteme haben hier das Risiko reduziert durch eine *automatisch verlängerte Refraktärzeit bei Wahrnehmung einer VES* (z. B. Symbios oder DDX-Modus bei Genisis).

Blankingzeit

Die Blankingzeit („blanking period“, Ausblendzeit) ist der kurze Zeitraum, in dem die ventrikuläre Wahrnehmung nach Abgabe eines Vorhofimpulses ausgeschaltet bleibt. Sinn der Blankingzeit ist es, daß die *Nachpotentiale des Vorhofstimulus* vom Schrittmacher nicht über die Ventrikelelektrode aufgenommen und irrtümlicherweise für *ventrikuläre Eigensignale* gehalten werden. Somit wird bei *zu kurzer* Blankingzeit der Vorhofstimulus - bzw. seine Nachpotentiale - im Ventrikel (über die Ventrikelelektrode) noch wahrgenommen und fälschlicherweise für eine R-Welle gehalten, was zu einem *“cross talk“* („Kreuzkoppelung“, auch physikalischer AV-cross talk genannt) führt.

Beim „cross talk“ kann es zu einer längerdauernden Asystolie kommen, wenn der Patient über keine ventrikulären Eigenaktionen bzw. über keine AV-Überleitung verfügt. Die ventrikuläre Stimulation durch den Schrittmacher wird dabei inhibiert und fällt somit aus.
Der „cross talk“ ist praktisch nur im unten erklärten „noncommitted“ Modus möglich.

Bei zu *langer* Blankingzeit könnte eine R-Welle (ventrikuläres Eigensignal) übersehen werden, was zu einer ventrikulären Stimulation des Schrittmachers in die vulnerable Phase führen könnte.

3 grundlegende Stimulationsprinzipien während des AV-Intervalls können beschrieben werden:

1. *„Committed“ Modus*:
Beim „committed“ Modus („festgelegten“, „zwangsläufigen“ Modus) erfolgt nach einer Vorhofaktion auf jeden Fall eine ventrikuläre Stimulation ohne Rücksicht auf Eigensignale (also R-Wellen).

2. *„Non committed“ Modus*:
Beim „non committed“ Modus ist nach Ablauf der Blankingzeit der ventrikuläre Eingangsverstärker detektionsbereit. Nimmt er ein Signal wahr, wird die Abgabe des ventrikulären Impulses unterdrückt.

3. *„Semi-committed“ Modus*:
Im „semi-committed“ Modus erfolgt nach einer Vorhofaktion im Anschluß an die Blankingzeit zunächst ein „nichtphysiologisches AV-Intervall“, in dem die Wahrnehmung eines Signals über die Ventrikelsonde die Abgabe eines Ventrikelstimulus am Ende dieses Intervalls bewirkt. Es kommt zum sog. *“safety window pacing“* (Abb. 68). Es soll damit bewirkt werden, daß weder ein ventrikulärer Stimulus ganz ausfällt noch dieser in die vulnerable Phase einer Ventrikeleigenaktion einfallen kann.

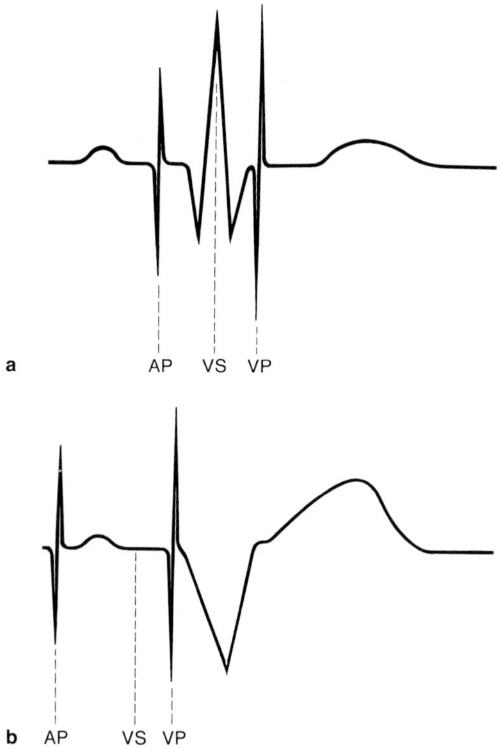

Abb. 68. a „Safety window pacing“: Wegen einer Wahrnehmungsstörung im Vorhof kommt es zu einem atrialen Stimulus. Der spontan auftretende Eigen-QRS-Komplex fällt in das „nichtphysiologische AV-Intervall“. Der Schrittmacher gibt sicherheitshalber einen ventrikulären Stimulus ab, der wegen der Kürze des Abstands (110 ms) nicht in die vulnerable Phase fallen kann.
b In diesem Falle wird ein Nachpotential des Vorhofstimulus vom Schrittmacher als R-Welle (VS) verkannt. Durch das „safety window pacing“ sichert er trotzdem eine ventrikuläre Kontraktion (VP). *AP* „atrial pacing“, atrialer Schrittmacherstimulus, *VP* „ventricular pacing“, ventrikulärer Schrittmacherstimulus, *VS* „ventricular sensing“ (Ventrikeleigenaktion, R-Welle)

8. Elektrodenkonfiguration (unipolar/bipolar)

Wünschenswert ist auch die Programmierung der Polarität der Elektroden, bipolar zu unipolar und umgekehrt. Voraussetzung dafür sind entsprechende Schrittmachermodelle und die Implantation von bipolaren Elektroden.
Aus den oben erwähnten Gründen ist es günstig, wenn die bipolare Wahrnehmung mit unipolarer Stimulation verbunden werden kann (z. B. „adaptive sensing" bei den Zweikammerschrittmachern Delta-T und Paragon[44]).
Auch bei Defekten von bipolaren Elektroden - sie lassen sich nicht vollständig als bipolare Elektroden reparieren - könnte durch Umprogrammierung auf unipolar die Explantation des Systems vermieden werden.
Außerdem läßt sich bei bipolaren Schrittmachersystemen durch (temporäre) Umprogrammierung auf unipolar eine bessere EKG-Auswertung durchführen (s. S 27).
Abschließend muß noch einmal betont werden, daß die Programmierbarkeit von Schrittmachern keine technische Spielerei darstellt, sondern entscheidende patientenindividuelle Vorteile bietet.

---

[44] CPI und Siemens-Pacesetter.

VIII. Telemetrie (Abfragen des Schrittmachers)

Die Telemetrie (*C* = „*c*ommunication"), die ebenfalls nicht als technischer Selbstzweck abgetan werden darf, ist eine sehr wichtige Zusatzfunktion der multiprogrammierbaren Schrittmacher. Während der elektromagnetische Weg bei der Programmierung vom Programmiergerät zum Schrittmacheraggregat verläuft, verwendet die (bidirektionale) Telemetrie die gegenseitige Kommunikation. Das Schrittmacheraggregat wird abgefragt, so daß jetzt – im Gegensatz zur Programmierung – der umgekehrte elektromagnetische Weg vom Schrittmacheraggregat zum Programmiergerät verwendet wird (s. S. 98).
Die Telemetrie soll einige wichtige Fragen beantworten. *Welche* Fragen sie beantworten kann, hängt vom jeweiligen Schrittmachermodell ab. Bei manchen Modellen ist es möglich, die Seriennummer abzufragen, um so Verwechslungen auszuschließen (Abb. 69). Wichtig ist es, die eingestellten Schrittmacherparameter zu kennen. Als erstes stellt sich die Frage:

1. Wie ist der Schrittmacher programmiert?

Man sollte wissen, wie der Schrittmacher in der letzten Zeit eingestellt war, besonders auch mit Blick auf das subjektive Wohlbefinden des Patienten. Nicht immer hat der Patient seinen Schrittmacherausweis bei sich, überdies sind die Eintragungsmöglichkeiten in den üblichen Schrittmacherausweisen oft dürftig. Bei frequenzadaptiven Systemen sollte die Einstellung des Algorithmus (s. S. 49 und „Schrittmacherlexikon") abgefragt werden können, da eine optimale Neueinstellung oft sehr zeitaufwendig und mühsam sein kann. Ebenso können sich Fragen hinsichtlich der Energieabgabe und der Wahrnehmungsschwelle ergeben, z. B. ob unter den eingestellten Werten gelegentlich Muskel- oder Zwerchfellkontraktionen oder Synkopen aufgetreten sind.
Nach Programmierung des Schrittmachers ergibt sich die nächste Frage:

2. Hat der Schrittmacher die Programmierung angenommen?

Während eine Änderung der Stimulationsfrequenz im EKG registriert werden kann, läßt sich eine Umprogrammierung u. a. der Empfindlichkeit oder der Energieabgabe in der Regel nicht erkennen[45].

---

[45] Bei einigen Schrittmachern der Firma Cordis ist die Stromabgabe (z. B. 6 mA) mit der Impulsdauer gekoppelt (also in diesem Falle 0,6 ms), so daß über die Messung der Impulsdauer mittels sog. „Minikliniken" (kleine Meßapparate) auf die Stromabgabe zurückgeschlossen werden konnte.

PACESETTER SYSTEMS INC.
Version 2.2a - 3057

DATE: MAR 11, 1988 4:41 PM

GENESIS ™ MODEL: 285 SERIAL: 16636

PATIENT: ....

PHYSICIAN: ....

.... PROGRAMMED PARAMETERS ....

MODE .... DDD
RATE .... 60 PPM

VENTRICULAR CHANNEL:
REFRACTORY .... 250 MSEC
PULSE WIDTH .... 0.6 MSEC
PULSE AMPLITUDE .... 2.0 VOLTS
SENSITIVITY .... 4.0 MVOLT

ATRIAL CHANNEL:
REFRACTORY .... 250 MSEC
PULSE WIDTH .... 0.6 MSEC
PULSE AMPLITUDE .... 2.5 VOLTS
SENSITIVITY .... 2.0 MVOLT

AV INTERVAL .... 140 MSEC

MAX. TRACK RATE .... 150 PPM

BLANKING PERIOD .... 38 MSEC

MAGNET: OFF

.... MEASURED DATA ....

PACEMAKER RATE .... 59.8 PPM

MAGNET RATE .... 69.0 PPM

CHANNEL MEASUREMENTS:

	VENTRICLE	ATRIUM	
PULSE VOLTAGE	1.9	2.0	VOLTS
PULSE CURRENT	3.6	4.5	MAMPS
PULSE ENERGY	5	1	μJOULES
PULSE CHARGE	3	0	μCOULOMBS
LEAD IMPEDANCE	528	444	OHMS

BATTERY DATA: (W.G.8077 - NOM.1.8 AHR)
IMPEDANCE .... 1.0 KOHMS
VOLTAGE .... 2.77 VOLTS
CURRENT .... 9 μAMPS

.... TEST RESULTS ....

R-WAVE AMPLITUDE: >11 MVOLTS
SAFETY MARGIN: > 2:1

VENTRICULAR CAPTURE THRESHOLD: <.9 VOLTS
AT 0.6 MSEC PULSE WIDTH
SAFETY MARGIN: > 2:1

P-WAVE AMPLITUDE: 4.0 MVOLTS
SAFETY MARGIN: 2.0:1

ATRIAL CAPTURE THRESHOLD: 1.0 VOLTS
AT 0.6 MSEC PULSE WIDTH
SAFETY MARGIN: 2.5:1

Abb. 69

◁ **Abb. 69.** Vollständiger Telemetrieausdruck vom Schrittmachermodell Genisis mit Seriennummmer nach Abschluß einer Schrittmacherkontrolle. Es werden automatisch die zuletzt gefundenen Werte der Reiz- und Wahrnehmungsschwelle in Vorhof und Ventrikel mitausgedruckt, sowie deren Sicherheitsmarge im Verhältnis zu den programmierten Werten (SAFETY MARGIN).
R-WAVE AMPLITUDE Wahrnehmungsschwelle im Ventrikel,
VENTRICULAR CAPTURE THRESHOLD Reizschwelle im Ventrikel,
P-WAVE AMPLITUDE Wahrnehmungsschwelle im Vorhof,
ATRIAL CAPTURE THRESHOLD Reizschwelle im Vorhof

Durch die (bidirektionale) Telemetrie wird die Sicherheit im Umgang mit der Schrittmacherprogrammierung wesentlich erhöht.
Die Telemetrie kann auch Daten der sog. *„Echtzeitmessung"* erbringen, z. B. *gemessene* Stimulationsfrequenz, Magnetfrequenz, Impulsdauer, Impulsamplitude, und sie beantwortet außerdem die nächsten 3 Fragen:

3. Ist der Elektrodenwiderstand im Sollbereich?

Die Kenntnis des Elektrodenwiderstandes kann – insbesondere bei Verdacht auf Elektrodenbruch – hilfreich sein. Normale Werte moderner Elektroden liegen etwa im Bereich von 300–1000 Ω. Werte über 1500 Ω erhärten den Verdacht auf Elektrodenbruch. Auch bei Myokardnekrosen, die den Bereich der Elektrodenspitze betreffen, treten erhöhte Werte (über 1000 Ω) auf (s. S. 156).

4. Wie ist der Batteriezustand (Austauschkriterien)?

Bei vielen modernen Systemen ist eine telemetrische Bestimmung des Batteriezustandes möglich, d. h. die *Batterieimpedanz* (Innenwiderstand) und die *Batteriespannung* werden gemessen zur Bestimmung der Austauschkriterien oder zur Prognose der geschätzten, noch zu erwartenden Lebensdauer des Schrittmachers.
Die *Batterieimpedanz* beträgt bei neuen Modellen unter 1 kΩ. Sie steigt bis zum Erreichen der Austauschkriterien an (bei Pacesettermodellen z. B. auf 30 kΩ bei Erreichen der Austauschkriterien).
Nicht verwechselt werden sollte die in der Regel programmierbare Spannungsamplitude (Abgabe der Spannung, z. B. 5 V oder 8 V etc.) mit der *Batterieeigenspannung* des Schrittmacheraggregates, die bei Lithiumbatterien anfangs etwa 2,8 V, bei Erreichen des Austauschkriteriums unter 2,3 V beträgt.

5. Wie ist der Energieverbrauch?

Bei manchen Modellen kann auch der Batteriestrom gemessen werden. Die Energiemenge, die das Schrittmachersystem abgibt, wird angegeben in Mikrojoule (μJ), der Batteriestrom in Mikroampere (μA). Der Verbrauch ist abhängig von der programmierten Impulsamplitude und Impulsdauer des Schrittmacheraggregates sowie dem Gesamtwiderstand von Schrittmachersystem und anliegendem Gewebe. Wenn der angegebene Stromverbrauch bei den verschiedenen Modellen auch nicht genau miteinander verglichen werden kann, so ergeben sich doch gute Anhaltspunkte für die Energieeinsparung bei der jeweiligen Programmierung. Zusätzliche wertvolle Informationen können sich aus den im folgenden aufgeführten telemetrischen Daten ergeben:

6. Was erkennt der Schrittmacher intrakardial (retrograde Leitung)?

Einige Schrittmacher übertragen intrakardiale Signale. Es ergibt sich ein intrakardiales EKG (Abb. 70a) oder ein Oberflächen-EKG mit intrakardialer Markeraufzeichnung (Abb. 70b).
Solche Möglichkeiten erleichtern die Analyse eines DDD-Schrittmacher-EKGs erheblich oder machen sie überhaupt erst möglich. Auch das VP-Intervall (Abstand ventrikulärer Spike zur nachfolgenden P-Welle) bei der retrograden Leitung kann somit abgemessen und eine entsprechende atriale Refraktärzeit programmiert werden.

7. Welche Ereignisse sind in der Zwischenzeit abgelaufen (Holter-Funktion)?

Eine Weiterentwicklung ist auch die Integration einer Holter-Funktion, die wie ein Speicher im Schrittmacheraggregat die Zahl der Arrhythmien bzw. Extrasystolen und Tachykardien quantitativ bis zur nächsten Kontrolle festhält[46]. Damit können z.B. im Cosmos bis zu 16,8 Mio. Ereignisse für jede spezielle Aktion (also Extrasystolen, Tachykardien usw.) gespeichert werden. Im Vergleich dazu speichert ein herkömmliches Langzeit-EKG über 24 h etwa 100000 Ereignisse (allerdings läßt sich beim Langzeit-EKG eine qualitative – und nicht nur quantitative Analyse – durchführen.

---

[46] Verwirklicht v. a. in den Softwareschrittmachern Cosmos, Nova II (Intermedics), Quintech 931 (Vitatron).

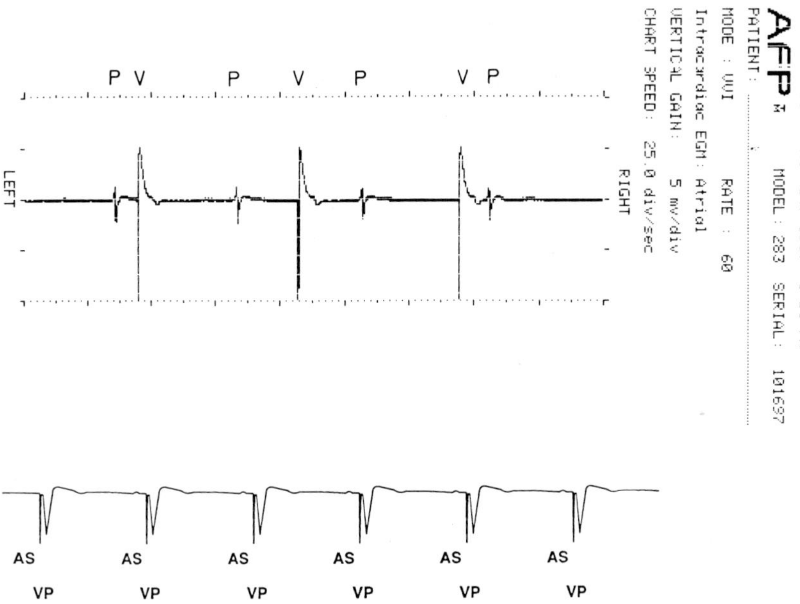

a

DDD, SM-Modell: Symbios 7005
b Oberflächen-EKG mit intrakardialer Markeraufzeichnung

Abb. 70. a Beispiel für ein intraatriales EKG. Unter VVI-Stimulation wird über die atriale Elektrode ein intraatriales EKG abgeleitet. Die großen Amplituden stellen den ventrikulären Stimulus (im Voltbereich) dar, der auch noch im Vorhof wahrgenommen wird, die kleineren Ausschläge geben die natürlichen P-Wellen des Vorhofs wider (im mV-Bereich). Aus diesem EKG läßt sich erkennen, daß zu diesem Zeitpunkt keine retrograde Leitung vorliegt, da das ventrikuloatriale Intervall (Ventrikulärer Stimulus – P) ständig variiert. *P* Vorhofeigenaktion, P-Welle, *V* Ventrikulärer Stimulus.
b Oberflächen-EKG mit intrakardialer Markeraufzeichnung. *AS* „atrial sensing" (Vorhofeigenaktion, P-Welle). *VP* „ventricular pacing" (ventrikulärer Stimulus)

Die Holter-Funktion kann bei der Erfolgskontrolle der Schrittmachereinstellung – besonders bei antitachykarden Schrittmachern (s. Fallbeispiel S. 63) und der Antiarrhythmikatherapie eine wesentliche Rolle spielen.

8. Abfragen über Telefon?

Die *Telefontelemetrie*, also die transtelefonische Überwachung hat in Mitteleuropa kaum eine Bedeutung. In Ländern mit weiten Entfernungen zum nächsten Schrittmacherkontrollzentrum kann diese Möglichkeit dagegen von Nutzen sein. Kontrolliert werden hier meistens die Frequenz und die Impulsdauer über Telefon (zum Erkennen der Austauschkriterien). Auch Softwarekorrekturen von Schrittmachern durch die Herstellerfirma über Telefon wurden beschrieben (Zegelman u. Kreuzer 1985).

IX. Austauschindikation

Die Austauschkriterien variieren bei den einzelnen Schrittmachermodellen oft erheblich. Um die Austauschkriterien zu beurteilen, muß man die jeweiligen Modelle genau kennen.
Während früher oft ein bestimmter Abfall der Stimulationsfrequenz das Batterieversagen ankündigte, ist heute die Vielfalt der Kriterien relativ groß. Bei einigen Modellen tritt keinerlei Frequenzabfall bei drohender Batterieerschöpfung auf.

1. Empfohlenes Austauschkriterium

Meist wird bei den Schrittmacherbeschreibungen ein empfohlener Austauschzeitpunkt (RRT, „recommended replacement time", „imminent elective replacement time", 1.Austauschkriterium) angegeben (z.B. bei Abfall der Magnetfrequenz, Anstieg der Impulsdauer auf einen bestimmten Wert, telemetrisch gemessenem (Batterie-)Spannungsabfall bzw. Anstieg der Batterieimpedanz u.a.).
Danach besteht noch eine gewisse Zeit von oft 3-6 Monaten - je nach Energieverbrauch kann sie auch kürzer sein - bevor das vollständige Funktionsende des Schrittmachers (*„EOL, e*nd *o*f *l*ife"; *„EOS, e*nd *o*f *s*ervice"; totale Batterieerschöpfung) eintritt.

2. Dringendes Austauschkriterium

Nur bei *manchen* Schrittmachern wird zusätzlich ein dringendes Austauschkriterium (2.Austauschkriterium) genannt, das angibt, wann die totale Batterieerschöpfung kurz bevorsteht. Durch spontanes Umschalten des Schrittmachers (bei Erreichen dieses Austauschkriteriums) auf eine andere Betriebsart - z.B. von DDD auf VVI - kann sich die Lithiumbatterie evtl. kurzzeitig wieder etwas erholen. Ein Schrittmacheraustausch ist dringend indiziert.
In die Sicherheitsüberlegungen hinsichtlich des Austauschzeitpunktes sollten auch weitere Faktoren miteinbezogen werden, wie z.B. der Grad der Abhängigkeit des Patienten vom Schrittmacher.

3. Unterschied zum Sicherheitsmodus

Bei vielen Schrittmachern gibt es einen Sicherheitsmodus, d.h., der Schrittmacher schaltet bei äußeren Einflüssen (z.B. starken elektromagnetischen Feldern, Defibrillation oder ähmlichem) spontan auf einen „Sicherheitsmodus" um. Dieses Störverhalten äußert sich bei den einzelnen Schrittmachertypen vollständig unterschiedlich. Bei einigen Modellen ähnelt der Sicherheitsmodus dem Austauschkriterium.

Beispiel:
Wenn beim Symbios 7005 das 2.(dringende) Austauschkriterium erreicht ist, schaltet er auf den VVI-Modus um und zusätzlich auf die Basisfrequenz *65* ipm (65 ipm ist eine Frequenz, die bei diesem Typ nicht programmiert werden kann, nur 50, 60, 70 ipm usw.). Er läßt sich dann nicht mehr umprogrammieren.
Die Umschaltung auf den VVI-Modus und die Frequenz *65* ipm, die gleichzeitig den *Sicherheitsmodus* darstellt, kann aber auch durch äußere Einflüsse (elektromagnetische Störfelder) verursacht sein. Der Unterschied zum Austauschkriterium kann jedoch u.a. daran ersehen werden, daß sich bei Störverhalten eine feste Impulsdauer (von 0,5 ms) einschaltet, während sich beim Austauschkriterium die Impulsdauer deutlich verlängert hat. Außerdem läßt sich beim Störverhalten der Schrittmacher wieder umprogrammieren (im Gegensatz zum Austauschkriterium).

Aus dem Obengesagten und aus Abb. 71 wird ersichtlich, daß dringend eine *Vereinheitlichung* der Programmiergeräte, der Austauschkriterien und des Störverhaltens auf internationaler Ebene angestrebt werden sollte, um den Umgang mit Schrittmachern und ihren Programmiermöglichkeiten unkomplizierter und sicherer zu machen.

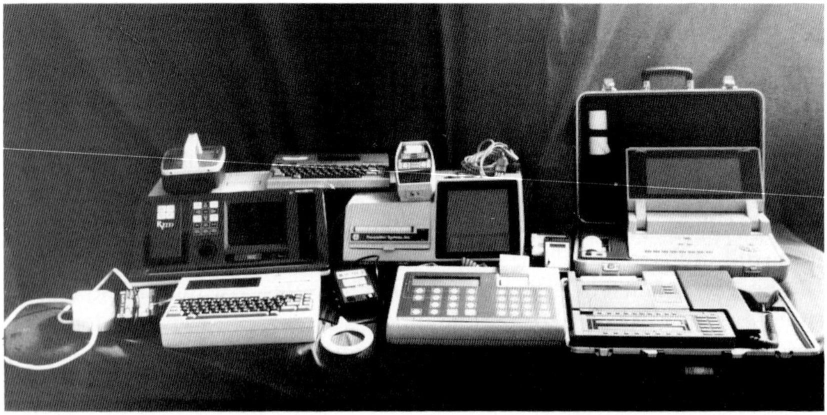

Abb. 71. „Programmiergerätepark". Um die Menge der Schrittmachertypen von verschiedenen Herstellern kontrollieren und umprogrammieren zu können, ist zur Zeit noch eine Vielzahl von Programmiergeräten nötig

B. Indikationen und Schrittmacherauswahl

Die Indikation zur Schrittmacherimplantation sollte exakt und streng gestellt werden, da eine nicht gerechtfertigte Indikation oder falsche Schrittmacherauswahl für den Patienten erhebliche Nachteile nach sich ziehen kann (s. S. 34: Pacemakersyndrom), die Methode in Mißkredit bringt und obendrein die heftig diskutierte Finanzierung unseres Gesundheitswesens unnötig belastet. Auch wird man im Einzelfall (zusammen mit dem Patienten, den Angehörigen und - nicht zuletzt - dem Hausarzt) erwägen müssen, ob durch die Schrittmachertherapie ein unheilbares und unerträgliches Leiden nicht noch hinausgezögert wird.
Wenn man sich jedoch aufgrund der Indikation zur Implantation entschlossen hat, dann besteht auch eine gewisse Verpflichtung, das *optimale* Schrittmachersystem individuell auszuwählen. Hohes Alter oder Begleitkrankheiten stellen von sich aus keine Kontraindikationen für ein optimales Schrittmachersystem dar: Gerade einem älteren Menschen kann durch die Verbesserung der Hämodynamik entscheidend geholfen werden, z. B. die Treppen zu seiner Wohnung wieder zu bewältigen, mobiler zu werden und sich evtl. selbst zu versorgen.
Hauptziel der Schrittmachertherapie ist es, kardiale und zerebrale Symptome, die durch Herzrhythmusstörungen ausgelöst sind, zu verhindern oder wenigstens zu reduzieren.
Für die Indikationsstellung und Schrittmacherauswahl sind Anamnese und zumindest ein Teil der aufgeführten Voruntersuchungen nötig:

- Anamnese,
- körperlicher Untersuchungsbefund,
- Ruhe-EKG,
- Labor,
- Röntgenthorax,
- Langzeit-EKG,
- Belastungs-EKG,
- Atropintest,
- Karotissinustest,
- invasive Untersuchungen.

I. Anamnese und Voruntersuchungen

Die wichtigste Komponente zur Indikationsstellung ist die *Anamnese.* Besonders relevant sind die Fragen nach Synkopen bzw. Adams-Stokes-Anfällen. Dabei ist es typisch für eine *"rhythmogene" Synkope,* wenn eine plötzliche Bewußtlosigkeit ohne Vorboten auftritt, wobei sich der Patient oft verletzt, da er wegen des plötzlichen Auftretens nicht mehr reagieren kann.

Ferner wird man nach Schwindelerscheinungen, Herzinsuffizienzzeichen und zerebralen Insulten fragen, evtl. auch nach einer Diphtherie (z. B. mit Myokardbeteiligung) in der Vorgeschichte. Nicht nur bei Leistungssportlern, sondern auch bei anderen Personen mit vagotoner Kreislauflage gibt es Ruhebradykardien mit Frequenzen um 40 min^{-1} *ohne* klinische Symptome, die *keine* Indikation zur Schrittmacherimplantation darstellen.

Hingegen verursachen Frequenzen *unter* 40 min^{-1} in der Regel Symptome. Auch hier müssen Leistungssportler (v. a. bei Dauersportarten) differenziert betrachtet werden. Bei Leistungssportlern bewirkt die Bradykardie normalerweise keine Leistungsminderung. Jedoch können auch bei ihnen Symptome auftreten, wie einer unserer Patienten berichtete.

Fallbeispiel
Der Sportler hatte sein Training (Dauerlauf etwa 200 km/Woche) wegen Hausbau abrupt abgebrochen. Es kam danach zu kurzzeitigen synkopalen Anfällen bei Bradykardie, die sich besonders beim Autofahren als gefährlich herausstellten. Ein Herzschrittmacher hätte hier keine Abhilfe gebracht, da nicht nur der bradykarde Herzrhythmus, sondern die gesamte vagotone Kreislaufregulation die Symptome verursachte. Als Therapie wurde eine Wiederaufnahme seines Sporttrainings in gemäßigter Form empfohlen.

Ein weiteres Fallbeispiel soll deutlich machen, daß auch ungewöhnliche Symptome (z. B. psychischer Art) auf eine Rhythmusstörung hinweisen können:

Fallbeispiel
Eine 35jährige Patientin befand sich wegen Leistungsminderung und Depression ein halbes Jahr lang in psychiatrischer Behandlung. Synkopen oder Schwindelerscheinungen waren von ihr nicht angegeben worden. Ein vom behandelnden Arzt durchgeführtes Routine-EKG zeigte einen AV-Block III. Grades mit Kammerfrequenzen um 30–40 min^{-1}. Die Genese dieses AV-Blockes blieb trotz eingehender Untersuchung unklar. Nach Implantation eines DDD-Schrittmachers verschwand die psychische Symptomatik vollständig, die Patientin war wieder voll leistungsfähig.

Auch auf Medikamente in besonderer Applikationsweise ist zu achten.

Augentropfen wie Timolol (Temserin, Chibro-Timoptol) enthalten β-Rezeptorenblocker. Diese können zu speziellen systemischen Wirkungen führen, z. B. zu Herzrhythmusstörungen wie Sinusbradykardie und AV-Überleitungsstörungen.
Selbstverständlich muß auch eine *körperliche Untersuchung* der Implantation vorangehen. Manchmal läßt sich aus der Pulstastung schon eine Diagnose stellen.
Oft ist aus dem *Ruhe-EKG* (manchmal nur zufälligerweise zum richtigen Zeitpunkt - z. B. während einer Rhythmusstörung - aufgezeichnet) die Diagnose ersichtlich.
Einige Ursachen für Herzrhythmusstörungen müssen vor Indikationsstellung zur Schrittmacherimplantation *laborchemisch* (und anamnestisch) ausgeschlossen werden:

- Digitalisintoxikation,
- Intoxikation mit anderen Medikamenten wie Antiaarrhythmika (auch Beta-blocker enthaltende Augentropfen) oder Psychopharmaka (z. B. Lithium),
- Elektrolytentgleisungen,
- endokrinologische Erkrankungen (Diabetesentgleisung, Schilddrüsenfunktionsstörungen).

Die zusätzlich geforderten präoperativen Parameter (Blutbild, Gerinnungswerte) werden ebenfalls bestimmt.
Ebenso ist ein *Röntgenthorax* vor Implantation zu fordern, zur ergänzenden Beurteilung der Herz-Lungen-Situation (Feststellung pathologischer Veränderungen) und als Vergleichsmöglichkeit für die Verhältnisse nach Implantation.
Ein wesentliches diagnostisches Instrument in der Schrittmachertherapie ist das *Langzeit-EKG* über 24 h. Hieraus lassen sich oft Frequenzen unter 40 min^{-1}, Asystoliepausen oder auch die Art der tachykarden Rhythmusstörungen erkennen.
Mit dem *Belastungs-EKG* ist nachweisbar, ob unter Belastung ein adäquater Frequenzanstieg des Herzens erfolgt und ob ein frequenzadaptiver Schrittmacher indiziert ist. Auch kann ein ungenügender Frequenzanstieg unter Belastung die Diagnose eines Sinusknotensyndroms untermauern.
Darüber hinaus kann der ungenügende Frequenzanstieg beim *Atropintest* (1 mg i. v. Atropin) die Diagnose eines Sinusknotensyndroms unterstützen.
Der Atropintest ist so zu werten, daß „wahrscheinlich ein Sinusknotensyndrom vorliegt", wenn in den 5 min nach i. v.-Gabe von Atropin die Frequenz um weniger als *25%* der Ausgangsfrequenz steigt oder absolut

den Wert von *90 min⁻¹* nicht übersteigt (s. Blömer et al. 1975). Für diesen Test gelten die üblichen Kontraindikationen für Atropin (Glaukom, Prostatahypertrophie).

In den letzten Jahren ist man davon abgekommen, den *Karotissinustest* als Karotisdruckversuch herkömmlicher Art (Karotissinusmassage, Czermak-Druckversuch) durchzuführen, da eine Massage bzw. ein Druck auf den Karotissinus arteriosklerotische Plaques ablösen und damit zu einer Embolie führen kann. Auch läßt sich bei vielen Patienten mit diesem Druckversuch ein Frequenzabfall erzeugen, der noch nicht pathologisch sein muß (s. S. 140: Karotissinussyndrom). Der Test wird jetzt so vorgenommen, daß der Patient, wenn er über entsprechende Symptome berichtet, Kopfwende-Bewegungen unter EKG-Kontrolle ausführt. Er sollte v. a. jene Bewegungen machen, bei denen bei ihm erfahrungsgemäß Symptome auftreten. Nur in Ausnahmefällen wird noch der herkömmliche Karotisdruckversuch angewandt (Abb. 72).

Invasive Untersuchungen werden durchgeführt zur Überprüfung des Sinusknotens und der atrioventrikulären Überleitung bzw. des His-Bündels (s. S. 12).

Zur Überprüfung des Sinusknotens wird normalerweise über die V. basilica bzw. V. femoralis ein Stimulationskatheter eingeführt und unter Bildwandlerkontrolle im Bereich des oberen rechten Vorhofes positioniert. Man mißt danach die Sinusknotenerholungszeit, indem man knapp über der Eigenfrequenz des Patienten mit der Stimulation beginnt und die Stimulationsfrequenz in Zehnerstufen erhöht. Nach jeweils 30 s wird die Stimulation abgeschaltet und die nachfolgende Pause bis zum Wiedereinsetzen der Vorhofeigenaktion gemessen. Die *Sinusknotenerholungszeit* wird meist mit *SKEZ* abgekürzt; *MSKEZ* bedeutet die *maximale Sinusknotenerholungszeit*, die bei den verschiedenen Stimulationsfrequenzstufen erreicht wird; *KSKEZ* ist die *korrigierte Sinusknotenerholungszeit*, bei der die SKEZ zu der vorhergehenden Eigenfrequenz des Patienten in Beziehung gesetzt wird, indem der R-R-Abstand der Eigenfrequenz (vor Testbeginn) von der SKEZ subtrahiert wird. Der Wert der *KSKEZ* liegt im Normalfall unter *525 ms*. Eine *SKEZ* von über *1400 ms* wird als pathologisch angesehen (Abb. 73). Beachtet werden sollten auch die sog. Sekundärpausen, d. h., daß nicht nur die SKEZ, sondern auch die darauffolgenden Vorhofintervalle abnorm verlängert sein können.

Sollten sich trotz des Verdachtes auf ein Sick-Sinus-Syndrom normale Werte ergeben, ist es empfehlenswert, dieselben Messungen nach Gabe von Atropin durchzuführen. Es kann danach zu einer Demaskierung einer pathologischen Sinusknotenfunktion kommen.

Im Regelfall *verkürzt* sich aber die SKEZ nach Injektion von Atropin.

Selten angewandt, aber als ergänzende Untersuchung noch möglich ist die Messung der *sinuatrialen Leitungszeit (SALZ)*, z. B. durch vorzeitige atriale Einzelstimulation (s. „Schrittmacherlexikon").

Zur Prüfung der *AV-Überleitung* wird ebenso eine atriale Stimulation vorgenommen, mit Steigerung der Stimulationsfrequenz bis zu 150 bzw. 160 ipm. Bei normalem AV-Knotenverhalten tritt eine AV-Blok-

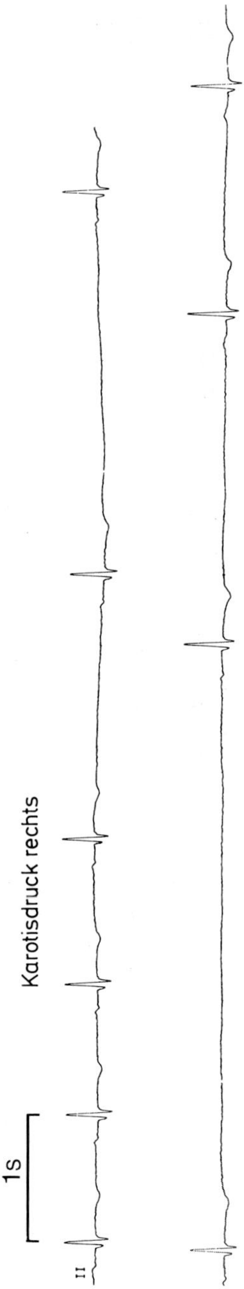

Abb. 72. Unter Karotisdruck kommt es zur Asystolie über mehrere Sekunden

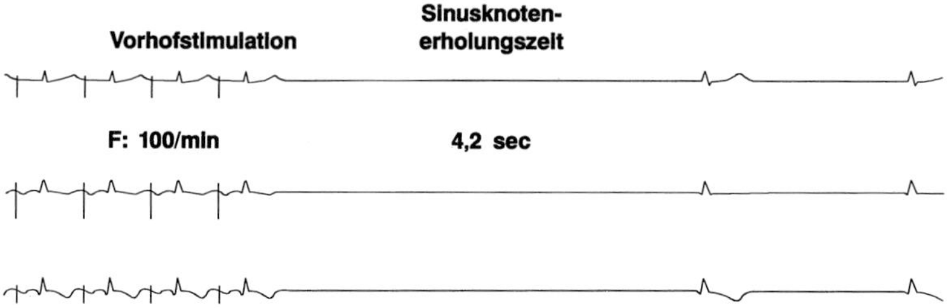

Abb. 73. Die Sinusknotenerholungszeit beträgt im vorliegenden Beispiel mehr als *4200 ms*, da zuerst AV-Ersatzrhythmen (ohne vorangehende P-Welle) erscheinen. Die Vorhofstimulation wurde mit einer Frequenz 100 ipm durchgeführt. Die Eigenfrequenz des Patienten lag vor Stimulation bei 60 min^{-1} = 1000 ms R-R-Abstand. Es ergibt sich also eine hochpathologische „korrigierte Sinusknotenerholungszeit“ (KSKEZ) von 4200 - 1000 = *3200 ms* (bzw. noch darüber) wegen der noch nicht sichtbaren Sinusknotentätigkeit (P-Wellen)

kierung nicht unter 130 ipm auf; der sog. Wenckebach-Punkt[47] liegt beim Gesunden also über 130 ipm (Abb. 74a, b).
Anhand eines *His-Bündel-EKGs* sowie *programmierter Vorhof-* und dann auch *Ventrikelstimulation* können noch genauere Details ausgemessen werden, was insbesondere bei antitachykarder Elektrotherapie von Bedeutung sein kann.
Wissenswert ist auch, ob eine *retrograde* bzw. *ventrikuloatriale Leitung* bei reiner ventrikulärer Stimulation vorhanden ist. Eine entsprechende Messung nehmen wir routinemäßig intraoperativ während der Schrittmacherimplantation vor (s. S. 154).
Für sämtliche oben erwähnten präoperativen Untersuchungen gilt allgemein, daß sie als einander ergänzende Mosaikbausteine der Diagnose anzusehen sind. Besonders bei der Schrittmacherauswahl sind sie von großem Nutzen. Für die *Indikation zur Schrittmacherimplantation* ist jedoch das gesamte klinische Bild ausschlaggebend. Gerade bei unklaren Synkopen oder Schwindelerscheinungen kann es notwendig werden, das gesamte diagnostische Spektrum der inneren Medizin und anderer Fachgebiete durchzugehen, um über die richtige Indikation und Auswahl entscheiden zu können.
Mit den erwähnten Messungen gibt man immer nur das momentane Bild der elektrophysiologischen Situation des Patienten wieder.

---

[47] Der *Wenckebach-Punkt* ist d i e atriale Stimulationsfrequenz, bei der keine regelmäßige AV-Überleitung auf den Ventrikel mehr stattfindet, bei der es also zur AV-Blockierung kommt. Er wird i. allg. bei Werten unter 130 ipm als pathologisch angegeben.

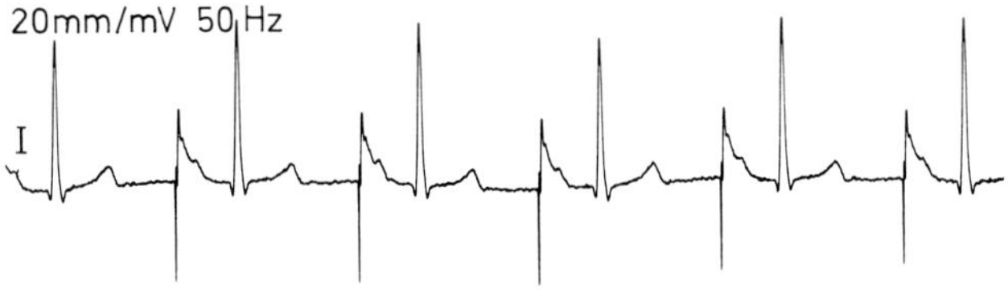

a

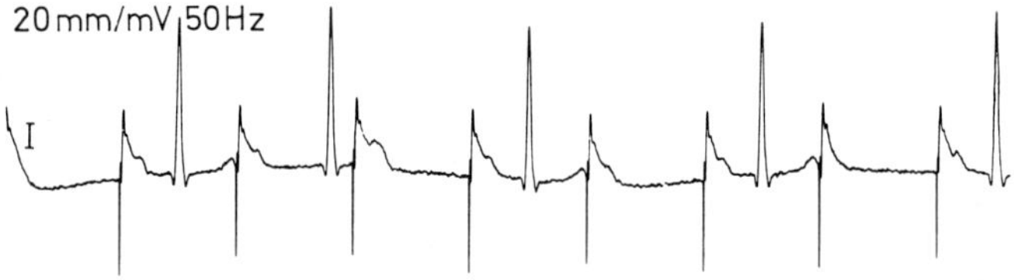

b

Abb. 74. a Die atriale Stimulation mit einer Frequenz von 60 ipm wird noch auf den Ventrikel übergeleitet
b Bei einer Stimulationsfrequenz von 90 ipm kommt es zu einer 2:1-Blockierung. Der *Wenckebach-Punkt* liegt in diesem Falle bei 90 ipm. Damit wird eine AV-Überleitungsstörung angezeigt

Dieses Bild (z. B. retrograde Leitung oder Wenckebach-Punkt als Meßparameter für die antegrade Leitung) kann sich ändern, und zwar abhängig von der medikamentösen Therapie, aber auch von der jeweiligen Gesamtverfassung des Patienten. Selbst im Langzeit-EKG über 24 h können viele Rhythmusstörungen (u. a. selten auftretende Synkopen) verborgen bleiben, die an diesem Tag eben nicht aufgetreten sind und selbst bei mehrmaligen Kontrollen nicht immer erfaßt werden. Im Hinblick darauf soll noch einmal auf die Bedeutung der *Anamnese* hingewiesen werden.

II. Indikation zur temporären Schrittmacherstimulation

Die Indikation zur *temporären Schrittmacherstimulation* (mit externem Impulsgenerator) ist in folgender Liste aufgeführt:

- bradykarde Rhythmusstörungen während einer Operation,
- erwartungsgemäß vorübergehende Rhythmusstörungen, z. B. bei
  - Elektrolytentgleisungen,
  - akutem Myokardinfarkt,
  - Intoxikationen.
- Reanimationsmaßnahmen,
- Untersuchungen vor SM-Implantation zur Indikationssicherung und SM-Auswahl.

Für die *permanente Schrittmachertherapie* setzte sich die Indikationsliste (Patienten in Prozent in der BRD) 1987 folgendermaßen zusammen (Irnich u. Batz 1988):

Sinusknotensyndrom:	33,2%
Sinusknotensyndrom als Brady-/Tachykardie:	8,6%
AV-Block II:	11,5%
AV-Block III:	24,3%
Zweiknotenerkrankung:	2,9%
Bradykardie bei Vorhofflimmern/-flattern:	19,5%

Die nachfolgenden Flußdiagramme sollen nur als Anhalt für die Indikation und Auswahl bei der Schrittmacherimplantation dienen. Ein individuelles Vorgehen muß auf jeden Fall gefordert werden.

Permanente Schrittmachertherapie. Indikationen und Schrittmacherauswahl

Erkrankung von Sinusknoten und Vorhof	AV-Blockierung	Zweiknotenerkrankung (Sinusknoten und AV-Überleitung)	Bradyarrhythmia absoluta	Karotis-Sinus-Syndrom	Seltene Indikationen

Folgende Herzrhythmusstörungen können eine *permanente Schrittmachertherapie* indizieren:

III. Erkrankung von Sinusknoten und Vorhof

Das Sinusknotensyndrom (SKS) oder Sick-Sinus-Syndrom (SSS) kann sich zeigen – einzeln oder in Kombination – als (pathologische) Sinusbradykardie, Sinusarrhythmie, Sinusstillstand mit Ersatzrhythmen (s. S. 16), Vorhoftachykardie bzw. als Bradykardie-Tachykardie-Syndrom, chronisches Vorhofflimmern mit niedriger Kammerfrequenz.
Ebenso ist es möglich, daß – wegen eines intermittierenden Auftretens der Rhythmusstörungen – ausschließlich in Testuntersuchungen Hinweise für ein Sinusknotensyndrom gefunden werden können, z. B. der ungenügende Frequenzanstieg bei Atropingabe oder körperlicher Belastung oder die Messung einer pathologischen Sinusknotenerholungszeit oder einer pathologischen sinuatrialen Leitungszeit.
Erwähnenswert ist, daß beim Sinusknotensyndrom eine Senkung der Mortalität durch die Schrittmachertherapie nicht nachzuweisen war, die klinischen Symptome hingegen verbessert werden konnten.
Eine Schrittmacherimplantation ist indiziert, wenn Rhythmusstörungen des Vorhofs kardiale oder zerebrale Symptome verursachen. Diese kön-

nen sich äußern als Schwindelerscheinungen, Synkopen, Herzinsuffizienz, Angina pectoris, Palpitationen, aber auch als Beeinträchtigung der Hirnfunktionen mit nachlassendem Konzentrations- und Denkvermögen, Vergeßlichkeit bis hin zum zerebralen Insult.
Damit ergeben sich folgende Indikationen mit entsprechender Schrittmacherauswahl:

1. Bradykarde Vorhofrhythmusstörungen

Bei den bradykarden Rhythmusstörungen gelten die Sinusbradykardie - bzw. der sinuatriale Block II. Grades - mit Frequenzen unter 35 min^{-1} oder der intermittierende Sinusarrest als Indikation für eine Schrittmachertherapie. Vorausgesetzt wird, daß sie Symptome verursachen. Allerdings kann auch bei Bradykardien mit Frequenzen über 35 min^{-1} oder mit einem ungenügenden Frequenzanstieg bei Belastung (z. B. Belastungsdyspnoe bei Herzinsuffizienz) eine Indikation gegeben sein.
Wie oben erwähnt, müssen Bradykardien ausgenommen werden, die durch medikamentöse Intoxikationen oder durch eine vagotone Veranlagung bedingt sind, ebenso solche, die bei Sportlern auftreten.

2. Tachykarde Vorhofrhythmusstörungen

Das Sinusknotensyndrom kann sich auch mit tachykarden Vorhofrhythmusstörungen bemerkbar machen. Es können supraventrikuläre Tachykardien, Vorhofflattern und Vorhofflimmern permanent oder intermittierend auftreten. Die Symptome sind prinzipiell dieselben wie oben geschildert. Allerdings können Embolien und Palpitationen im Vordergrund stehen[48].

3. Bradykardie-Tachykardie-Syndrom

„Bradykardie-Tachykardie-Syndrom" wird auch synonym mit Sinusknotensyndrom verwandt. Hieraus wird ersichtlich, daß beim Sinusknotensyndrom die tachykarden und die bradykarden Vorhofrhythmusstörungen sehr oft nebeneinander vorkommen. Sie treten lediglich zeitlich unterschiedlich in Erscheinung.

---

[48] Das chronische Vorhofflimmern mit niederer Kammerfrequenz wird wegen der unterschiedlichen Schrittmacherauswahl eigens behandelt (s. S. 138).

Bei dieser Konstellation ist eine zusätzliche Indikation zur Schrittmachertherapie gegeben. Die tachykarden Anfälle müssen fast immer mit Antiarrhythmika[49] einschließlich Digitalis behandelt werden, was oft nur dann möglich ist, wenn ein Herzschrittmacher gleichzeitig Schutz gegenüber den bradykarden Phasen gewährleistet.

4. Schrittmacherauswahl beim Sinusknotensyndrom

Über die Schrittmacherauswahl beim Sinusknotensyndrom (chronisches Vorhofflimmern ausgenommen) gehen die Meinungen auseinander. Ein ideal auf das Sinusknotensyndrom zugeschnittener Schrittmacher sollte gegen alle möglichen Herzrhythmusstörungen gerüstet sein. Wünschenswert wäre ein multiprogrammierbarer, frequenzadaptiver Zweikammerschrittmacher mit antitachykarden Zusatzfunktionen im Vorhof.

Er sollte also gewährleisten:

- gegen die *Bradykardie* einen normalen Demandmodus im Vorhof, z.B. *AAI, DDI, DDD*,
- gegen den *ungenügenden Frequenzanstieg* eine Frequenzadaptation z.B. *AAIR, DDIR, DDDR*,
- gegen die *Vorhoftachykardie bzw. Vorhofflattern*
  a) Ausschluß von Triggern, z.B. *AAI(R), DDI(R)*, und/oder
  b) antitachykarde Zusatzfunktion, z.B. *"atrial burst"* (s.S. 131),
- gegen einen möglichen Übergang in intermittierendes (oder permanentes) *Vorhofflimmern mit niedriger Kammerfrequenz* oder eine drohende *AV-Blockierung* (s.S. 136, „Zweiknotenerkrankung") einen multiprogrammierbaren Zweikammerschrittmacher, z.B. *DDI(R), DDD(R)*, umschaltbar auf *VVI(R)*.

Die derzeit auf dem Markt erhältlichen Schrittmacher, die sich für die Vorhofstimulation eignen, sind in Tabelle 2 dargestellt.

Für uns stellt sich die *Schrittmacherauswahl beim Sinusknotensyndrom* mit derzeit zur Verfügung stehenden Systemen folgendermaßen dar:

AAI(R)
Ein *AAI(R)*, also ein reiner Vorhofschrittmacher mit oder ohne Frequenzadaptation, ist beim Sinusknotensyndrom je nach Patient indiziert, wenn die AV-Überleitung gesichert ist.

DDD, DDI
Oft kann man nicht sicher sein, ob die AV-Überleitung intakt ist, da auch die Bestimmung des Wenckebach-Punktes (s.S. 126) nur die momentane

[49] Vor allem Chinidin, Verapamil oder die Kombination von beiden.

Tabelle 2. Für den Vorhof geeignete Schrittmacher, die zur Zeit auf dem Markt erhältlich sind

Modus	Modell	Herstellerfirma	steuernder Sensor
AAI (bzw. *SSI*)	Viele Einkammer-schrittmacher		Ohne
AAIR	Biorate MB1	Biotec	Atemfrequenz
	Activitrax II	Medtronic	Muskelaktivität
	Sensolog	Siemens-Pacesetter	Muskelaktivität
	Thermos	Biotronik	Zentralvenöse Temperatur
	NovaMR	Intermedics	Zentralvenöse Temperatur
DDI	AFP 283 (bzw. Genisis)	Siemens-Pacesetter	Ohne
DDD	viele Zweikammer-schrittmacher		Ohne
DDD und "atrial burst"	Symbios 7008	Medtronic	Ohne

Situation der AV-Überleitung wiedergibt und eine evtl. nötig werdende Antiarrhythmikatherapie die AV-Überleitung ungünstig beeinflussen kann. Deshalb neigen wir aus Sicherheitsgründen zu einem *Zweikammersystem*, d.h. einem Schrittmacher im *DDD*-Modus (bzw. *DDI*-Modus bei zusätzlichen tachykarden Vorhofrhythmusstörungen).

„DDD + Atrial Burst"

Bei tachykarden Rhythmusstörungen (Vorhofflattern, Vorhoftachykardie) haben wir auch gute Erfahrungen mit einem *DDD*-Schrittmacher mit antitachykarder Zusatzfunktion (Symbios 7008) gemacht. Mit Hilfe des *Atrial burst*-Modus konnte einerseits medikamentös therapierefraktäres Vorhofflattern konvertiert, andererseits die stabilisierende Wirkung der Antiarrhythmika unterstützt werden (s. Fallbeispiel S. 161).

VVI(R)

Ein *VVI*-Schrittmacher beim Sinusknotensyndrom ist zumindest *ungünstig*, da durch den Verzicht auf die AV-Koordination eine schlechtere Hämodynamik während Ruhezeiten bewirkt wird. Im allgemeinen werden die meiste Zeit des Tages - besonders von einem Patienten mit Sinusknotensyndrom - Ruhefrequenzen benötigt. Somit bringt auch ein *VVI*-Schrittmacher mit Frequenzadaptation, *VVIR* nur für kurze Zeitabschnitte des Tages einen hämodynamischen Vorteil. Vor allem aber fördert der *VVI(R)*-Schrittmacher die Induktion des Vorhofflimmerns. Dieses wiederum wird für eine erhöhte zerebrovaskuläre Komplikationsrate verantwortlich gemacht. „So liegt bei einem vergleichbaren Krankengut die zerebrovaskulär bedingte Mortalität bei *VVI*-Stimulation mehr als dreimal höher als bei Patienten mit *AAI*-Schrittmacher" (Maisch 1985, S.47).

Besteht eine retrograde (ventrikuloatriale) Leitung, ist der *VVI(R)*-Modus kontraindiziert, da sich der Patient nach Schrittmacherimplantation aufgrund eines möglicherweise auftretenden „Pacemakersyndroms" (s. S. 34, 92) schlechter fühlen kann als vorher.

DDIR, DDDR

Zweikammerschrittmacher mit Frequenzadaptation, d.h. im *DDIR*- und *DDDR* Modus, sind in Entwicklung. Sie werden künftig als probate Geräte beim Sinusknotensyndrom bzw. bei der Zweiknotenerkrankung (Sinusknoten und AV-Knoten) Verwendung finden, so daß sich einige Problempunkte bei der Schrittmacherauswahl erübrigen werden (s. S. 48).

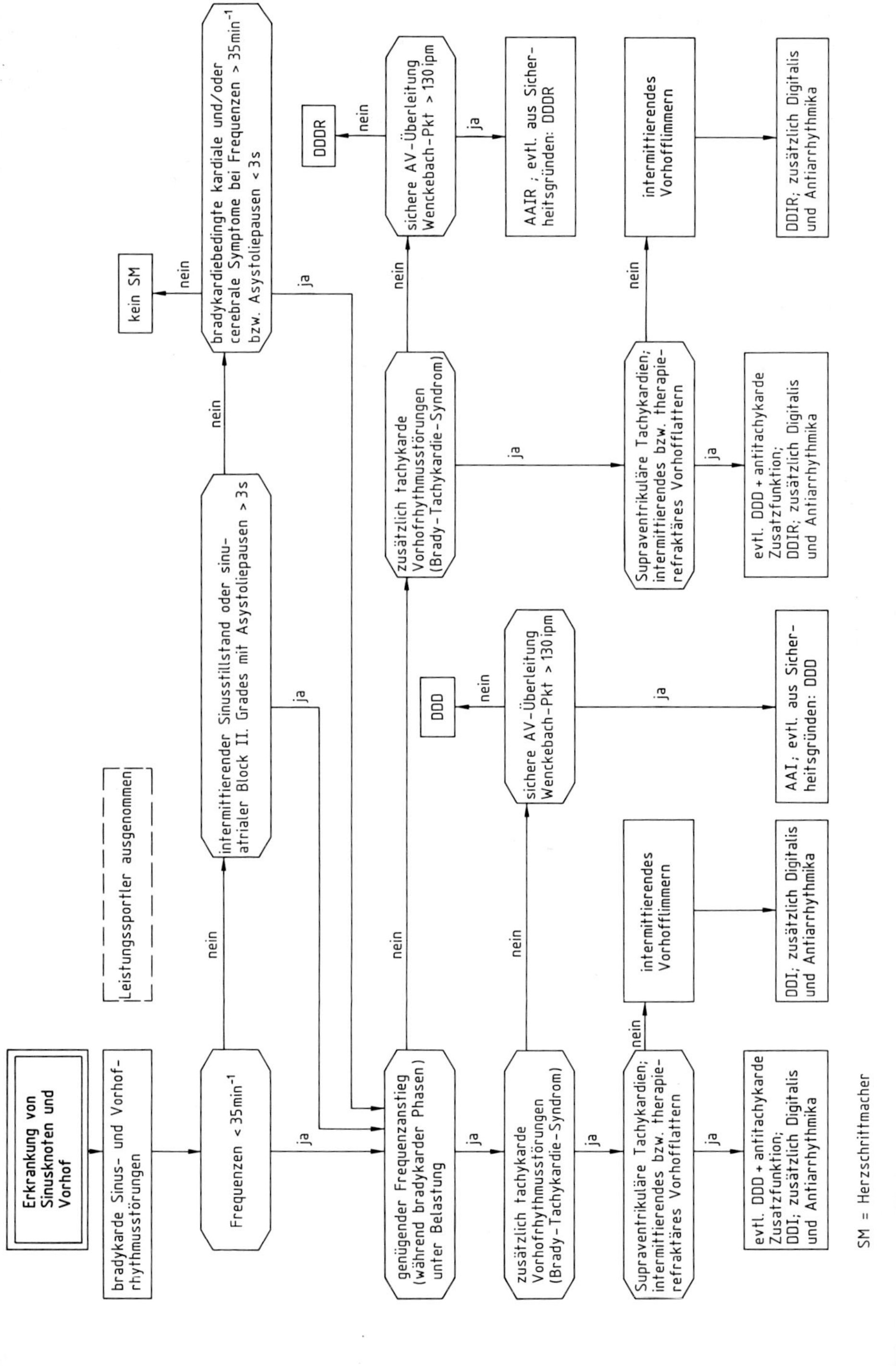
Erkrankung von Sinusknoten und Vorhof
bradykarde Sinus- und Vorhofrhythmusstörungen
Leistungssportler ausgenommen
Frequenzen < 35 min⁻¹
ja
nein
intermittierender Sinusstillstand oder sinuatrialer Block II. Grades mit Asystoliepausen > 3 s
ja
nein
bradykardiebedingte kardiale und/oder cerebrale Symptome bei Frequenzen > 35 min⁻¹ bzw. Asystoliepausen < 3 s
ja
nein
kein SM
genügender Frequenzanstieg (während bradykarder Phasen) unter Belastung
ja
nein
zusätzlich tachykarde Vorhofrhythmusstörungen (Brady-Tachykardie-Syndrom)
ja
nein
Supraventrikuläre Tachykardien; intermittierendes bzw. therapierefraktäres Vorhofflattern
ja
nein
evtl. DDD + antitachykarde Zusatzfunktion; DDI; zusätzlich Digitalis und Antiarrhythmika
intermittierendes Vorhofflimmern
DDI; zusätzlich Digitalis und Antiarrhythmika
sichere AV-Überleitung Wenckebach-Pkt > 130 ipm
ja
nein
AAI; evtl. aus Sicherheitsgründen: DDD
DDD
zusätzlich tachykarde Vorhofrhythmusstörungen (Brady-Tachykardie-Syndrom)
ja
nein
Supraventrikuläre Tachykardien; intermittierendes bzw. therapierefraktäres Vorhofflattern
ja
nein
evtl. DDD + antitachykarde Zusatzfunktion; DDIR; zusätzlich Digitalis und Antiarrhythmika
intermittierendes Vorhofflimmern
DDIR; zusätzlich Digitalis und Antiarrhythmika
sichere AV-Überleitung Wenckebach-Pkt > 130 ipm
ja
nein
AAIR ; evtl. aus Sicherheitsgründen: DDDR
DDDR
SM = Herzschrittmacher

IV. AV-Blockierung

Anders als beim Sinusknotensyndrom wird unter (indizierter) Schrittmachertherapie beim AV-Block nicht nur die Lebensqualität, sondern auch die Prognose hinsichtlich der Überlebensrate verbessert.
Die AV-Überleitungsstörungen umfassen permanente oder intermittierende Blockierungen im AV-Knoten, dem His-Bündel oder den Faszikeln. Für sie gilt, daß die weiter distal gelegenen Blockierungen (z.B. unterhalb des His-Bündels, „infra His") sich ungünstiger auswirken als die proximal (oberhalb, „supra His") gelegenen. Im EKG stellt sich der QRS-Komplex bei den distalen Blockierungen breiter dar, da das ersatzweise einspringende Reizbildungszentrum distaler gelegen ist (s.S.9 und S.16).
Folgende AV-Überleitungsstörungen, die nicht nur vorübergehender Natur sind oder durch medikamentöse Einflüsse und Intoxikationen verursacht werden, stellen eine *Indikation* zur *permanenten Schrittmachertherapie* dar:

- der *AV-Block III. Grades* (ausgenommen seltene kongenitale Formen, solange sie asymptomatisch sind)
- der *AV-Block II. Grades, Mobitz II* (Blockierung in der Regel „infra His" gelegen, im His-Bündel-EKG im HV-Abschnitt), also die 2/1-, 3/1- usw. Blockierung, insbesondere, wenn die ventrikuläre Frequenz unter 40 min^{-1} absinkt;
- individuell zu behandeln ist der *drohende trifaszikuläre Block* (kompletter Rechtsschenkelblock bei linksanteriorem Hemiblock und AV-Block I. Grades). Eine Indikation besteht auf jeden Fall, wenn *klinische Symptome* auftreten. Andernfalls muß die Indikationsstellung von der Gesamtsituation des Patienten abhängig gemacht werden (z.B. Genese der Erkrankung, Beruf des Patienten, Ergebnis invasiver Untersuchungen).

Im allgemeinen *keine* Indikation sind:

- AV-Block I. Grades
- AV-Block II. Grades, Typ Mobitz I = Wenckebach-Typ (in der Regel „supra His" gelegen, AH-Abschnitt im His-Bündel-EKG), insbesondere, wenn er nur intermittierend auftritt und wenn er keine klinischen Symptome verursacht,
- bifaszikulärer Block.

In sehr seltenen Ausnahmefällen kommt es zu bedrohlichen klinischen Symptomen beim AV-Block I. Grades bzw. II. Grades Typ Mobitz I

(Wenckebach-Typ) oder es kann umgekehrt auch ein AV-Block II. Grades Typ Mobitz II asymptomatisch verlaufen. Dann sollte eine *His-Bündel-Elektrokardiographie* durchgeführt werden. Damit läßt sich erkennen, ob die AV-Überleitungsstörung proximal (AV-Knoten) oder distal („infra His") liegt; dies ist wichtig, um die Bedrohlichkeit des Falles einzuschätzen und die Prognose richtig zu bestimmen. Bei distaler Leitungsstörung (im His-Bündel-EKG: HV-Intervall) ist eine Schrittmacherimplantation indiziert. Die Notwendigkeit dieser Differenzierung kann sich auch einmal beim (asymptomatischen) drohenden trifaszikulären Block ergeben.

Schrittmacherauswahl bei AV-Überleitungsstörungen

DDD

Bei AV-Blockierungen und regulärer Sinusknotentätigkeit kommt nur ein multiprogrammierbarer Zweikammerschrittmacher mit *DDD*-Modus in Frage, da der Sinusknoten den „physiologischsten" Taktgeber des Herzens darstellt, dessen Vorzüge bisher von keinem frequenzadaptiven System erreicht werden können. Zusätzlich ist der Vorteil der AV-Koordination gegeben.

Insgesamt besteht kein Zweifel über den langfristigen hämodynamischen Gewinn bei physiologischer Stimulation (DDD-Modus) gegenüber dem VVI-Modus. Auch ist trotz einer kompletten AV-Blockierung (antegrad) eine ventrikuloatriale (retrograde) Überleitung möglich (5–10% der Fälle mit antegrader AV-Blockierung), die entsprechende Probleme verursachen kann. Auch die bereits erwähnte Induktion von Vorhofflimmern wird durch den VVI-Modus gefördert, was einen weiteren Nachteil des VVI-Systems bedeutet.

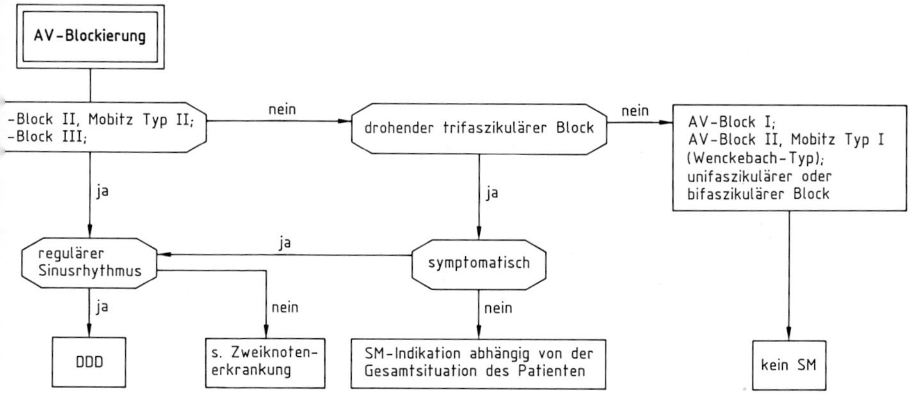

SM = Herzschrittmacher

V. „Zweiknotenerkrankung“ (Sinusknoten und AV-Überleitung)

Für die Zweiknotenerkrankung („binodal disease“), also der Erkrankung von Sinusknoten und AV-Überleitung, gelten prinzipiell die gleichen Gesichtspunkte wie beim Sinusknotensyndrom und bei der AV-Überleitungsstörung, ausgenommen des chronischen Vorhofflimmerns.

Schrittmacherauswahl bei der Zweiknotenerkrankung

DDD(R), DDI(R), „DDD + Atrial Burst“
Je nach Auswirkung des beteiligten Sinusknotensyndroms empfiehlt sich ein Zweikammersystem ohne oder mit Frequenzadaptation (Modelle sind in Entwicklung, s. S. 48), evtl. mit antitachykarder Zusatzfunktion.

Einkammerschrittmacher im Vorhof, *AAI(R)*, entfallen wegen der gestörten AV-Überleitung. Wie oben erwähnt, bevorzugen wir beim Sinusknotensyndrom mit unsicherer AV-Überleitung bzw. AV-Block I. Grades aus Sicherheitsgründen ein Zweikammersystem. Die Nachteile der Einkammerstimulation im Ventrikel, *VVI(R)*, wurden ebenfalls schon dargestellt.

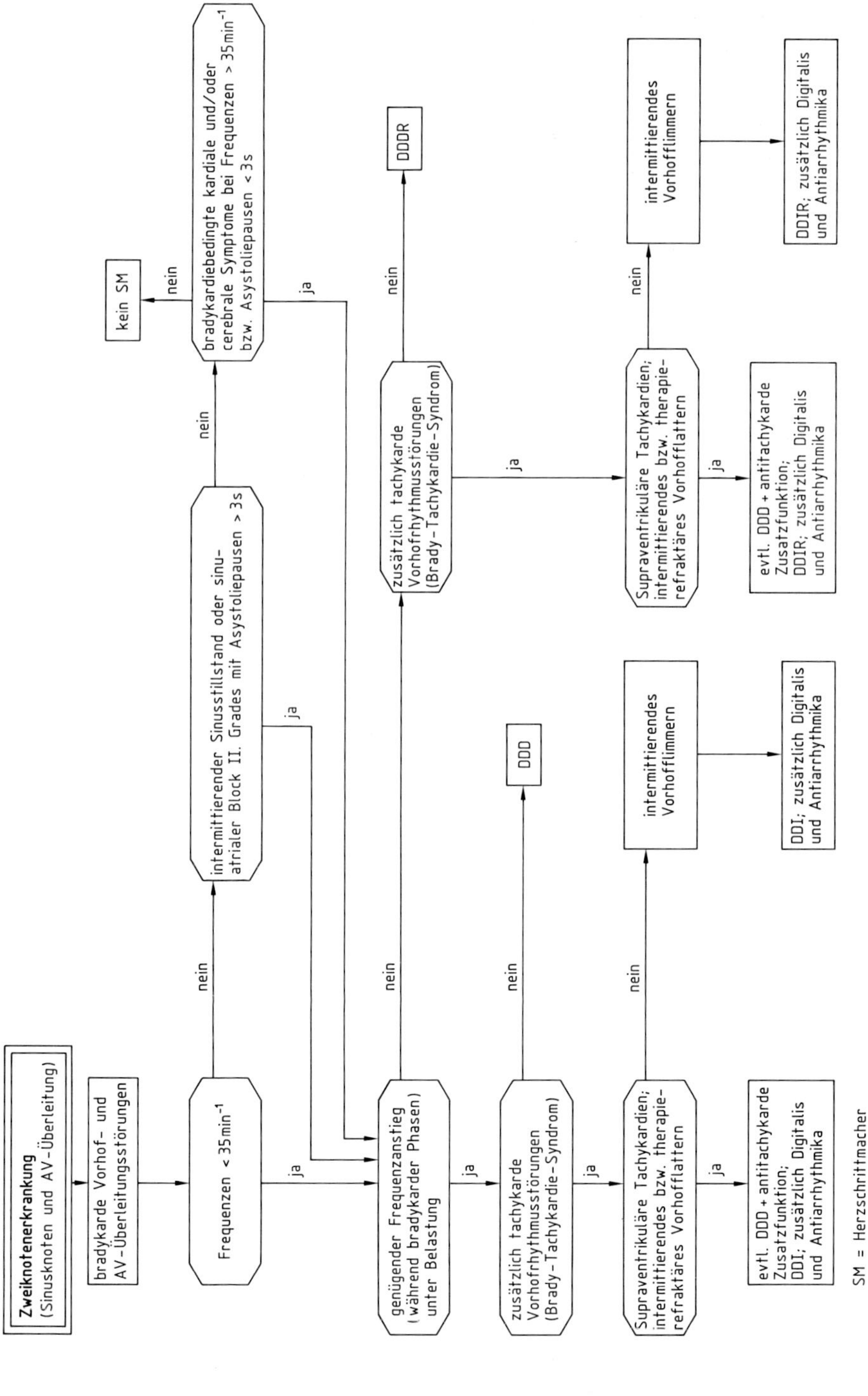
Zweiknotenerkrankung
(Sinusknoten und AV-Überleitung)
bradykarde Vorhof- und AV-Überleitungsstörungen
Frequenzen < 35 min⁻¹
intermittierender Sinusstillstand oder sinuatrialer Block II. Grades mit Asystoliepausen > 3s
bradykardiebedingte kardiale und/oder cerebrale Symptome bei Frequenzen > 35 min⁻¹ bzw. Asystoliepausen < 3s
kein SM
genügender Frequenzanstieg (während bradykarder Phasen) unter Belastung
zusätzlich tachykarde Vorhofrhythmusstörungen (Brady-Tachykardie-Syndrom)
DDDR
DDD
Supraventrikuläre Tachykardien; intermittierendes bzw. therapierefraktäres Vorhofflattern
intermittierendes Vorhofflimmern
evtl. DDD + antitachykarde Zusatzfunktion; DDIR; zusätzlich Digitalis und Antiarrhythmika
DDIR; zusätzlich Digitalis und Antiarrhythmika
evtl. DDD + antitachykarde Zusatzfunktion; DDI; zusätzlich Digitalis und Antiarrhythmika
DDI; zusätzlich Digitalis und Antiarrhythmika
ja
nein
SM = Herzschrittmacher

VI. Bradyarrhythmia absoluta

Die Bradyarrhythmia absoluta bzw. das chronische Vorhofflimmern mit niedriger Kammerfrequenz, stellt eine Indikation zur permanenten Schrittmachertherapie dar, wenn Frequenzen unter 35 min^{-1} auftreten und/oder Asystoliepausen von mehr als 4 s, und auch, wenn eine Bradyarrhythmie kardiale oder zerebrale Symptome verursacht.
Eine Herzinsuffizienz kann sich als therapierefraktär erweisen, solange nicht die Frequenz durch Schrittmacherstimulation angehoben ist. Auch läßt sich eine Digitalistherapie dann oft nur nach Schrittmacherimplantation durchführen.

Schrittmacherauswahl bei Bradyarrhythmia absoluta

VVI(R)
Beim chronischen Vorhofflimmern mit niedriger Kammerfrequenz sind Einkammerschrittmacher des Ventrikels, *VVI*, indiziert, am günstigsten mit Frequenzadaptation, *VVIR*, da meist kein adäquater Frequenzanstieg unter Belastung besteht. Die derzeit auf dem Markt erhältlichen frequenzadaptiven Einkammerschrittmacher eignen sich alle für den Ventrikel (Tabelle 3).
Zweikammersysteme (*DDD(R)* und *DDI(R)*) sind beim chronischen Vorhofflimmern *kontraindiziert.*

Tabelle 3. Ventrikel- bzw. Einkammerschrittmacher mit Frequenzadaptation, die zur Zeit auf dem Markt erhältlich sind

Modus	Steuernder Sensor	Modell	Herstellerfirma
VVIR			
	Atemfrequenz	Biorate MB1	Biotec
	Atemminutenvolumen	Meta MV	Telectronics/Cordis
	Muskelaktivität	Activitrax	Medtronic
	Muskelaktivität	Activitrax II	Medtronic
	Muskelaktivität	Sensolog	Siemens-Pacesetter
	QT-Intervall	Quintech TX	Vitatron
	QT-Intervall	Rythmix	Vitatron
	Zentralvenöse Bluttemperatur	NovaMR	Intermedics
	Zentralvenöse Bluttemperatur	Thermos	Biotronik

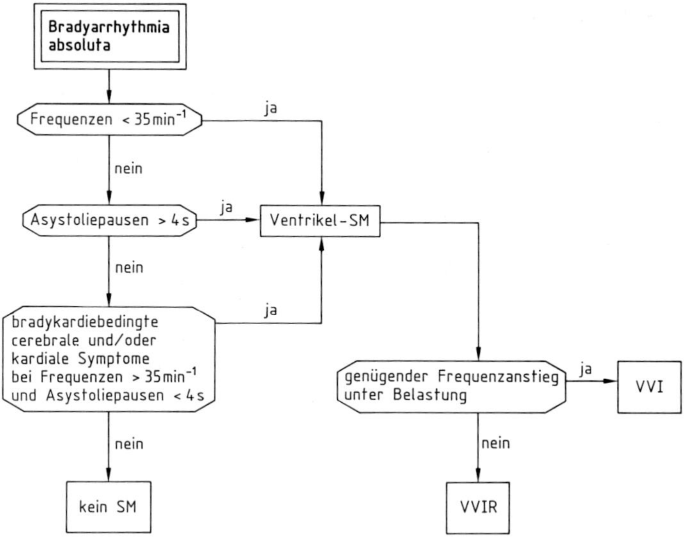

SM = Herzschrittmacher

VII. Karotissinussyndrom (echtes)

Das Karotissinussyndrom ist ein sehr seltener Grund für eine Synkope. Man unterscheidet:
- einen *hypersensitiven Karotissinus* und
- ein (echtes) *Karotissinussyndrom.*

Der hypersensitive Karotissinus ist bei älteren Menschen häufiger vorhanden. Er zeigt sich dadurch, daß bei der Karotissinusmassage Asystoliepausen über 3 s auftreten. Eine Indikation zur Schrittmachertherapie ist in diesem Falle *nicht* gegeben.
Erst wenn anamnestisch *synkopale Symptome* (Adams-Stokes-Anfälle) oder damit zusammenhängende Schwindelerscheinungen (z. B. bei normalen Gegebenheiten des Alltags wie Rückwärtsblicken beim Autofahren, Rasieren, enge Krawatte usw.) hinzukommen, handelt es sich um ein (echtes) Karotissinussyndrom. Durch Kopf-Hals-Bewegungen unter EKG-Kontrolle lassen sich die Asystoliepausen über *3 s* oft nachvollziehen. Ein „Karotisdruckversuch" im herkömmlichen Sinne sollte nur noch in Ausnahmefällen angewandt werden (s. S. 124).
Nur ca. 5–10% der Patienten mit hypersensitiven Karotissinus leiden unter einem (echten) Karotissinussyndrom, und nur das Karotissinussyndrom stellt hier eine Indikation zur Schrittmachertherapie dar. Die Häufigkeit im Vergleich zu den anderen Schrittmacherindikationen beträgt etwa 1% !

Beim Karotissinussyndrom unterscheidet man 2 (3) Typen:
- beim *kardioinhibitorischen Typ* („herzhemmend", 90% der Fälle) kommt es zur reflektorischen Sinusknotendepression mit Sinusknotenstillstand, in 50% auch zur zusätzlichen AV-Blockierung. Bei diesen Patienten besteht auch eine vasodepressorische Komponente mit Blutdruckabfall um 10–60 mmHG (Morley u. Sutton 1984).
- der *vasodepressorische Typ* (5–10% der Fälle) ist durch einen plötzlichen Blutdruckabfall (mehr als 50 mmHg) ohne wesentliche Frequenzreduktion gekennzeichnet.
- (*primär zerebraler Typ* (0–5% der Fälle): seine Existenz ist umstritten.)

Schrittmacherauswahl bei Karotissinussyndrom:

DDI und *(VVI + Hysterese).*
Während die vasodepressorische (blutdrucksenkende) Komponente durch die Schrittmachertherapie kaum beeinflußt werden kann, ist die „herzhemmende" Wirkung durch Schrittmacherstimulation zu behan-

deln. Das beste hämodynamische Ergebnis ergibt der *DDI*-Modus (Morley u. Sutton 1984), wobei hier die AV-Koordination gewahrt bleibt und auch bei der in 80% vorhandenen ventrikuloatrialen (retrograden) Leitung keine Probleme auftreten.
Alternativ wird öfter ein *VVI-Modus mit Hysterese* angewandt (s. S. 101). Durch die Hysterese werden Interferenzen zwischen Eigenrhythmus und Schrittmacherrhythmus minimiert.

Wie beim *VVI*-Schrittmacher ohne Hysterese könnte aber auch in diesem Fall eine retrograde Leitung ein Schrittmachersyndrom (s. S. 34) verursachen und/oder die vasodepressorische Komponente noch verstärken. Ein *VVI*-Schrittmacher ohne Hysterese ist aus oben genannten Gründen *nicht* zu empfehlen. Zusätzlich kann bei normal eingestellter Stimulationsfrequenz die Induktion von Vorhofflimmern gefördert werden. Reduziert man die Stimulationsfrequenz auf z. B. 50 ipm, reicht diese unter *VVI*-Stimulation möglicherweise nicht aus, um eine Synkope hämodynamisch abzufangen.
Vorhofschrittmacher (*AAI*) schließen sich wegen der häufigen Beteiligung der AV-Überleitung beim Karotissinussyndrom aus.

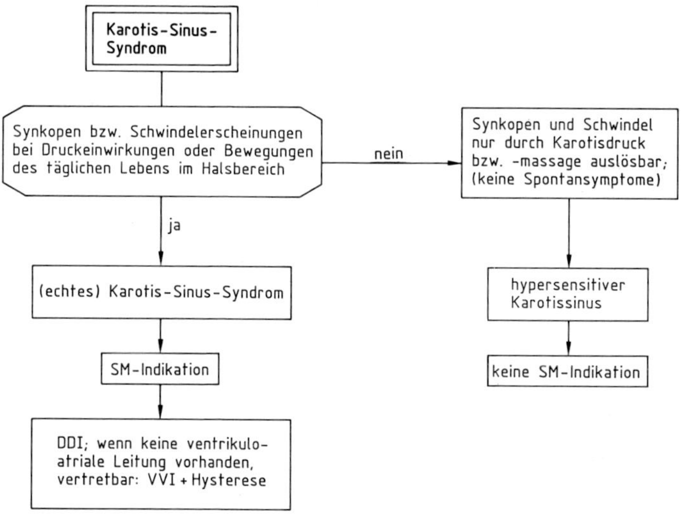

SM = Herzschrittmacher

VIII. Seltene Indikationen

1. Seltene und schwer nachweisbare Synkopen

Einige sehr selten auftretende synkopale Anfälle können bei der Diagnose Schwierigkeiten bereiten. Trotz sorgfältiger Anamnese und trotz nichtinvasiver (z. B. mehrmalige Langzeit-EKG-Aufzeichnungen) und invasiver Voruntersuchungen gibt es immer wieder Fälle, bei denen die kardiale Genese der Synkopen nicht zu beweisen ist. Hier wird man sich nur im Extremfall für eine Schrittmachertherapie (z. B. *VVI + Hysterese bzw. DDI*) entscheiden können.

2. His-Bündel-Ablation

Die His-Bündel-Ablation (s. S. 65) wird zur Therapie bedrohlicher und somit symptomatischer supraventrikulärer Tachykardien eingesetzt, die anderweitig (medikamentös oder durch zusätzliche antitachykarde Elektrotherapie) nicht zu beherrschen sind.
Die Indikation ist sehr streng zu stellen. Voraussetzung ist eine genaue Untersuchung der intrakardialen Leitungsverhältnisse mit His-Bündel-EKG, Mapping, Stimulationsversuchen usw.
Ziel der His-Bündel-Ablation ist die komplette Unterbrechung der AV-Überleitung (totaler AV-Block) mit der Notwendigkeit der anschließenden Implantation eines Schrittmachers.

Schrittmacherauswahl bei His-Bündel-Ablation

VVIR
Bei erfolgreicher His-Bündel-Ablation (mit nachfolgendem AV-Block III. Grades) ist ein Ventrikelschrittmacher mit Frequenzadaptation, *VVIR*, evtl. DDIR[50], indiziert. Dieselbe Indikation gilt auch für den Fall einer chirurgischen Durchtrennung der AV-Überleitung.

3. Therapierefraktäre Tachykardien

Schrittmacherauswahl bei problematischen Tachykardien (s. S. 55). Der Einsatz des AICD[51] (Automatischer implantierbarer Kardioverter/Defibril-

[50] Schrittmacher mit dieser Betriebsart befinden sich noch in Entwicklung.
[51] Zum Beispiel Ventak, CPI; Guardian, Telectronics/Cordis.

lator, s. S. 65) ist bei therapierefraktären ventrikulären Tachykardien (bzw. rezidivierendem Kammerflattern) indiziert, die bedrohliche Symptome verursachen.
Für den Fall, daß sich Tachykardien, z. B. Reentrytachykardien, WPW-Syndrom usw., als medikamentös therapierefraktär erweisen, stehen bisher nur antitachykarde *Ein*kammerschrittmacher[52] zur Verfügung (abgesehen von dem beschriebenen - primär antibradykarden - DDD-Schrittmacher mit antitachykarder Zusatzfunktion Symbios 7008).
Für die Differentialtherapie der antitachykarden Herzschrittmachertherapie darf auf die weiterführende Literatur verwiesen werden (insbesondere: Lüderitz 1987).
Insgesamt kann sich die Indikationsstellung und Schrittmacherauswahl sehr komplex gestalten. Es ist notwendig, den Patienten besonders aufmerksam anzuhören und zu untersuchen, um die entsprechende Indikationsstellung rechtzeitig vornehmen zu können, bevor Schäden eingetreten sind, oder auch um festzustellen, daß keine Indikation für eine Schrittmachertherapie vorliegt. Eine enge Zusammenarbeit zwischen Hausarzt und implantierender Klinik ist gerade für die Indikationsstellung von entscheidender Bedeutung.

---

[52] Zum Beispiel Intertach, Intermedics; Tachylog, Siemens; Pasar, Telectronics.

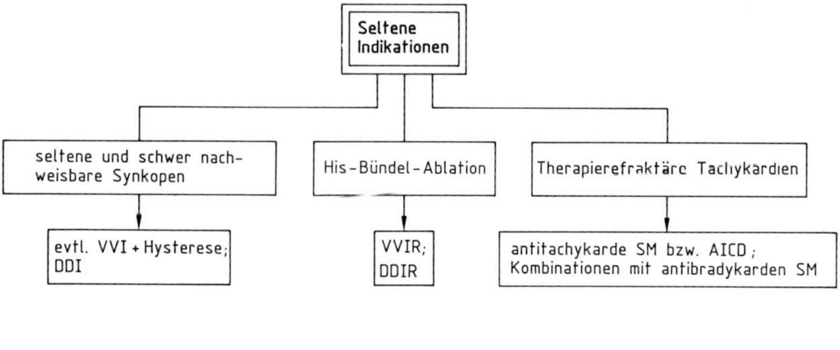

SM = Herzschrittmacher

C. Gebräuchlichste Implantationstechnik

I. Chirurgisches Vorgehen

Nach richtiger Indikationsstellung und optimaler Schrittmacherauswahl ist als nächster Schritt die Implantation des Schrittmachersystems vorzubereiten und auszuführen. Da ein Fremdkörper implantiert wird, sind hohe Anforderungen an sterile Kautelen (evtl. Knochenoperationssaal) zu stellen. Auf gute perioperative Meßergebnisse ist zu achten, denn sie erleichtern bzw. optimieren die Schrittmachernachsorge. Eine enge Zusammenarbeit von Chirurgen und Internisten bei der Schrittmacherimplantation halten wir für unabdingbar.
Normalerweise werden die Elektroden *transvenös-endokardial* eingebracht.
Vor der Implantation muß der Patient mündlich und schriftlich über den Eingriff und potentielle Risiken *aufgeklärt* werden.

1. Anästhesie

Für eine Schrittmachererstimplantation genügt praktisch immer eine Lokalanästhesie im Gebiet der anzulegenden Schrittmachertasche bzw. der Schnittführung. Eine Allgemeinnarkose ist in der Regel unnötig, denn sie belastet den Organismus des Patienten und könnte die intrakardialen Meßwerte verfälschen. Aus diesem Grunde verwenden wir nur in Ausnahmefällen eine Prämedikation. Außerdem kann gerade beim schrittmacherabhängigen Patienten eine Allgemeinnarkose die Beurteilung der Kreislauflage erheblich erschweren oder unmöglich machen, besonders wenn für Meßzwecke niedrige Frequenzen bzw. kurzzeitige Stimulationspausen (2 s) benötigt werden.
Eine Allgemeinnarkose bzw. Neuroleptanalgesie wird in der Regel nur bei Komplikationen gebraucht, etwa bei einem Schrittmacherwechsel wegen Infektion der Schrittmachertasche bzw. Drucknekrose mit evtl. zu erwartender Spätinfektion (Staphylokokkus epidermidis) oder bei einem

Schrittmacherwechsel, bei dem wegen starker Narbenbildung Lokalanästhetika nicht mehr ausreichend wirken.

2. Auswahl des chirurgischen Eingangsortes

Normalerweise bevorzugen wir (aus organisatorischen Gründen bei der Operation) die rechte Seite für die Schrittmachertasche. Auch sind die Venen rechts meist kräftiger ausgebildet.
Von einigen Autoren wird jene Seite als chirurgischer Eingangsort empfohlen, auf der weniger Muskeltätigkeit zu erwarten ist, also die linke Seite beim Rechtshänder und umgekehrt. Dadurch soll das Risiko der Störbeeinflussung durch Skelettmuskelsignale herabgesetzt sein.
Bei Jägern und sonstigen Gewehrschützen verwenden wir die kontralaterale Seite des Gewehranlegepunktes. Bei mammaamputierten Patientinnen (evtl. mit Nachbestrahlung usw.) oder bei besonders mageren Personen kann es in seltenen Fällen notwendig werden, mittels einer Elektrodenverlängerung das Schrittmacheraggregat unter die Bauchhaut zu implantieren.

3. Implantationstechnik

Nach Lokalanästhesie wird der Hautschnitt parallel und etwa 1,5 cm medial der Mohrenheim-Grube angelegt. Danach bereitet man die Tasche für das Schrittmacheraggregat in *medialer* Richtung mittels „Fingerspreiztechnik" subfaszial[53] vor. Das weitere Vorgehen kann auf 2fache Weise erfolgen: beim klassischen Vorgehen werden in die V. cephalica 1 bzw. 2 Elektroden eingeführt. Ist dies – z. B. wegen eines zu kleinen Lumens der V. cephalica – nicht möglich, wird die 2. Methode angewandt (die von manchen auch als primäre Methode bevorzugt wird): Mittels eines Einführungsbesteckes („introducer set") wird die V. subclavia direkt punktiert. Das Einführen des Bestecks soll möglichst

---

[53] Wir verwenden i. allg. unipolare, einseitig isolierte (ummantelte, „coated") Schrittmacheraggregate. Die nicht isolierte Fläche (meist die mit der Aufschrift), die als indifferenter Pol dient, liegt – nach entsprechender Implantation – der Faszie und *nicht dem Muskel* an. Allerdings ist hiermit auch die Oberfläche der indifferenten Elektrode (= Schrittmachergehäuse) um mehr als die Hälfte reduziert. Durch die erwähnte Konstellation geht die elektrische Stimulationsenergie nicht primär auf den Muskel über, sondern auf die Faszie, die sich von sich aus nicht kontrahieren kann. Somit ist das Risiko von Muskelkontraktionen minimiert.

in Verlaufsrichtung des Gefäßes erfolgen, um das Vorschieben der Elektroden zu erleichtern.

Die V. subclavia wird punktiert, ein Seldinger Draht über die Kanüle eingeführt, danach das Einführungsbesteck (mit Dilatator und Führungshülse) darübergeführt und der Dilatator entfernt. Der Seldinger Draht wird in der Führungshülse belassen, die 1. Elektrode samt Mandrin in das Herz vorgeführt. Die Führungshülse wird entfernt. Soll noch eine 2. Elektrode eingeführt werden (bei Zweikammerschrittmachern, wenn nicht eine Elektrode schon über die V. cephalica vorgeschoben werden konnte), dann wird der noch liegende Seldinger Draht wiederum als Führungsschiene für ein 2. Einführungsbesteck verwandt, und die 2. Elektrode in gleicher Technik über die V. subclavia plaziert.

Sollten die beiden erwähnten Methoden nicht zum Erfolg führen (z. B. wegen eines thrombotischen Verschlusses oder aufgrund von Anomalien), kann auf andere Gefäße oder auf die kontralaterale Seite ausgewichen werden. Die Vv. jugulares externae oder internae sind - im Gegensatz zu früheren Vorgehensweisen - nicht mehr zu empfehlen, da damit das Risiko von Scheuerstellen an der Klavikula bzw. eines Elektrodenbruches deutlich erhöht ist und ferner der subkutane Verlauf der Elektrode störend wirken kann.

4. Elektrodenauswahl bei Zweikammerschrittmachern

Die Technik der Elektrodenplazierung hängt bis zu einem gewissen Grade von der Elektrodenauswahl ab. Bei der Elektrodenauswahl gilt es zu beachten, daß der Stecker (Konnektor) der Elektroden und das Konnektorgehäuse des Schrittmacheraggregats übereinstimmen. Bis vor einigen Jahren gab es 2 Normen, eine Steckernorm mit 5 mm Durchmesser (Medtronic) und eine mit 6 mm Durchmesser (Cordis). Dazu kamen in den letzten 2 Jahren Stecker mit 3,2 mm Durchmesser bzw. VS1 („Voluntarystandard“) Norm. Die *IS1* Norm („Internationale Standardnorm“) soll international einheitliche Norm werden. Die IS1-Norm legt ebenfalls einen Steckerdurchmesser von 3,2 mm und weitere Standards fest, welche Länge, Aussehen und Abdichtung von Konnektor und Konnektorgehäuse betreffen.

Elektrodenkonnektoren (Verbindungsstecker der Elektroden zum Schrittmacheraggregat) mit ihren Durchmessern

Typ[a]	Durchmesser
1 Medtronic	5 mm
2 Cordis	6 mm
3 Medtronic	3,2 mm unipolar
4 Medtronic	3,2 mm bipolar
5 Cordis	3,2 mm unipolar
6 Cordis	3,2 mm bipolar
7 VS1 (Voluntary-Standardkonnektor)	3,2 mm unipolar
8 VS1 (Voluntary-Standardkonnektor)	3,2 mm bipolar
9 *IS1 (Internationaler-Standardkonnektor)*	3,2 mm unipolar
10 *IS1 (Internationaler-Standardkonnektor)*	3,2 mm bipolar

[a] Die bipolaren Konnektoren 4, 6, 8, 10 sind In-line-Konnektoren (s. „Schrittmacherlexikon").
Da die unipolaren Konnektoren 3, 5, 7, 9 nach ähnlichen Ausmaßen hergestellt sind, werden sie öfter ebenfalls mit „In-line" bezeichnet.

Es stehen Elektroden mit aktiver (Schraubelektroden) oder passiver (z. B. Ankerelektroden) Fixationshilfe zur Verfügung (Abb. 75).
Die Vor- und Nachteile der Elektroden mit aktiver oder passiver Fixationshilfe zeigt die folgende Übersicht:

Vorteile der Schraubelektroden gegenüber den Ankerelektroden:

- einfachere und sicherere Befestigung auch für ungeübte Implanteure,
- leichtere Entfernbarkeit bei Elektrodenkomplikationen,
- auch bei speziellen Indikationen einsetzbar (z. B. nach Herzoperation bzw. beim Entfernen einer infizierten Elektrode).

Nachteile der Schraubelektroden gegenüber den Ankerelektroden:

- schlechtere Wahrnehmungs- und Stimulationswerte,
- das Verletzungssignal kann hohe kardiale Eigensignale, (z. B. P-Wellen) vortäuschen,
- die Gefahr der Herzwandperforation ist größer,
- die Plazierung der Elektrode an Orte mit Zwerchfellmiterregung ist eher möglich (oft an lateraler Wand),
- die Plazierung an Orte, die relativ weit vom Sinusknoten entfernt liegen, ist eher möglich (großer Stimulus-P-Abstand).

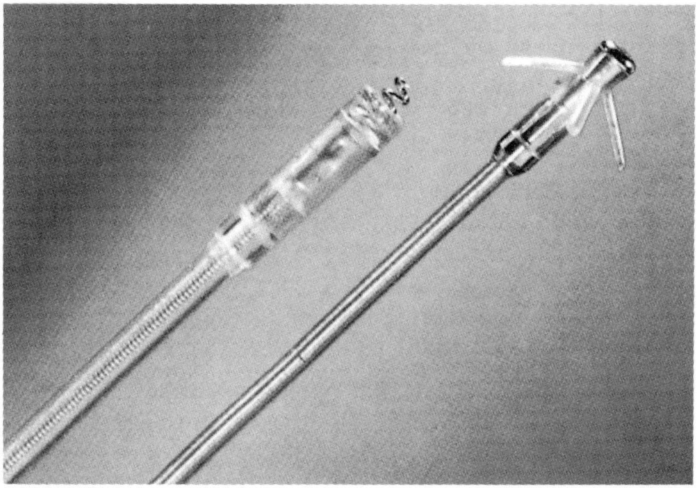

Abb. 75. Elektroden mit passiver (Ankerelektroden) und mit aktiver (Schraubelektroden) Fixationshilfe. (Die Abbildung wurde von der Firma Medtronic zur Verfügung gestellt)

Wegen der besseren Wahrnehmungs- und Stimulationswerte bevorzugen wir Elektroden mit passiver Fixationshilfe, also Ankerelektroden.
In Ausnahmefällen kann eine Ankerelektrode im Vorhof nicht zu plazieren sein, da das dazu nötige Geflecht im Herzohr fehlt (z. B. bei Zustand nach Herzoperationen). Im Ventrikel kann dagegen eine Ankerelektrode praktisch immer plaziert werden. Andererseits kann eine Schraubelektrode im Ventrikel von Vorteil sein, wenn beim permanent schrittmacherabhängigen Patienten eine infizierte Ventrikelelektrode entfernt werden muß und die neu gelegte Elektrode vor dem Herausziehen aus dem Ventrikel gesichert werden soll.

5. Plazierung der Elektroden

In der Regel ist unser Vorgehen folgendermaßen: Wenn die beiden Elektroden nicht ohne weiteres in das Herzkavum eingeführt werden können, sondern die V. cava inferior heruntergleiten, besteht die Möglichkeit, die Mandrins (Führungsdrähte) der Elektroden um etwa 2–3 cm zurückzuziehen und die damit sehr flexiblen Elektrodenköpfe in das Herzkavum einschwemmen zu lassen.

Die 2. Möglichkeit besteht darin, dem Mandrin eine sehr geringgradige, weitkurvige Biegung zu geben und so in das rechte Herzkavum zu gelangen.

> *Hinweis:*
> Beim Hantieren mit dem Mandrin der Elektroden sollten die OP-Handschuhe nie blutig sein. Die Handschuhe müssen stets vorher gereinigt werden (z. B. mit steriler Kochsalzlösung), da das Eindringen von blutigen Resten in den Elektrodenkanal das Einführen des Mandrins erheblich behindern oder gar unmöglich machen kann.

Zunächst wird die Ventrikelelektrode in die Spitze der rechten Herzkammer (bei vollständig eingeführtem Mandrin) plaziert und der Mandrin einige Zentimeter zurückgezogen.
Vorher wird noch versucht, die Elektrode in Richtung der Pulmonalklappe hochzuführen, um sicher zu sein, daß die Elektrode nicht in einem Koronarsinus liegt, sondern im Kavum des Herzens. Zeigt sich in der Röntgendurchleuchtung eine stabile Lage der Elektrodenspitze, wird eine vorläufige Kurzmessung (am schnellsten R-Wellen-Messung) durchgeführt.
Danach wird die Plazierung der atrialen Elektrode vorgenommen. Die Schraubelektrode wird oft an der anterioren lateralen Wand des rechten Vorhofes plaziert. Bei der Ankerelektrode erfolgt die Plazierung vorne medial im Herzohr.

Die Spitze dieser Elektrode sollte vorerst im rechten Vorhof liegen. Der (noch ungebogene) Mandrin der atrialen Elektrode wird vollständig zurückgezogen. Danach wird das Ende des Mandrins J-förmig gebogen. Die Biegung erfolgt je nach geschätzter Größe des rechten Vorhofes individuell. Als nützlich kann es sich erweisen, an das proximale Ende des Mandrins eine Klemme anzubringen, die in die Richtung der Biegung weist (Abb. 76).
Damit kann man nach Wiedereinführung dieses Mandrins in die atriale Elektrode die Drehrichtung der Elektrode weitgehend bestimmen. Die Elektrodenspitze sollte nach ventral geführt werden, um in das Herzohr zu gelangen, wo sie plaziert wird. Ist die Plazierung korrekt, zeigt sich ein typischer Seitenschlag der Elektrodenspitze im Rhythmus des Vorhofes. Der Mandrin wird dann zurückgezogen. Die Elektrode sollte jetzt fixiert sein. Vor den endgültigen Messungen sollten die Mandrins aus beiden Elektroden vollständig entfernt werden.
Der Patient wird jetzt noch sicherheitshalber aufgefordert, tief einzuatmen und danach stark zu husten, als Test für die stabile Lage der beiden Elektroden. Sollten die Meßergebnisse beider Elektroden noch nicht befriedigend sein, müssen Korrekturen an der Elektrodenlage vorgenommen werden.
Hat man für die Plazierung im Atrium eine Schraubelektrode verwendet, so sollte beachtet werden, daß diese – abgesehen von ausreichenden Meßwerten – relativ nah zum Sinusknoten plaziert wird, damit nicht ein längerer Spike-P-Abstand (Intervall

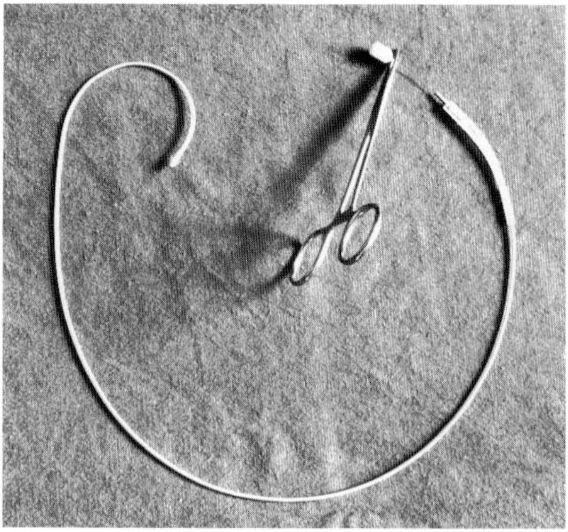

Abb. 76. Die am proximalen Ende des Mandrins angebrachte Klemme gibt die Richtung der Mandrinbiegung an, so daß die Spitze der atrialen Elektrode nach ventral in das Herzohr geführt werden kann

zwischen atrialem Schrittmacherstimulus und Myokarderregung des Vorhofs) entsteht. Auch sollte bei einer untypischen Plazierung besonders die Miterregung des N. phrenicus, also Zwerchfellzucken bei höherer Stimulationsenergie, vermieden werden. Wie oben schon erwähnt, ist auch eine Perforation der oft recht dünnen Vorhofwand durch die Schraubelektrode eher möglich.
Für den Vorhof werden auch sog. *J-Elektroden* verwendet. Diese Elektroden sind *ohne* Mandrin j-förmig gebogen und behalten die Biegung nach Entfernung des Mandrins bei. Sie haben den Vorteil der fallweise einfacheren Plazierung.
Die vorgegebene Biegung der J-Elektroden hat aber auch Nachteile:
- J-Elektroden sind steifer und „scheuern" somit stärker am Endokard,
- ihre Biegung läßt sich nicht individuell gestalten, also nicht der Größe des jeweiligen Vorhofes anpassen, wie bei der obigen Technik,
- durch ihre vorgegebene Biegung können J-Elektroden (im Röntgenthorax) eher eine stabile Lage der Elektrodenspitze im rechten Herzohr vortäuschen.

Bei der obigen Technik muß die Elektrodenspitze im Geflecht des Herzohres nach Zurückziehen des Mandrins hängen, ansonsten würde sie – in der Röntgendurchleuchtung sichtbar – „herunterfallen".

Wenn die Meßwerte und die Elektrodenlage in Ordnung sind, sollte noch darauf geachtet werden, daß bei den Elektroden genügend Längsreserve vorhanden ist, da sie sich im Stehen deutlich straffen (Abb. 77 a, b).

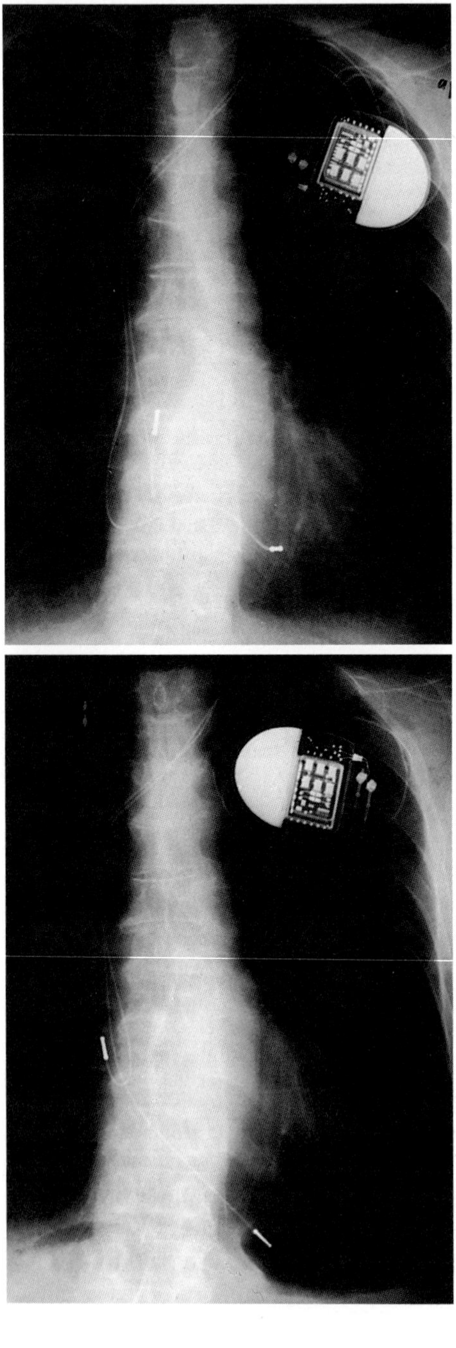

a

b

6. Verbindung des Schrittmachersystems und Wundverschluß

Danach werden die Elektroden am Eintrittspunkt in die V. cephalica bzw. V. subclavia an Faszie und Muskulatur gut fixiert (ohne die Nähte derart zu straffen, daß die Isolierung der Elektroden durchschnitten wird). Bevor die Elektroden mit dem Schrittmacheraggregat verbunden werden, müssen die Stecker von Blut gesäubert sein. Es ist darauf zu achten, daß die Stecker *ganz* in den atrialen bzw. ventrikulären Kanal des Schrittmacheraggregates eingeführt und festgeschraubt werden.

> *Hinweis:*
> Um einer Verwechslung der atrialen und ventrikulären Elektrode vorzubeugen, empfiehlt es sich, nach endgültiger Plazierung der ventrikulären Elektrode diese am Stecker zu kennzeichnen (z. B. mit einem Faden).

Ist man sich nicht sicher, sollte – vor Verbindung der Elektrode mit dem Schrittmacheraggregat – eine Stimulation über eine Elektrode mit dem Meßgerät erfolgen. Damit läßt sich dann am EKG ablesen, welche der beiden Elektroden wo liegt.
Die freien Elektrodenenden werden dann sorgsam in Schlingen gelegt und *unter* das Schrittmacheraggregat gebracht (damit bei späterem Aggregatwechsel nicht zuerst die Elektroden präpariert werden müssen oder versehentlich beschädigt werden). Das Schrittmacheraggregat wird in die vorbereitete Schrittmachertasche eingeführt (s. Fußnote S. 146). Durch eine Fasziennaht wird laterales Verrutschen des Schrittmacheraggregates weitgehend verhindert. Die Operationswunde wird primär verschlossen. Die Fäden werden nach 8 Tagen entfernt.
Bei guter intraoperativer Blutstillung ist im Normalfall keine Drainage erforderlich.
Eine Blutstillung mittels Elektrokauter darf (wegen seiner elektromagnetischen Störwirkung) nur *vor* Einführung des Schrittmachersystems angewandt werden.

◁

Abb. 77 a, b. Vergleich einer Thoraxaufnahme bei Inspiration im Liegen (**a**) und im Stehen (**b**) beim selben Patienten: Im Stehen können sich die Elektroden erheblich straffen

II. Intraoperative Messungen

Für die weitere Schrittmachernachsorge sind die intraoperativen Messungen wichtig. Hierbei sollten die bestmöglichen Werte angestrebt werden. Eine Zusammenfassung gibt die folgende Übersicht:

Intraoperative Messungen bei Zweikammerschrittmachern:

1. Wahrnehmung (Stimulation inhibiert bzw. Stimulationsfrequenz niedriger als Eigenfrequenz)

- Wahrnehmung der Eigensignale im Vorhof (P-Welle >3 mV) und Ventrikel (R-Welle >8 mV),
- Unterschied von mehreren P-Wellen- und R- Wellen-Messungen (je ca. 10 mal) zur Prüfung der Elektrodenstabilität (Differenz <20%),
- Messung der „slew rate“ (>0,5 mV/ms) von P-Welle und R-Welle,
- Ausdrucken eines intrakardialen (v. a. intraatrialen) EKGs, zur Erkennung von Artefakten, bei Schraubelektroden des Verletzungspotentials.

2. Stimulation (Stimulationsfrequenz höher als Eigenfrequenz)

- Reizschwelle (<0,9 V bei 0,5 ms Impulsdauer) im Vorhof und im Ventrikel,
- Widerstand der Elektroden im Vorhof und Ventrikel (<1000 Ω),
- Messung einer evtl. vorhandenen retrograden (ventrikuloatrialen Leitung) unter VVI-Stimulation und intraatrialem EKG-Ausdruck,
- Muskel- oder Zwerchfellzucken unter höchsten Energieabgaben von 10 V im Vorhof und Ventrikel.

1. Geräte und Vorbereitung

Für die intraoperativen Messungen muß ein entsprechendes Gerät zur Verfügung stehen. Das Meßgerät mit den derzeit breitesten Anwendungsmöglichkeiten ist der *„Pacer System Analyzer (PSA) 5311“* (Medtronic). Bei diesem Gerät läßt sich nicht nur ein Zweikammermodus prüfen, sondern auch die „slew rate“ (Signalanstiegsgeschwindigkeit) der Eigensignale und – oft sehr wertvoll – ein intrakardiales EKG ausdrucken. Es kann auch in einfacher Weise die retrograde Leitung bestimmt sowie eine Sicherheitsstimulation im Ventrikel weitergeführt werden, während im Atrium gemessen wird.
Ein Defibrillator sollte einsatzbereit zur Verfügung stehen.

Beschrieben werden die Messungen für einen Zweikammerschrittmacher. Für Einkammerschrittmacher gelten die jeweiligen Abschnitte, welche die Methodik für den Vorhof oder den Ventrikel beschreiben.

Folgendes Vorgehen wird empfohlen:

Der Mandrin der Elektrode sollte vor der vorläufigen Messung ca. 10 cm aus der Elektrode herausgezogen sein, vor der endgültigen Messung ganz entfernt werden. Die indifferente Elektrode sollte einen guten Kontakt (möglichst großflächig mit größerem Roux oder Selbsthalter) mit dem subkutanen bzw. subfaszialen Gewebe aufnehmen. Bei Nichtbeachtung (z. B. wenn die Krokodilklemme nur einfach in die Schrittmachertasche gesteckt wird) werden bis zu 50% größere Reizschwellenwerte gemessen.
Besonders zu beachten ist auch, daß der evtl. noch liegende Mandrin oder überhaupt die differente Elektrode (mit ihrem Anschluß an das Meßgerät durch die Klammer des sterilen Kabels) keinen Kontakt zum Körper bekommt, um die Meßwerte nicht zu verfälschen. Die Batterien des Meß- und Stimulationsgerätes sollten in Ordnung sein. Bei schrittmacherabhängigen Patienten empfiehlt es sich, noch ein 2. Notfallstimulationsgerät (auch ein einfacheres genügt) mit dazu passenden sterilen Kabeln griffbereit zu haben.

2. Vorläufige Messung

Liegen ventrikuläre und atriale Elektrode stabil in korrekter Position, werden – nach Herausziehen des Mandrins um ca. 10 cm – zuerst die „slew rate" bzw. P- und R-Welle (Eigensignale des Herzens) gemessen. Liegt die „slew rate" (dV/dt = V/s = mV/ms), also die Signalanstiegsgeschwindigkeit der Eigensignale im Ventrikel und im Atrium über 0,5 mV/ms, oder liegt die P-Welle über 3 mV und die R-Welle über 8 mV, kann man den Mandrin aus beiden Elektroden ganz entfernen und zu den endgültigen Messungen übergehen.

3. Endgültige Messung

a) Wahrnehmung (vgl. S. 75)

Zur Messung der Wahrnehmung über die liegenden Elektroden wird die Stimulation ganz oder bei permanent schrittmacherabhängigen Patienten kurzzeitig (2 s) inhibiert.
Die *P-Wellen* sollten über 3 mV liegen. Bei Aufzeichnung von ca. 10 Aktionen sollte die Schwankungsbreite (Differenz der P-Wellen von Schlag zu Schlag[54] gemessen) untereinander 20% nicht überschreiten; letzteres zeigt eine stabile Elektrodenlage. Zu beachten ist, daß während der P-Wellen-Messungen (die Meßtaste bleibt gedrückt) keine Stimulation stattfindet.
Für die *R-Wellen* gilt dasselbe wie für die P-Wellen, nur sollten die R-Wellen-Signale über 8–10 mV liegen.
Auch die *"slew rate"* der Eigensignale kann über die Qualität der Elektrodenlage Auskunft geben. Sie sollte sowohl im Vorhof wie auch im Ventrikel mehr als 0,5 mV/ms betragen. Ist die „slew rate" der Eigensignale zu klein, so ist die Signalverstärkung nach Passieren des Schrittmachereingangsfilters evtl. nicht ausreichend.
Der intrakardiale EKG-Ausdruck, der für 2 s ausgeschrieben wird, kann sehr wichtige Hinweise auf Artefakte geben, die z. B. hohe P-Wellen-Werte vortäuschen (Abb. 78) bzw. bei Schraubelektroden Verletzungssignale anzeigen. Das Verletzungssignal der Schraubelektrode, das zu kurz nach dem Einschrauben gemessen wurde, kann höher sein als die P-Welle und eine ausreichend hohe P-Welle vortäuschen (Abb. 79).
Nach dem Einschrauben von Schraubelektroden sind immer erst ca. 5 min abzuwarten, damit das Maximum des Verletzungssignals abgeklungen ist. Außerdem sollte hier immer ein intrakardiales EKG zur Differenzierung ausgeschrieben werden.

b) Stimulation

Die Stimulationsfrequenz muß höher angesetzt werden als die Eigenfrequenz des Herzens.
Die Reizschwelle in Vorhof und Ventrikel sollte unter 0,9 V (bei 0,5 ms Impulsdauer) liegen.
Auch die Elektrodenwiderstände sollten gemessen werden, sie liegen in der Regel zwischen 300 und 1000 Ω. Bei Werten über 1500 Ω besteht der

---

[54] Beat-to-beat-Messung.

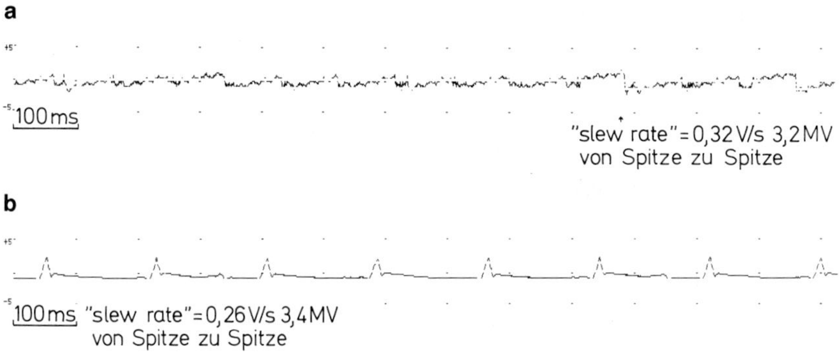

Abb. 78. a Bei dieser Messung war versehentlich keine Schrittmacherelektrode an das Kabel angeschlossen worden, es zeigte sich eine zwar ungenügende „slew rate" von 0,3 mV/ms, aber eine ausreichende P-Welle von 3,2 mV (von Spitze zu Spitze gemessen), die sich im intraatrialen EKG als Artefakt entpuppte.
b Hier war die atriale Elektrode angeschlossen, es fanden sich dieselben Meßwerte wie unter **a**, im intraatrialen EKG zeigte sich Vorhofflattern mit regelrechter Messung der P-Wellen

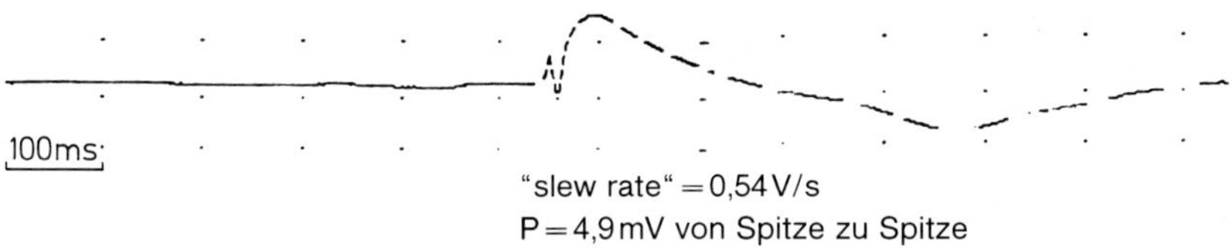

Abb. 79. Das Verletzungssignal der Schraubelektrode kann kurz nach dem Einschrauben höher sein als das Eigensignal z. B. der P-Welle

Verdacht auf einen Elektrodenbruch. Auch Myokardnekrosen können solche Werte hervorrufen.

Fallbeispiel:
Bei einer 65jährigen Patientin mit AV-Block II. Grades und Synkopen waren im EKG keine Zeichen für einen abgelaufenen Myokardinfarkt vorhanden. Vor Jahren war einmal ein solches kurzzeitiges Ereignis vermutet worden. Es fanden sich jedoch keine Hinweise im EKG oder im Echokardiogramm. Bei der Plazierung der Ventrikelelektroden ergaben sich in der rechten Herzspitze und Umgebung hohe Elektrodenwiderstandswerte über 1000 Ω, so daß wir zuerst an eine Unterbrechung der Elektrode dachten. Vor dem Herausziehen der Ventrikelelektrode führten wir jedoch zur Überprüfung die atriale Elektrode in den Ventrikel ein und nahmen dort Messungen vor, welche dieselben Werte ergaben. Die atrialen Meßergebnisse waren gut, so daß ein Elektrodende-

fekt ausgeschlossen werden konnte. Nach längerem Suchen fanden wir dann kurz hinter der Trikuspidalklappe im rechten Ventrikel sehr gute Meßergebnisse, so daß ein großes Endokardnarbengebiet in der rechten Ventrikelspitze und Umgebung angenommen werden mußte. Der Zweikammerschrittmacher funktionierte danach ohne Probleme.

Wichtig ist auch die Feststellung, ob (zum jeweiligen Zeitpunkt) eine *retrograde Leitung* (VA- = ventrikuloatriale Leitung) vorhanden ist. Mit dem PSA 5311 läßt sich diese einfach messen, da unter VVI-, also ventrikulärer Stimulation (am besten mit verschiedenen Frequenzen, da eine Verlängerung der VA-Leitung von der Frequenz abhängig ist) ein intraatriales EKG aufgezeichnet werden kann. Liegt eine retrograde Leitung vor, kann diese an der intraatrialen Aufzeichnung abgelesen werden, ebenso das Zeitintervall der VA-Leitung (zum Zeitpunkt der Implantation).
In manchen Kliniken wird auch die antegrade Leitung (Wenckebach-Punkt) während der Operation überprüft. Wenn erforderlich, bevorzugen wir es, diese Messung präoperativ durchzuführen (s. S. 126).

4. Prüfung auf Zwerchfellzucken und Elektrodenstabilität

Zum Schluß wird noch eine Zweikammer-Stimulation mit hoher Energieabgabe (10 V in Vorhof und Ventrikel bei 0,5 ms Impulsdauer) durchgeführt, um eine Prüfung auf Zwerchfell- oder Muskelzucken vorzunehmen. Ist ein *Zwerchfellzucken* bei diesen Werten vorhanden, muß man überprüfen, welche Elektrode dies verursacht. Sie sollte dann an einem anderen Ort plaziert werden, weil man öfter die Erfahrung macht, daß während der Einheilungsvorgänge das Zwerchfellzucken gelegentlich schon bei niedrigeren Energieabgabewerten auftritt. In äußerst seltenen Fällen kann auch einmal das Auswechseln mit einem bipolaren Schrittmachersystem notwendig werden.
Nach diesen Messungen empfiehlt sich abschließend, den Patienten zur tiefen Inspiration und zum heftigen Husten aufzufordern, um die Stabilität der Elektrodenlage zu überprüfen.

D. Komplikationen und Störeinflüsse bei der Schrittmachertherapie

Während und kurz nach der Operation kann es zu Komplikationen und Störungen kommen. Die wichtigsten werden hier aufgeführt.

I. Intra- und postoperative Komplikationen

1. Intraoperative Komplikationen

Während der Operation können Rhythmusstörungen aller Art auftreten, von Vorhofflimmern bis zu Kammerflattern.

a) Herzrhythmusstörungen

Bei perioperativem *Vorhofflimmern* sind die atrialen Meßwerte in der Regel nicht zu verwerten (das Vorhofflimmern tritt manchmal nur kurzzeitig auf). Man muß sich dann auf die stabile Lage der Elektrode in der Röntgendurchleuchtung verlassen.
Ventrikuläre Extrasystolen treten aufgrund des Elektrodenreizes relativ oft auf. Für den Fall eines *Kammerflatterns* muß man hingegen unbedingt durch einen bereitstehenden externen Defibrillator gerüstet sein.

b) Dislokation der Elektroden

Eine andere Komplikation ist die *Dislokation* der *atrialen* Elektrode, v.a. bei Elektroden mit passiver Fixation und bei atypischen Verhältnissen im Herzvorhof (z.B. mangelndem Trabekelwerk im Herzohr). Die Dislokation der *ventrikulären* Elektrode ist sehr selten. Die Elektrode flottiert dann, was sich im Durchleuchtungsbild und auch an der Inkonstanz der Meßwerte erkennen läßt.

Mikrodislokationen, die anhand von inkonstanten Stimulations- und Wahrnehmungseigenschaften erkannt werden, treten besonders im Langzeitverlauf auf. Die Elektroden können auch versehentlich in den *Koronarsinus* eingeführt sein. Eine Durchleuchtung in 2 Ebenen oder das routinemäßige Hochführen der Elektrode in den pulmonalen Ausflußtrakt schützen hiervor.

c) Herzperforation und Herzbeuteltamponade

Besonders bei Schraubelektroden ist die Gefahr einer Herzperforation – v.a. bei dünnen Vorhofwänden – gegeben. Eine darauffolgende Herzbeuteltamponade ist möglich.

d) Mitstimulation des Zwerchfells

Bei Reizung des N. phrenicus kommt es zur Mitstimulation des Zwerchfells, was sich als Zwerchfellzucken bemerkbar macht. Das Risiko ist besonders bei Plazierung von Schraubelektroden an der lateralen Vorhofwand gegeben. Die Elektrode sollte in diesem Fall neu plaziert werden.

e) Luftembolie

Bei der Punktion der V. subclavia kann es zur Luftembolie kommen (beim Eintreten von Luft durch das Einführungsbesteck in den Kreislauf). Deshalb empfiehlt es sich, in den entsprechenden Operationsphasen eine Kopftieflage des Patienten vorzunehmen. Der Führungskanal des Einführungsbesteckes sollte vor Einführen der Elektrode mit dem Finger abgedichtet werden.

f) Pneumothorax und Hämatothorax

Bei Fehlpunktionen der V. subclavia können Pneumothorax und Hämatothorax auftreten, welche sich manchmal erst Stunden bis Tage nach der Operation entwickeln, so daß bei entsprechenden Symptomen erhöhte Aufmerksamkeit geboten ist.

2. Postoperative Komplikationen

a) Pneumothorax und Hämatothorax

Wie beschrieben, können intraoperativ verursachte Komplikationen gelegentlich erst postoperativ (Hämatothorax, Pneumothorax) in Erscheinung treten. Diese sind jedoch relativ selten, abhängig von der Erfahrung des Operateurs. Ein Pneumothorax von geringer Ausdehnung resorbiert sich in der Regel von selbst. Ist die Ausdehnung größer, muß eine Thoraxdrainage gelegt werden.

b) Hämatome

Auftreten können auch Hämatome der Schrittmachertasche und Umgebung. Diese resorbieren sich i. allg. im Laufe der nächsten Tage von selbst.

c) Thrombosen und Thromboembolien

Nach Schrittmacherimplantation kann es v. a. in dem Gefäß, in das die Elektroden eingeführt wurden (V. cephalica, V. subclavia), zu thrombotischen Verschlüssen kommen. Es bildet sich dann meist ein Umgehungskreislauf heraus, der durch seinen oberflächlichen Verlauf im Schulter-Hals-Bereich sichtbar wird. Eine weitere Therapie dieser Phlebothrombosen ist i. allg. nicht nötig. Durch derlei Thrombosen verursachte Lungenembolien sind äußerst selten. Es empfiehlt sich, durch eine perioperative low-dose-Heparinisierung (2–3 mal 5000 I. E./Tag) dieses Risiko zu senken.

d) Primäre Infektionen

Eine primäre Wundinfektion (z. B. mit Staphylokokkus aureus) ist bei steriler Implantationstechnik unter Operationssaalbedingungen äußerst selten (annähernd 0%).

e) Änderung der Reiz- und Wahrnehmungsschwelle

Zu den postoperativen Komplikationen kann auch einmal ein übermäßiger Anstieg der Reizschwelle bis zum Exitblock (s. S. 73) oder der Wahrnehmungsschwelle bis hin zum Entranceblock (s. S. 78) zählen, der nur bis zu einem gewissen Grad im Zuge der Einwachsungsvorgänge als physiologisch betrachtet wird. Möglicherweise wird dieser Anstieg durch die Einführung der neuen Steroidelektroden (CapSure) vermeidbar sein.

f) Rhythmusstörungen

Auch verschiedene Arten von Rhythmusstörungen sind möglich. Diesen kann durch entsprechende Umprogrammierung des Schrittmachers manchmal begegnet werden, des öfteren ist der Einsatz von Antiarrhythmika (s. S. 175) notwendig.

g) Postoperative Kreislaufregulationsstörungen

Bei manchen Patienten kann es nach Implantation des Schrittmachers zu Kreislaufregulationsstörungen kommen, insbesondere wenn vorher extreme Bradykardien bestanden. Häufig ist eine solche Rhythmusstörung mit einem bradykardiebedingten Hypertonus verbunden. Vor allem bei DDD-Schrittmachern (z. B. bei Patienten mit komplettem AV-Block) oder bei frequenzadaptiven Schrittmachern kann der plötzliche erhebliche Frequenzunterschied einen Blutdruckabfall und massive Kreislaufregulationsstörungen auslösen. In einigen Fällen empfiehlt es sich dann, den DDD-Modus oder die Frequenzadaptation auszuschalten und für 2–3 Tage auf einen VVI-Modus oder DDI-Modus mit niedriger Stimulationsfrequenz (z. B. 60 ipm) als Übergangsregelung umzustellen.

Fallbeispiel
Einer 80jährigen Patientin, die unter schwersten Schwindelerscheinungen bei komplettem AV-Block und einer ventrikulären Eigenfrequenz von ca. 30 min^{-1} litt, wurde ein DDD-Schrittmacher implantiert. Vor der Implantation bestand ein bradykardiebedingter Hypertonus von 200/90 mmHg.
Nach Implantation des DDD-Schrittmachers zog die ventrikuläre Stimulationsfrequenz gemäß dem Vorhofeigenrhythmus der Patientin (von 90 min^{-1}) dementsprechend mit, so daß eine effektive Frequenz von 90 ipm resultierte. Postoperativ kam es zum Blutdruckabfall und zu erheblichen Kreislaufregulationsstörungen. Der Schrittmacher wurde deshalb auf DDI mit einer Stimulationsfrequenz von 60 ipm umprogrammiert. Einen Tag später wurde die Frequenz auf 70 ipm erhöht. Zwei Tage nach Implantation konnte dann wieder auf den DDD-Modus zurückprogrammiert werden. Das Blutdruckverhalten hatte sich auf Werte von 140/80 mmHg einreguliert, Kreislaufstörungen traten nicht mehr auf.

II. Komplikationen im Langzeitverlauf

Auch im Langzeitverlauf kann es zu Komplikationen kommen.

1. Körperliche Störungen und Arzneimitteleinflüsse

a) Änderung der Reiz-und Wahrnehmungsschwelle

Abgesehen von physiologischen Schwankungen der Reizschwelle, wie sie z.B. durch *Mahlzeiten* (Erhöhung) oder *körperliche Aktivitäten* (Absenken) hervorgerufen werden, können – Jahre nach Beginn der chronischen Reizschwelle (diese wird 2–3 Monate nach der Elektrodenimplantation erreicht) – abnorme Veränderungen der Reizschwelle (und auch der Sensitivitätsschwelle) auftreten und zu einer operativen Revision zwingen. Ursachen hierfür sind *Mikrodislokationen* der Elektroden, *Myokardinfarkte* oder *Narbengewebe.*
Eine Kortisontherapie bringt i.allg. nur kurzzeitigen Erfolg.
Bei anderen pathologischen Schwellenveränderungen liegt die Ursache in *Stoffwechselentgleisungen* (z.B. Diabetes mellitus, Elektrolytentgleisungen (vgl. Fallbeispiel, S.162). Mit Behebung der ursächlichen Erkrankung verschwinden in der Regel auch diese Schrittmacherprobleme.
Die Veränderungen der Reizschwelle durch Arzneimittel zeigt die folgende Übersicht:

Erhöhung der Reizschwelle:
- Antiarrhythmika der Gruppe I,
- ß-Rezeptorenblocker,
- Digitalis,
- Diphenylhydantoin,
- hypertonische Kochsalzlösung,
- Insulin,
- Lidocain,
- Mineralokortikoide,
- Procainamid,
- Propylajmalin.

Erniedrigung der Reizschwelle:
- Steroide (Glukokortikoide),
- Indometazin,
- Sympathikomimetika.

b) Drucknekrosen

Bedingt durch den Fremdkörper können Drucknekrosen auftreten, die durch entsprechende Abrundungen und Verkleinerungen der Schrittmacheraggregate seltener werden.
Wenn Drucknekrosen (*ohne* Spätinfektion) auftreten, muß das Schrittmacheraggregat an eine andere Stelle operativ verlagert werden.

c) Verlagerungen

Auch spontane Verlagerungen der Schrittmacheraggregate (v.a. in die Achselgegend) waren früher häufiger und sind durch die verbesserte Implantationstechnik (relativ mediale Lagerung, Fasziennaht, Fixierung des Schrittmachers mit nicht resorbierbarem Faden) seltener geworden.

d) Spätinfektionen

Weiterhin spielen (bei etwa 5% der Schrittmacherimplantationen) die sog. Spätinfektionen eine Rolle, welche etwa 1–2 Jahre nach Implantation auftreten. Sie zeigen i.allg. das Erscheinungsbild von Drucknekrosen. Nach Eröffnung der Schrittmachertasche findet sich darin eine seröse Flüssigkeit. Als Erreger werden ansonsten apathogene Hautkeime (oft koagulasenegative Staphylokokken, z.B. Staphylokokkus epidermidis) gefunden. Man vermutet, daß diese hämatogen an den Zielort gelangen und dort nur im Zusammenhang mit Fremdkörpern (auch bei Gefäßkatheter, deshalb auch „Plastikinfektion" genannt) pathogene Wirkung entfalten. In einem solchen Fall muß meist das gesamte Schrittmachersystem ausgewechselt werden. Diese Spätinfektionen zeigen oft einen chronisch larvierten Verlauf, der meist nur durch ein moderates Fieber und durch Schüttelfrostepisoden gekennzeichnet ist. Spätzeichen können Anämie und Splenomegalie sein (Peters 1988).
Bei Spätinfektionen der Schrittmachersysteme können allgemeine Symptome fehlen. Es ist dann nur das lokale Erscheinungsbild um die Schrittmachertasche zu sehen.
Die volle klinische Bedeutung der koagulasenegativen Staphylokokken für die Spätinfektion bei implantierten Fremdkörpern ist noch nicht umfassend geklärt.
Bei operativen Eingriffen an infektiösen Prozessen muß bei Schrittmacherträgern eine prophylaktische Gabe von Antibiotika erwogen werden.

e) Materialunverträglichkeit des Gewebes

Extrem selten kommt eine Unverträglichkeitsreaktion auf das Schrittmachermaterial durch das Gewebe vor, die zum Entfernen des Schrittmachersystems zwingen kann.

2. Zusammenspiel von Körper und Schrittmachersystem

a) Twiddlersyndrom

Das sog. Twiddlersyndrom kann auftreten, wenn die Schrittmachertasche zu groß angelegt wurde und das Gewebe das Schrittmachergehäuse zu wenig straff umgibt. Somit kann sich das Schrittmachergehäuse in der Schrittmachertasche bei bestimmten Bewegungen des Patienten vollständig umdrehen. Wenn dies mehrmals geschieht, wird die Elektrode gedreht, oder bei 2 Elektroden werden diese umeinandergewickelt, was evtl. zu Schäden an den Elektroden führt. Beim Umdrehen des Schrittmachers kann dieser auch kurzzeitig den Kontakt zum umgebenden Gewebe verlieren. Somit können Wahrnehmungs- und Stimulationsprobleme auftreten. Beim symptomatischen Twiddlersyndrom muß die Schrittmachertasche evtl. operativ revidiert werden.
Beim *klassischen Twiddlersyndrom* werden durch Manipulation am Schrittmacher die Elektroden über den Schrittmacher aufgerollt und so aus dem Vorhof oder der Kammer bzw. aus beiden herausgezogen.

b) Fälschliches Wahrnehmen von Muskelsignalen

Das fälschliche Wahrnehmen von Skelettmuskelsignalen kann zu sog. Muskelinhibitionen führen, d.h., die ventrikuläre Stimulation kann fälschlicherweise inhibiert werden (s.S. 81), ggf. mit der Folge einer Asystolie. Beim DDD-Schrittmacher können diese Muskelsignale eine Muskeltriggerung bewirken, wobei dann eine schnelle ventrikuläre Stimulation auftritt (die maximale Frequenz ist dann abhängig von der programmierten oberen Frequenzbegrenzung). Die Muskelinhibition und -triggerung tritt praktisch nur bei *unipolaren* Systemen auf. Deshalb ist es bei diesen Systemen wichtig, daß intraoperativ die Elektrodenplazierung so sorgfältig wie möglich vorgenommen wird, um optimale Meßwerte zu erzielen. Wenn nämlich hohe Eigensignale (P-Wellen und R-Wellen) gefunden werden, kann bei diesen unipolaren Schrittmachern eine niedrige Eingangsempfindlichkeit programmiert werden (z. B. im Ventrikel 4 oder 5 mV). Dies schützt weitgehend vor solchen Falschwahrnehmungen.

c) EKG-Komplikationen

Hinsichtlich der EKG-Komplikationen darf auf die weiterführende Literatur verwiesen werden (z. B. Hemmer u. Markewitz 1985; Schüller u. Fåhræus 1983). Die wichtigsten Möglichkeiten sollen hier nur kurz angedeutet werden.

Viele EKG-Komplikationen können durch entsprechende Umprogrammierung bei den heutigen Schrittmachersystemen behoben werden. Einige davon wurden in den vorhergehenden Kapiteln bereits abgehandelt. Meist handelt es sich um Probleme der falschen Wahrnehmung. Ein Beispiel ist das *Far-field-Sensing* (s. S. 82).

Durch Verlängerung der atrialen Refraktärzeit (manchmal auch durch Erhöhung der atrialen Wahrnehmungsschwelle = Schrittmacherwahrnehmung unempfindlicher einstellen) sollte Abhilfe geschaffen werden.

Der umgekehrte Weg ist der ebenfalls bereits behandelte *"cross talk"* (s. S. 110). Durch entsprechende Programmierung (z. B. Verlängerung der Blankingzeit, „safety window pacing"), können diese Komplikationen in der Regel behoben werden.

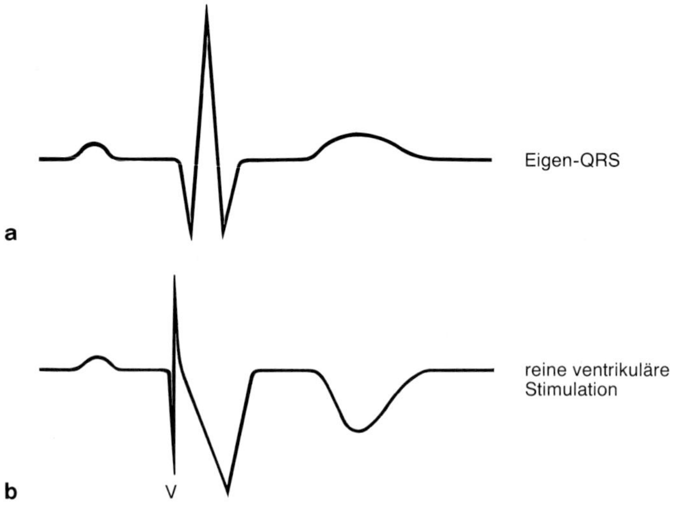

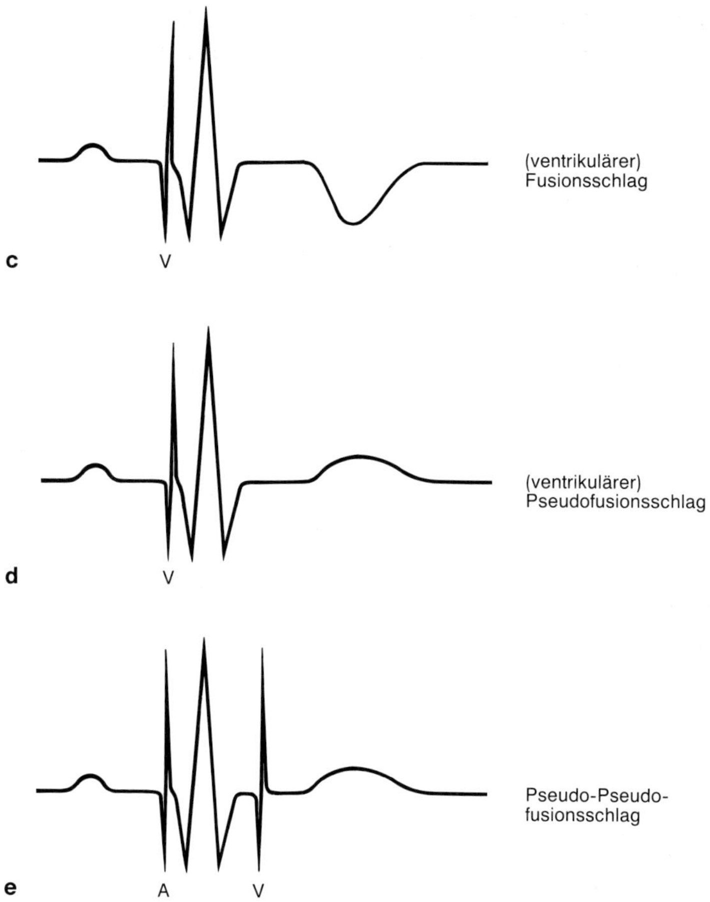

Abb. 80. a Eigen-QRS-Komplex.
b Reine ventrikuläre Stimulation:Der QRS-Komplex und die Repolarisationsphase (ST-T-Abschnitte) sind gegenüber den Eigenausschlägen verändert.
c Fusionsschlag (Kombinationssystole): Die Depolarisation des Myokards erfolgt durch den Schrittmacherstimulus und durch die eigene Reizbildung im Herzen. Im Oberflächen-EKG sind die ST-T-Abschnitte verändert im Vergleich zum Eigenkomplex.
d Pseudofusion (Pseudokombinationssystole): Der Schrittmacherstimulus hat keinen Anteil an der Myokarddepolarisation, die eigene Reizbildung des Herzens sorgt alleine dafür. Im Oberflächen-EKG zeigt sich keine Veränderung des Eigenkomplexes (QRS- und ST-T-Abschnitt).
e Pseudopseudofusion: Der atriale Stimulus fällt im Oberflächen-EKG (Standard-EKG) zufällig mit dem Eigen-QRS-Komplex zusammen.
A Atrialer Stimulus *V* Ventrikulärer Stimulus

Ebenso können *Reentrytachykardien*, auch Endless-loop-Tachykardien genannt, durch entsprechende Programmierung der Refraktärzeit und AV-Verzögerungszeit beseitigt werden.
Dasselbe gilt für das *T-Wellen-Sensing* bei VVI-Schrittmachern. Hierbei wird die T-Welle als QRS-Komplex vom Schrittmacher interpretiert und verwertet (s. Anstiegssteilheit, S. 76). Die Refraktärzeit sollte entsprechend programmiert werden.
Fusionsschläge (Kombinationssystolen) zeigen im EKG das Nebeneinander des ventrikulären Schrittmacherimpulses und des QRS-Komplexes, wobei die entsprechenden Myokardanteile gleichzeitig durch den Schrittmacherimpuls und die eigene Reizbildung des Herzens depolarisiert werden. Daraus ergibt sich eine Änderung der Repolarisationsphase (ST-T-Abschnitt) gegenüber dem Eigenkomplex.
Bei der *Pseudofusion* bzw. der Pseudokombinationssystole ist wiederum der Schrittmacherspike vor dem darauffolgenden QRS-Komplex zu erkennen, hat jedoch keinen Anteil an der Depolarisation des Myokards, der ST- bzw. T-Abschnitt ist in diesem Fall nicht verändert. Bei der reinen Schrittmacherstimulation ist auch der QRS-Komplex im Vergleich zum Eigen-QRS-Komplex verändert (Abb. 80a-e)
Die beschriebenen Fusionsschläge sind keine Komplikationen im eigentlichen Sinne. Wegen des unnötigen Energieverbrauchs und einer evtl. nicht immer benötigten unnatürlichen Ausbreitungsrichtung der Erregung (s. S. 104) sollte jedoch versucht werden, eine günstigere Programmierung des Schrittmachers zu finden.

Bei der *Pseudopseudofusion* fällt der atriale Spike im Oberflächen-EKG (Standard-EKG) zufällig mit dem Eigen-QRS-Komplex zusammen (meist bei atrialen Wahrnehmungsstörungen im DDD-Modus, s. Abb. 68a, S. 111; beim A00-Modus s. Abb. 39d, S. 58).

Voraussetzung für die Behebung solcher Störungen sind – wie oben erwähnt – gute Meßwerte bei der Implantation und vielfältige Programmiermöglichkeiten des Schrittmachersystems.

3. Technische Defekte des Schrittmachersystems

Technische Komplikationen der Schrittmachersysteme sind mit verbesserter Technik stetig zurückgegangen.

a) Elektrodenbruch

Einer der Gründe für einen Exit- oder Entranceblock kann ein Elektrodenbruch (früher häufig) sein.

Fallbeispiel
Ein Schrittmacherpatient wurde wegen intermittierender Synkopen stationär aufgenommen. Bei der Schrittmacherkontrolle fand sich ein regelrechtes Schrittmacher-EKG mit normalen Stimulations- und Wahrnehmungswerten. Erst nach bestimmten Bewegungen im Schulterbereich trat intermittierend ein Exit- oder ein Entranceblock auf. Auf mehreren Röntgenaufnahmen wurde der Elektrodenbruch nicht gesehen. Selbst nach Entfernen der Elektrode war die Bruchstelle erst nach Auseinanderziehen der Elektrode erkennbar (Abb. 81).

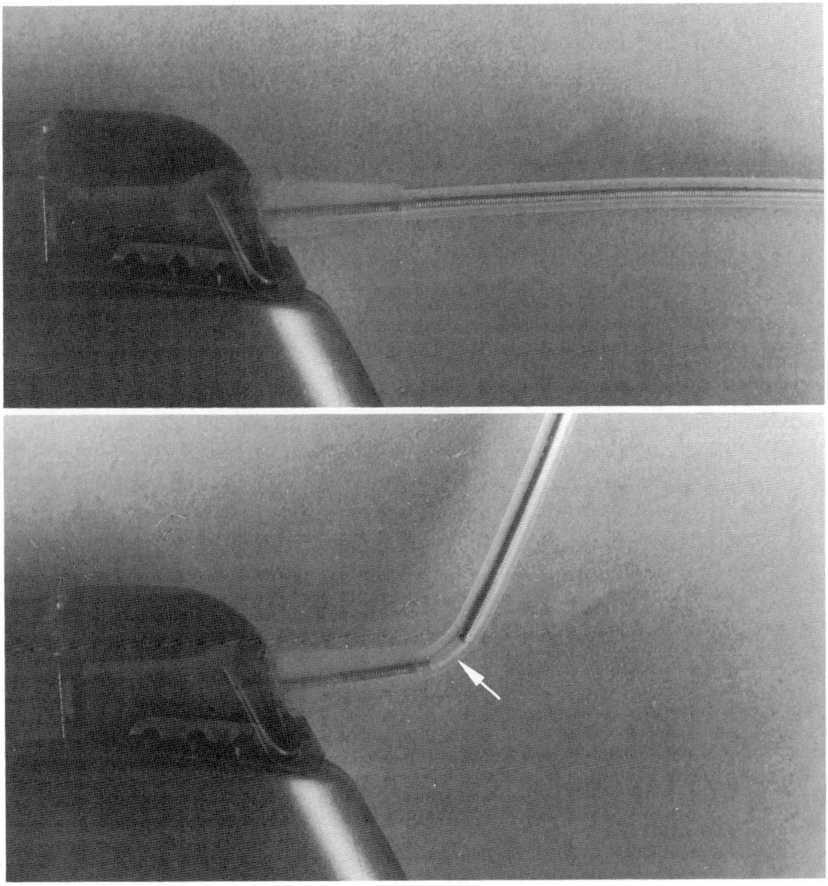
a
b

Abb. 81 a, b. Erst beim Auseinanderziehen der Elektrode ließ sich der Elektrodenbruch erkennen. **a** Normalzustand, **b** auseinandergezogen

Bei entsprechendem Verdacht sollte der Patient aufgefordert werden, mehrere Arm- und Schulterbewegungen unter Durchleuchtung bzw. Schrittmacherkontrolle auszuführen. Der Elektrodenwiderstand, der bei einigen modernen Schrittmachersystemen telemetrisch (bei der Abfrage des Schrittmacheraggregates während der Schrittmachernachkontrolle) gemessen werden kann, steigt dann meist bis auf Werte über 1500 Ω an.

b) Stimulationsfrequenzänderungen

Defekte des Schrittmacheraggregates können sich in Stimulationsfrequenzänderungen (bradykarden oder tachykarden Stimulationen) äußern. Das früher gefürchtete „Schrittmacherrasen" ist bei den heutigen Systemen durch einen Sicherheitsmechanismus auf maximale Werte von etwa 130–190 ipm (je nach Modell) begrenzt (s. S. 103). Solche Defekte alter Schrittmacheraggregate sind äußerst selten, wenn sie aber auftreten, sehr bedrohlich.

c) Batterieausfall

Auch diese früher häufige Störung ist heute sehr selten. Der Batterieausfall tritt normalerweise erst nach Jahren bei Erreichen der Austauschindikation ein. Allerdings gab es in den letzten Jahren vereinzelt Rückrufaktionen von bestimmten Schrittmachertypen, die einen vorzeitigen Batterieausfall aufwiesen.

4. Umwelteinflüsse

Auch extern ausgelöste Schrittmacherstörungen (s. S. 223 und Tabelle 5 auf S. 224) sind normalerweise selten. Jedoch kann jeder Demandschrittmacher durch elektrische, magnetische und elektromagnetische Signale, die in Stärke und Form der Herztätigkeit ähneln, gestört werden, uzw. in Form einer

- Inhibition der Stimulationsimpulse,
- Triggerung der Stimulationsimpulse,
- Schädigung des Schrittmacheraggregates,
- Schädigung des Herzgewebes, das die Elektrodenspitze umgibt.

Grundsätzlich ist eine Störung durch alle Geräte möglich, die ein elektro-

magnetisches Feld erzeugen. Je nach Programmierung wird die Impulsabgabe getriggert oder inhibiert.
Auch *Phantomprogrammierungen* kommen vor (s. S. 97).
Teilweise kann Abhilfe durch *bipolare* Systeme geschaffen werden. Auch diese scheinen jedoch in der unmittelbaren Umgebung von Sendestationen beeinflußt werden zu können. Sie verlieren ihren Schutz im MHz-Bereich (Mittelwelle und höherfrequent, d. h. Kurzwelle, Ultrakurzwelle usw.).

a) Elektrokauter

Wenn der Elektrokauter angewendet werden muß, dann sollte der Stromkreis nicht über das Schrittmachersystem laufen. Er stellt für das System die Hauptgefahrenquelle unter den elektromedizinischen Geräten dar und kann sogar Kammerflimmern auslösen.
Soweit möglich, sollte ein *bipolarer Elektrokauter* angewendet werden. So verwenden wir z. B. zur endoskopischen Polypabtragung in diesem Fall bipolare Schlingen.
Wenn die Elektrochirurgie überhaupt nötig ist, dann sollte sie nur unter Monitorüberwachung, bereitstehendem Defibrillator und Programmiergerät (zur Rückprogrammierung) durchgeführt werden.

b) Diathermie

Die medizinische Diathermie ist für Herzschrittmacherpatienten normalerweise kontraindiziert. Wenn sie unbedingt durchgeführt werden muß, sollte nicht das Kurzwellengerät (27 MHz), sondern das Mikrowellengerät (2,45 GHz) verwendet werden, aber nur unter Pulskontrolle und auch nicht in der Region des Schrittmachersystems.

c) Defibrillation

Jeder Schrittmacher kann – trotz eingebauten Defibrillationsschutzes in modernen Schrittmachersystemen – durch Defibrillation (s. S. 207) geschädigt werden, ebenso das Herzgewebe, wobei es hier zu nachfolgenden Reizschwellenveränderungen kommen kann. Der Defibrillator darf nicht direkt über das Schrittmachersystem aufgesetzt werden. Der Stromfluß über dem Schrittmachersystem sollte durch entsprechendes Aufsetzen der Defibrillatorelektroden minimal gehalten werden.

Nach jeder Defibrillation muß der Schrittmacher auf einwandfreie Funktion überprüft werden. Eventuell ist es notwendig, die Elektrode neu zu positionieren oder das Schrittmacheraggregat auszutauschen. Manchmal genügt eine Rückprogrammierung des Schrittmachers, der sich ggf. auf Störfunktion oder „Erschöpfung" umgeschaltet hat. Es empfiehlt sich, solche Vorfälle auch im Schrittmacherausweis einzutragen.

d) Weitere medizinische Geräte

Durch Ein- und Ausschalten können auch andere medizinische Geräte Einfluß auf die Schrittmachersysteme nehmen (s. Rahn et al. 1988). Manchmal läßt sich durch Magnetauflage eine Inhibierung der Schrittmacherstimulation vermeiden.
Die Bestrahlungsdosis im Zuge von *diagnostischen* Röntgenmaßnahmen ist ohne Einfluß auf Herzschrittmacher.
Die magnetischen Felder eines *NMR* („nuclear magnetic resonance", Kernspintomographie) können die Funktionsweise des Schrittmachers beeinträchtigen, wenn auch im Einzelfall über eine regelrechte Funktion des Herzschrittmachers nach einer Untersuchung mit dem Kernspintomographen berichtet wird (Iberer et al. 1987).
Ebenso sind Nieren- und Gallensteinzertrümmerungen durch Ultraschallstoßwellen nur unter bestimmten Voraussetzungen anwendbar (Irnich et al. 1988). Auch sollten DDD-Schrittmacher temporär auf VVI umprogrammiert werden (wegen Triggerung der Stoßwellenimpulse). In der Regel ist diese Therapie bei Schrittmacherträgern zu vermeiden, um eine unbeabsichtigte Beschädigung des Schrittmachersystems auszuschließen.

e) Therapeutische Bestrahlung

Die therapeutische Bestrahlung mit ionisierenden Strahlen (Linearbeschleuniger, Kobaltbestrahlungsgeräte), die zur Krebsbehandlung benutzt werden, kann den Schrittmacher schädigen, v. a. die im Schrittmacher vorhandenen C-MOS-Schaltungen (s. „Schrittmacherlexikon").
Wegen des kumulativen Einflusses der Strahlung auf die C-MOS-Schaltung wird dabei die Gesamtstrahlungsmenge wirksam.
Der Schrittmacher sollte mit einem Strahlenschutzschild abgeschirmt werden, die Funktion muß nach der Strahlentherapie überprüft werden. Falls unbedingt Gewebe in unmittelbarer Nähe des Schrittmachers bestrahlt werden muß, empfiehlt es sich, das Schrittmacheraggregat operativ zu verlagern.

f) Haushaltsgeräte

Bei den Haushaltsgeräten wird am häufigsten nach dem Einfluß der Mikrowellenherde gefragt. Die Mikrowellenherde beeinflussen den Herzschrittmacher nicht, wenn sie in ordnungsgemäßem Zustand sind. Andere elektrische Geräte jedoch können den Schrittmacher beeinflussen, wenn z. B. Schutzhauben entfernt sind oder ein Defekt dieser Geräte auftritt. Auch Rasierapparate können einen Einfluß auf den Schrittmacher ausüben.

Fallbeispiel
Ein Patient mit einem frequenzadaptiven Schrittmacher (atmungsgesteuert) hatte bemerkt, daß beim Rasieren seine Pulsfrequenz bis auf die obere Frequenzbegrenzung anstieg, die auf 123 ipm programmiert war. Der Patient brachte dann seinen Rasierapparat zur Schrittmacherkontrolle mit. Dabei stellte sich heraus, daß diese Störung nur auftrat, wenn er selber sich mit dem rechten Arm rasierte. Andere Versuche, auch das Halten des eingeschalteten Rasierapparates an den Hals des Patienten durch eine andere Person, erbrachten keine Beeinflussung der Herzschrittmacherfunktion.
Bei einem anderen Rasierapparat (mit Akkubetrieb) traten diese Störungen nicht mehr auf.

g) Industrielle und besondere Umweltbedingungen

Motoren, z. B. Automotoren, können vom Schrittmacherpatienten auch in unmittelbarer Nähe bedient werden, solange keine Defekte vorhanden sind und die Schutzhauben nicht entfernt wurden. Potentielle Gefahren für Schrittmacherpatienten stellen Lichtbogenschweißgeräte, elektrische Schmelzöfen, Radiosender einschließlich Funkamateurstationen (CB-Stationen mit Hochleistungslinearverstärkern) und Verteilerstationen dar. Soweit diese Anlagen starke elektromagnetische Felder erzeugen, kann die Demandbetriebsart des Schrittmachers gestört werden. Auch bipolare Systeme sind davon betroffen. Ebenso können ein direkter Kontakt zu Hochspannungssystemen (der selbstverständlich immer lebensgefährlich ist) sowie Einbruchüberwachungssysteme den Herzschrittmacher beeinflussen.

h) Blitze und Gewitter

Blitze, also direkte Energieentladungen am Körper, können den Schrittmacher veranlassen, auf Störverhalten umzuschalten. Auch atmosphärische Spannungen, wie herannahende Gewitter, können den Schrittmacher und den Schrittmacherträger in Einzelfällen wohl beeinflussen (allerdings liegen hierüber noch keine eingehenden Studien vor).

Fallbeispiel
Zwei Patientinnen, die am selben Ort etwa 5 km voneinander entfernt wohnten, berichteten unabhängig voneinander, daß zum selben Moment bei einem herannahenden Gewitter mit „Wetterleuchten" - ein Blitzschlag war in der Umgebung nicht bemerkt worden - Sensationen im Bereich ihres Schrittmachersystems auftraten. Bei der einen Patientin war ein Sinusrhythmus in ein intermittierendes Vorhofflimmern übergegangen, das in der Klinik noch nachgewiesen werden konnte. Beide klagten über schneidende Schmerzen im Bereich des Schrittmachersystems, die etwa eine halbe Stunde anhielten. Die Schrittmachersysteme selbst funktionierten bei der Überprüfung am nächsten Tag regelrecht.
Eine von beiden Patientinnen berichtete, daß nach Auflegen eines nassen Tuches über den Thoraxbereich rechts (über dem Schrittmacheraggregat) die Schmerzen nachließen.

i) Schrittmacherverhalten bei Störeinflüssen

Die einzelnen Schrittmachermodelle reagieren unterschiedlich auf äußere Störeinflüsse. Manche Schrittmacher schalten z. B. auf Redundanzsystem, auf den Reserveschrittmacher, „end of service" oder auf „power on reset" um (s. S. 120). Ist kein größerer Schrittmacherdefekt entstanden, können sie in der Regel wieder auf Normalfunktion umprogrammiert werden, wenn sie nicht spontan wieder die vorherige Funktion aufnahmen.

E. Antiarrhythmika bei Schrittmacherpatienten

Grundsätzlich gilt, daß eine antiarrhythmische Therapie in erster Linie kausal durchzuführen ist; d.h. Elektrolyt- oder Stoffwechselstörungen (z.B. Hyperthyreose, diabetische Entgleisung usw.) müssen beseitigt werden, ebenso Intoxikationen (z.B. Digitalisüberdosierung).
In vielen Fällen ist jedoch eine kausale Therapie nicht möglich, so daß Antiarrhythmika eingesetzt werden müssen.
Gerade Herzschrittmacherträger neigen wegen ihrer Grunderkrankung vermehrt zu Herzrhythmusstörungen vielfältiger Art, so daß sie öfter eine zusätzliche medikamentöse Antiarrhythmikatherapie benötigen. Andererseits sind manche tachykarden Rhythmusstörungen nur dann mit Antiarrhythmika zu behandeln, wenn vorher ein Herzschrittmacher implantiert wurde, der gegen die bradykarden Phasen (s. S. 129) schützt.

I. Antibradykarde Medikamente

Die antibradykarden Medikamente wie Atropin, Orciprenalin (Alupent), Isoprenalin (Aludrin), spielen für Schrittmacherpatienten nur insofern eine Rolle, als daß man sie manchmal überbrückend (bis zur Schrittmacherimplantation oder beim Schrittmacherwechsel) einsetzt. Sie werden auch dann gebraucht, wenn vorübergehende Bradykardien vorliegen (z.B. beim Myokardinfarkt), eine permanente Schrittmachertherapie also nicht indiziert ist. Wenn in solchen Fällen eine hämodynamisch wirksame Bradykardie medikamentös nicht behoben werden kann, sollte man nicht zögern, den Patienten mit einem passageren Herzschrittmacher zu versorgen. Dasselbe gilt auch für die Notfalltherapie bzw. für Reanimationen.

II. Antitachykarde Antiarrhythmika

Bei der Therapie mit diesen Medikamenten ist zu beachten, daß jedes von ihnen selbst Arrhythmien auslösen kann und daß es beim einzelnen Patienten des öfteren nötig ist, mehrere Antiarrhythmika auszutesten, bevor das passende gefunden wird. Auch Interaktionen der einzelnen Medikamente müssen beachtet werden.
Eine Übersicht über die *Antiarrhythmikaeinteilung* nach Vaughan Williams gibt Tabelle 4.

Tabelle 4. Einteilung der Antiarrhythmika nach Vaughan Williams

Klasse IA	Klasse IB	Klasse IC	Klasse II	Klasse III	Klasse IV
Chinidin Disopyramid Prajmalium-bitartrat Procainamid	Lidocain Phenytoin Mexiletin Tocainid	Aprindin Flecainid Lorcainid Propafenon	Betablocker Sotalol	Amiodaron Sotalol	Diltiazem Gallopamil Verapamil

III. Häufig benutzte Antiarrhythmika bei Schrittmacherpatienten

1. Digitalis, Chinidin, Verapamil

Wie in einem Fallbeispiel (vgl. 2. Fallbeispiel S. 61) schon erwähnt, zeigt Digitalis zusammen mit Chinidin (Chinidin-Duriles, Optochinidin) oder Verapamil (Isoptin, Veroptinstada) bei der Konversion von Vorhofflattern und Vorhofflimmern für sich allein oder zur Unterstützung der antitachykarden Schrittmachertherapie einen sehr guten Effekt. Als besonders wirksam erwies sich die Kombination von Chinidin und Verapamil (Cordichin) zusammen mit Digitalis. Die Kontraindikationen und Nebenwirkungen, aber auch die Interaktionen dieser Arzneimittel untereinander müssen beachtet, der Digitalisspiegel im Serum regelmäßig überprüft werden. Da unter Chinidin Synkopen bzw. Rhythmusstörungen in Form einer „Schraubentachykardie" (auch:"torsades de pointes") z. B. bei QT-Syndrom auftreten könnten, wird von manchen Autoren (Oltmanns et al. 1988) zur möglichen Dosisreduktion beim Chinidin primär die Kombination von Chinidin mit Verapamil (Cordichin) eingesetzt.
Auch andere Antiarrhythmika wie Disopyramid (Rythmodul, Norpace) werden bei supraventrikulären und ventrikulären Herzrhythmusstörungen (v. a. symptomatischen VES), angewandt.

2. Lidocain, Propafenon

Während und nach der Schrittmacherimplantation kommt es häufig zu ventrikulären Extrasystolen, die in der Regel nicht behandlungsbedürftig sind, wenn sie keine wesentliche hämodynamische Wirksamkeit aufweisen. Bei manchen Patienten können sie jedoch einen problematischen Verlauf nehmen:

Fallbeispiel
Ein 75jähriger Patient, der wegen AV-Block III. Grades mit entsprechender Bradykardie und Synkopen einen DDD-Schrittmacher implantiert bekam, litt auch postoperativ weiterhin unter synkopalen Anfällen bzw. unter einem bradykarden Puls von weniger als 30 min^{-1}. Es zeigte sich, daß er eine Vielzahl von Extrasystolen im EKG aufwies, diese jedoch keinen entsprechenden peripheren Puls bewirkten. Nur die vereinzelt einfallenden Schrittmacherimpulse erzeugten einen peripher tastbaren Puls.
Diese ineffektiven ventrikulären Extrasystolen inhibierten korrekterweise den Schrittmacher, so daß die Stimulation nur zeitweilig auftrat. Erst nach Lidocain-Infusionen (Xylocain) und nachfolgender oraler Therapie mit Propafenon (Rytmonorm) konnten die Extrasystolen unterdrückt werden. Der Schrittmacher nahm eine regelmäßige Stimulation im eingeschalteten DDD-Modus auf. Der Kreislauf stabilisierte sich. Nach einigen Tagen konnte auch die Dosis der Antiarrhythmikatherapie reduziert und dann vollständig abgesetzt werden.

3. Flecainid, Ajmalin

Ajmalin wird speziell beim WPW-Syndrom eingesetzt, Flecainid – das auf Vorhof- und Ventrikelebene wirkt – ebenfalls bei Reentrytachykardien (s. „Schrittmacherlexikon“).

Fallbeispiel
Auch ein anderes, schon erwähntes Beispiel (vgl. „Scanning“ S. 63) zeigt das Zusammenspiel zwischen Schrittmacher- und Antiarrhythmikatherapie bei einem Patienten mit Reentrytachykardien. Diese mußten vor Schrittmacherimplantation mit Ajmalin i. v. (Gilurytmal) abgefangen werden. Der therapeutische Effekt hielt allerdings meist nur relativ kurz an, die Anfälle häuften sich. Vor Implantation war eine größere Zahl von Antiarrhythmika ausgetestet worden, die jedoch keine Besserung gebracht hatten. Nachdem bei der Therapie mit einem antitachykarden Schrittmacher dieser allzu oft einfallen mußte (mehr als 255 mal pro 24 h), gelang es, durch eine niedrig dosierte Therapie mit Flecainid (Tambocor: 2 mal 1 mg/kgKG/Tag), die Zahl der vom Schrittmacher gezählten Tachykardien zu begrenzen. Die Zahl der Tachykardien bzw. der antitachykarden Schrittmacheraktionen blieb danach unter 255 – über Zeitspannen von 2–3 Wochen gemessen.

4. Amiodarone

Bei bedrohlichen therapierefraktären Rhythmusstörungen kann Amiodarone (Cordarex) indiziert sein, unter sorgfältiger Beachtung des Nebenwirkungsspektrums.

Prinzipiell läßt sich feststellen, daß jedes der in der Übersicht S. 176 angegebenen Medikamente in Frage kommen kann und daß Antiarrhythmika zum großen Teil ausgetestet werden müssen, da sich die Effektivität und die Nebenwirkungen im Einzelfall nicht immer vorhersehen lassen. Wichtig sind dabei die Kontrollen mittels Langzeit-EKG bzw. der Holter-Funktionen der Schrittmacher.

F. Hinweise für den Hausarzt

Damit der Patient vor und nach Schrittmacheroperation optimal versorgt wird, ist eine enge Zusammenarbeit zwischen Hausarzt und implantierender Klinik notwendig. Auch psychosoziale Aspekte können eine erhebliche Rolle spielen. Während die meisten Patienten eine deutliche Verbesserung ihrer Lebensqualität nach Schrittmacherimplantation feststellen, ist es in einzelnen Fällen doch möglich, daß sie sich durch diesen „Fremdkörper" irritiert fühlen. Es kann soweit gehen, daß bei vorher vorhandenen massiven Krankheitsstörungen diese behoben sind, nun aber bei sehr gutem Allgemeinzustand minimale Symptome wie Fremdkörpergefühl oder geringe Sensationen bei Wetterwechsel sehr hoch bewertet und als störend empfunden werden. Durch entsprechende Beratung und Hinweise kann hier entscheidende Abhilfe geleistet und die Bewältigung des Alltags erleichtert werden.

I. Information

1. Gegenseitige Information zwischen Hausarzt und implantierender Klinik

Die Klinik informiert den Hausarzt über den Verlauf der Operation und des stationären Aufenthaltes. Bei uns ist es üblich, dem Patienten den „Europäischen Herzschrittmacher-Paß" auszustellen, zusammen mit einem Telemetrieausdruck der letzten Schrittmacherkontrolle. Zusätzlich wird an den behandelnden Arzt ein vom Computer ausgedruckter Implantationsbericht zugesandt (Abb. 82), auf dem – auf der 1. Seite – sämtliche wichtigen Daten des Patienten angegeben werden. Für den Hausarzt sind v. a. die Abschnitte über die Indikationsstellung, das Implantationsdatum, den Schrittmachermodus (z. B. DDD, AAI oder VVI mit antitachykarden Zusatzfunktionen oder Frequenzadaptation) und die Kurzbeschreibung des Operationsverlaufes wichtig.
Die übrigen Meßdaten – auf der 2. Seite – sind mehr oder weniger zum

BUNDESKNAPPSCHAFT

Knappschafts-Krankenhaus Peißenberg · Innere Abteilung
Hauptstraße 55 · 8123 Peißenberg · Tel. 0 88 03 / 48 - (0) 131

Chefarzt: Dr.W.Fischer

Einweisender Arzt:
DR.........
STRAßE
PLZ ORT

Hausarzt:
Dr..........
STRAßE
PLZ ORT

Peißenberg, 14/07/1988

Herzschrittmacheroperationsbericht

Patient: X Y
geb: 10/01/1922
Wohnhaft: STRAßE
PLZ ORT

bei o.g. Patienten wurde am 08/06/1988 eine Herzschrittmacher-Op. mit folgenden Daten durchgeführt:

1. wichtigste Angaben für den weiterbehandelnden Arzt:

Implantierter Schrittmacher:
Modell: GENISIS Hersteller: Siemens Pacesetter
Modus: DDD Seriennummer: 24277

programm. Schrittmacherfrequenz (von — bis): 60 - 130 ipm

Eingriff:

			Code
Eingriffsgrund	:	Synkope	3
EKG Indikation	:	AV-Block III, schmales QRS	9
Ätiologie	:	Ischaemie	5
Implantationsdatum:		08/06/1988	

Austauschindikation:

Frequenzabfall um	-11	%
bzw. Interv.verläng.	-----	ms
bzw. Magnetfrequenz	---	ipm
telemetrisch bestimmbar	JA	

Bemerkungen:
Unkomplizierte Op.

Nach Erreichen der chronischen Reizschwelle in etwa 2-3 Monaten sollte der Schrittmacher umprogrammiert werden, um die Lebensdauer des Aggregates wesentlich zu verlängern.

Abb. 82. Vom Computer ausgedruckter Implantationsbericht, auf dem sämtliche wichtigen Daten des Patienten angegeben werden. Für den Hausarzt sind vor allem die Abschnitte über die Indikationsstellung, das Implantationsdatum, den Schrittmachermodus (z.B. DDD, AAI oder VVI mit antitachykarden Zusatzfunktionen oder Fre-

2. weitere Daten:

zur Implantation:

		Code
Eingriffsart :	Erste Implantation	3
Schrittmacherlage:	pectoral rechts subfascial	3

Elektroden:

	Atrium	Ventrikel
Typ:	TARGET TIP	TARGET TIP
Seriennummer:	IB0146493V	IB0150712V
Implantationsdatum:	08/11/1988	08/11/1988
uni- oder bipolar:	UNIPOLAR	UNIPOLAR
Elektrodenzugang über:	V. subclavia dx. zum RA	

gemessene Werte:

		Atrium (A) und/oder Ventrikel (V)		
Elektr. widerstand	:	A 370 V 488	Ω	
Reizschwelle	:	A 0.4 V 0.3	Volt	(0,5 ms Impulsdauer)
Sensitivität (P/QRS)	:	A 4.0 V 13	mV	
slew rate (Anstiegssteilheit)	:	A1.54 V1.88	Volt / sec	
retrograde Leitung? (ventriculo-atrial)	:	JA (200 MS)		

programmierte Werte:

Modus	:	DDD	
Frequenz	:	60	ipm
Magnetfrequenz	:	68	ipm
obere Frequenzbegr.	:	130	ipm
Hysterese	:	0	ipm bzw. ms

		Atrium (A) und/oder Ventrikel (V):	
Refraktärzeit	:	A 325 V 325	ms
Impulsdauer	:	A 0.6 V 0.6	ms
Impulsamplitude	:	A 2.5 V 2.5	Volt
Sensitivität	:	A 2.0 V 4	mV
A-V Intervall	:	140	ms
Blankingzeit	:	38	ms

Antitachykarde Einstellung:

Intervall der Extrastimuli:	----	ms
Anzahl Stimuli pro burst:	---	

Frequenzadaptation:

Aktivitätsschwelle (level, threshold):	----
Frequenzantwort (rate response, slope):	--

Batterie:

Kapazität	:	1.8	Ah
Stromverbrauch	:	27	μA

Mit freundlichen Grüßen

quenzadaptation) und die Beschreibung des Operationsverlaufes wichtig (auf der 1. Seite). Andere Meßdaten (auf der 2. Seite) geben Auskunft über nähere Details z. B. Reizschwellen u. a. In diesem Implantationsbericht ist auch ein Austauschkriterium des jeweiligen Modelles eingetragen

Vergleich für den Experten gedacht, der hier Auskunft erhält über Reizschwellenveränderungen und anderes, besonders, wenn Komplikationen auftreten sollten (von Seiten des Schrittmachersystems oder vorliegender Begleiterkrankungen, z. B. Veränderungen von Meßwerten wie Reizschwelle, Wahrnehmungsschwelle, Elektrodenimpedanz bei Myokardinfarkt). In diesem Implantationsbericht ist auch ein Austauschkriterium des jeweiligen Modelles eingetragen, zusätzlich geben wir die Austauschindikationen im Schrittmacherausweis („Europäischer Herzschrittmacher-Paß") an.
Wichtig ist auch der Hinweis, daß es i. allg. postoperativ wegen der Einheilungsvorgänge von neu implantierten Elektroden zu einem Reizschwellenanstieg und auch zu Veränderungen im Sensitivitätsverhalten kommt (vgl. Abb. 46, S. 73), ebenso die Mitteilung, daß erst nach 2–3 Monaten die chronische Reizschwelle erreicht ist, so daß dann die endgültige Schrittmachereinstellung mit Rücksicht auf die Energieabgabe erfolgen kann (Energieersparnis und verlängerte Lebensdauer der Schrittmacherbatterie, s. S. 104).
Auch bei der *medikamentösen Therapie* können sich nach Schrittmacherimplantation und im weiteren Verlauf Änderungen ergeben, die eine enge Kooperation zwischen Hausarzt und Klinikarzt notwendig machen. (Digitalis oder Antiarrhythmika, die erst unter Schrittmacherschutz verordnet werden können; bradykardiebedingte Hypertonie, die ggf. nach Schrittmacherimplantation nicht mehr oder nur in geringerem Maße therapiebedürftig ist).

2. Information an den Patienten

Dem Patienten wird eine Aufklärungsbroschüre über seinen Schrittmacher und entsprechende Verhaltensweisen mitgegeben. Dennoch wird es immer wieder zu Fragen an den Hausarzt kommen (vgl. Anhang, S. 219). Wichtig ist ferner, daß der Patient lernt, seinen Puls zu zählen, evtl. auch durch Tasten an der A. carotis, um damit zu überprüfen, ob die Pulsfrequenz die einprogrammierte Demandfrequenz nicht unterschreitet (vgl. S. 188 und S. 221).

Abb. 83 a–c. Die Filter des EKG-Apparates – Muskel- und Netzfilter (50 Hz) – können bewirken, daß bei bipolaren Systemen ein Schrittmacherstimulus im EKG überhaupt nicht mehr erkannt wird und so die Beurteilung des Schrittmacher-EKGs erschwert ist, womit eine Fehlinterpretation möglich wird. Manchmal läßt sich durch Veränderung des Netzfilters (in seiner Selektivität) eine Verbesserung erreichen. **a** Ohne Filter, **b** mit speziell gefertigten Netzfilter, **c** mit Netz- und Muskelfilter

II. Klinische Untersuchung

Es sollten regelmäßige Blutdruckmessungen durchgeführt, das Herzkreislaufsystem in regelmäßigen Abständen überwacht und die Schrittmachertasche wiederholt inspiziert werden. Die Beurteilung der Leistungs- und Arbeitsfähigkeit sowie die medikamentöse Therapie können nach einer Schrittmacherimplantation zu korrigieren sein.

III. EKG (s.a. S. 188–190)

1. Apparative Voraussetzungen

Apparative Voraussetzungen sind folgende:
Bei Schrittmacherpatienten sollte eine gute Ableitung in einem elektrisch störungsfreien Raum angestrebt werden, so daß – wenn möglich – ohne Muskel- und Netzfilter gearbeitet werden kann, da hierdurch sonst der Schrittmacherspike (partiell oder bei bipolaren Systemen evtl. ganz) herausgefiltert wird (Abb. 83, vgl. a. Abb. 22, S. 27). Besonders bei bipolaren

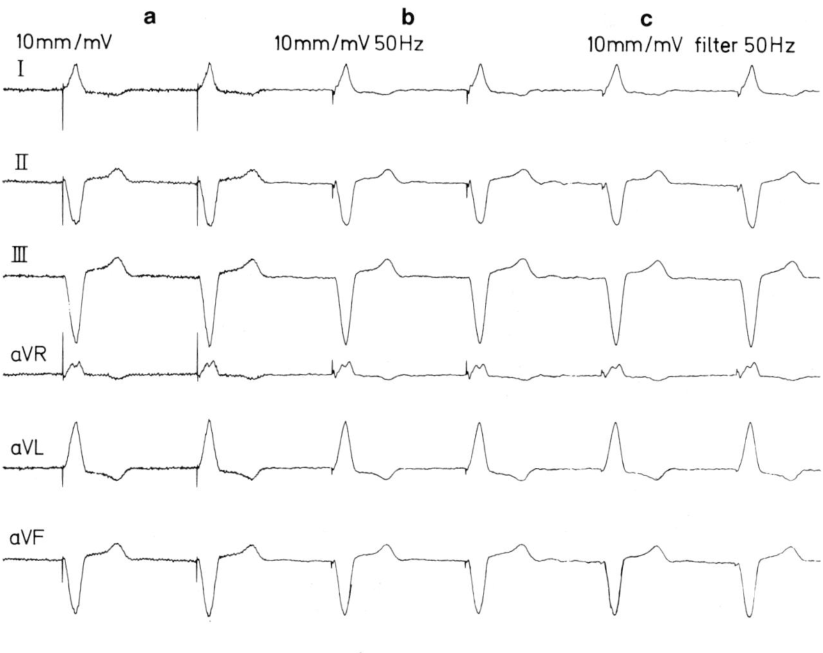

Systemen kann es vorkommen, daß ein Schrittmacherspike im EKG kaum mehr erkennbar ist und so die Beurteilung des Schrittmacher-EKGs erschwert und eine Fehlinterpretation möglich wird.
Gerade aufgrund der Digitalisierung (s. Schrittmacherlexikon: „Digital") moderner EKG-Apparate kann der Schrittmacherspike verändert dargestellt bzw. phasenweise schwierig zu erkennen sein (Levine 1988).
Manchmal läßt sich auch das Netzfilter (zur Unterdrückung von elektrischen Artefakten im EKG) technisch noch verbessern, so daß ein brauchbares Schrittmacher-EKG auch mit Einschaltung dieses Filters (zur Unterdrückung von Störsignalen) abgeleitet werden kann.

2. Häufige Besonderheiten des Schrittmacher-EKGs

Im Ruhe-EKG können in vielen Fällen schon gewisse Unregelmäßigkeiten oder eine Fehlfunktion des Schrittmachers erkannt werden.

a) EKG unter Inhibition der Schrittmacherstimulation

Oft finden sich schon normalerweise beim Schrittmacherpatienten im reinen Eigenrhythmus Repolarisationsstörungen in Form von negativen T-Wellen, die jedoch in diesem Falle nicht als pathologisch zu werten sind (Abb. 84).

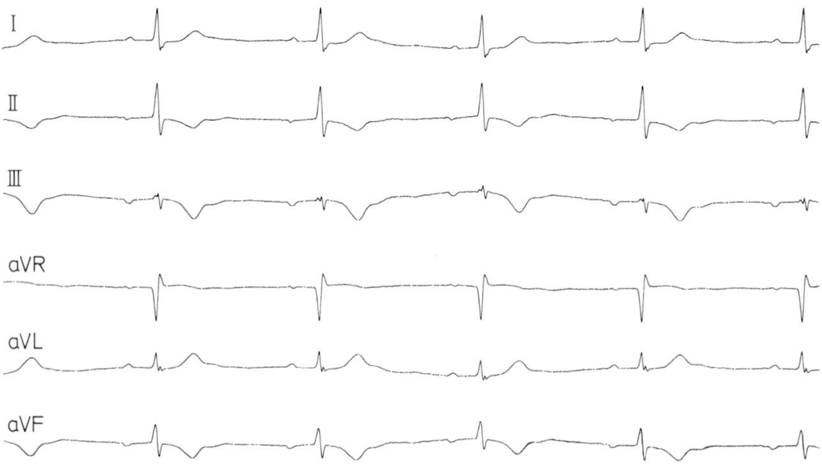

Abb. 84. Repolarisationsstörungen in Form von negativen T-Wellen in den Eigenaktionen sind beim Schrittmacherpatienten nicht als pathologisch zu werten

b) Typische EKG-Konstellationen unter DDD-Stimulation

Die Beachtung der 4 Beispiele S. 41–43 (vgl. Abb. 30–33) wird empfohlen.

IV. Explantation von Schrittmachern postmortal

Postmortal sollte ein Schrittmacheraggregat entfernt werden, wenn eine Einäscherung des Leichnams geplant ist, da eine Explosionsgefahr von Lithiumbatterien bei hohen Temperaturen besteht bzw. eine Verpuffungsreaktion möglich ist. Auch wurden Umweltschäden durch frühere Schrittmacherbatterien, die Quecksilber enthielten, diskutiert.

G. Schrittmacherkontrollen

I. Allgemeine Vorbemerkung

Auch bei den Schrittmacherkontrollen ist eine Kooperation zwischen behandelndem Arzt und Schrittmacherspezialisten notwendig. Während die Funktionskontrolle von älteren (evtl. nicht programmierbaren) Einkammerschrittmachern relativ überschaubar ist, sollte die Kontrolle der multiprogrammierbaren, physiologischen und frequenzadaptiven Schrittmacher dem Spezialisten (implantierende Klinik oder speziell dafür eingerichteter und ausgebildeter niedergelassener Arzt) vorbehalten sein, um für den Patienten eine optimale Einstellung und eine möglichst niedrige Komplikationsrate zu gewährleisten. Voraussetzung für eine Schrittmacherkontrolle ist die *genaue Kenntnis des jeweiligen Schrittmachermodells, v. a. seines Frequenzverhaltens, seiner Austauschindikation und seines Störverhaltens.*

II. Häufigkeit der Schrittmacherkontrollen

Die Häufigkeit ist abhängig von dem jeweils implantierten Modell. Es empfiehlt sich, frequenzadaptive und physiologische Schrittmachersysteme häufiger zu kontrollieren, um die Möglichkeit einer optimalen Einstellung für den Patienten voll auszunutzen.
Wie auch in anderen Kliniken, findet bei uns die 1. Kontrolle bzw. Programmierung des Schrittmachers im Anschluß an die Operation oder am 1. postoperativen Tag statt. Bei frequenzadaptiven Systemen wird der Modus der Frequenzadaptation meist am 2. oder 3. Tag eingestellt, wobei sich der Patient dabei (abhängig von Grund- oder Begleiterkrankungen) belasten können muß. Eine weitere Kontrolle findet dann vor Entlassung des Patienten statt, bei komplizierteren Schrittmachersystemen etwa am 8. Tag, bei Einkammersystemen ohne Frequenzadaptation auch früher.

Die nächste Kontrolle erfolgt - im Falle der Erst- oder Neuimplantation von Elektroden - bei Erreichen der chronischen Reizschwelle (nach etwa 2-3 Monaten postoperativ). Bei dieser Kontrolle wird das Schrittmachersystem auf die endgültige (Energiespar-)Einstellung umprogrammiert. Ebenso wird die Einstellung der Sensitivität und des Frequenzverhaltens optimiert.
Weitere Kontrollen sollten dann, je nach Schrittmachersystem, in halbjährlichen bis jährlichen Abständen erfolgen. Nähert sich die Schrittmacherbatterie dem Austauschzeitpunkt, müssen die Kontrollen wieder in kürzeren Abständen durchgeführt werden.
In den letzten Jahren kam es zu Rückrufaktionen einzelner Schrittmachermodelle, bei denen die Schrittmacherkontrollen monatlich durchgeführt werden mußten (bzw. das Schrittmacheraggregat sofort auszutauschen war).

III. „Kleine" Schrittmacherkontrolle

Generell kann man eine „kleine" und eine „große" Schrittmacherkontrolle unterscheiden. Für die „kleine" Kontrolle genügen als apparative Voraussetzung ein Blutdruckmeßgerät, ein EKG-Gerät, ein Testmagnet und ein Universalprüfgerät für Herzschrittmacher - u.a. als „A-V Mini-Clinic" im Handel und nicht zur Programmierung geeignet -, mit dem sich Frequenz, Impulsdauer und AV-Intervall der Stimuli *ablesen* lassen.
Die „kleine" Schrittmacherkontrolle (im EBM nach der Ziffer 620 abgerechnet) enthält im einzelnen folgende Maßnahmen:

1. Anamnese

Die Schrittmacherkontrolle beginnt mit einer Befragung des Patienten über sein Allgemeinbefinden, spezielle kardiale und zerebrale Symptome, außerdem über Zwerchfell- und Muskelzucken, Palpitationen und Angina pectoris.
Wichtig ist die Frage nach dem Pulsverhalten (der Schrittmacherpatient sollte bei dieser Gelegenheit erneut angeleitet werden, wie er sich selbst den Puls tasten und zählen kann).
Ebenfalls wird man routinemäßig nach Synkopen und ähnlichen Zuständen fragen, insbesondere, ob solche bei bestimmten Bewegungen des Armes aufgetreten sind.

2. Klinischer Untersuchungsbefund

Eine körperliche Untersuchung mit Herz- und Lungenauskultation sowie einer Inspektion der Beine (Beinödeme) wird ergänzt durch die Inspektion und Palpation der Schrittmachertasche (Rötung? Nekrose? Zu lokkere Tasche mit Twiddlersyndrom?). Auch eine *Blutdruckmessung* gehört zu den Routinemaßnahmen bei der Schrittmacherkontrolle.

3. Ruhe- und Magnet-EKG

Danach wird ein EKG angelegt und auf langem Streifen aufgezeichnet. Daraus läßt sich schon ablesen, ob ein reiner Schrittmacherrhythmus, ein reiner Eigenrhythmus oder ein Wechsel von Eigen- und Schrittmacherrhythmus vorliegt.

a) Beurteilung der Stimulationseigenschaften

Zur Beurteilung der Stimulationseigenschaften muß die Stimulationsfrequenz höher als die Eigenfrequenz liegen (Ausnahme: Magnetauflage, s. unten).
Wenn nur Eigenrhythmus vorhanden ist, läßt sich die Eigenfrequenz evtl. durch leichten Druck auf die Karotisregion soweit reduzieren, daß die Schrittmacherstimulation einsetzt.
Durch *Magnetauflage* über dem Schrittmacheraggregat wird bei den meisten einfachen Schrittmachermodellen eine asynchrone starrfrequente Stimulation bewirkt. Bei dem geschilderten Verfahren läßt sich erkennen, ob nach einem Stimulus eine regelrechte Depolarisation des Myokards erfolgt (zu beachten ist: Fällt ein Stimulus bei Magnetauflage, also bei asynchroner Stimulation, in die Refraktärzeit des Myokards, wird keine Depolarisation ausgelöst; s. S. 35).

b) Bestimmung des Austauschzeitpunktes

Mit einem Schrittmacherprüfgerät lassen sich – ebenfalls unter Magnetauflage (s. oben) – die Stimulationsfrequenz bzw. das Impulsintervall und die Impulsdauer ablesen. Bei vielen Schrittmachermodellen kann anhand dieser Werte bestimmt werden, ob der Austauschzeitpunkt erreicht ist.

c) Beurteilung der Wahrnehmungseigenschaften

Zum Erkennen der Wahrnehmungsfunktionen muß die Eigenfrequenz des Patienten höher liegen als die Demandfrequenz des Schrittmachers. Liegt ein reiner Schrittmacherrhythmus vor, kann durch Belastung des Patienten (z. B. mehrmaliges Heben des Rumpfes aus der Horizontalen) öfter eine Eigenfrequenz erreicht werden, die über die Stimulationsfrequenz ansteigt und damit (bei den üblichen Demandschrittmachern) die Stimulation inhibiert.
Ein Magnet darf *nicht* aufliegen (nur bei wenigen Modellen ist die Magnetbeeinflussung ausschaltbar (s. S. 100).
In vielen Fällen ist die Wahrnehmungsfunktion ohne Umprogrammierung nicht zu erkennen.
Über den Sicherheitsabstand der Reiz- oder Wahrnehmungsschwelle können bei der „kleinen“ Schrittmacherkontrolle ebenfalls keine Aussagen gemacht werden.

4. Belastungs-EKG

Unter Belastung – z. B. auf dem Fahrradergometer oder auf dem Laufband (manchmal genügt auch das mehrmalige Heben des Körperrumpfes aus der Horizontalen) – läßt sich erkennen, ob das Herz des Patienten in der Lage ist, seine Frequenz adäquat zu steigern. Bei vorhofbeteiligenden Schrittmachersystemen kann es unter Belastung zu Vorhofwahrnehmungsstörungen kommen (s. S. 105).
Bei frequenzadaptiven und DDD-Schrittmachern wird überprüft, ob der Frequenzanstieg adäquat ist und die Einstellung der oberen Frequenzbegrenzung ausreicht.

IV. „Große“ Schrittmacherkontrolle

Die „große“ Schrittmacherkontrolle (im EBM nach der Ziffer 621 abgerechnet) bleibt dem Spezialisten vorbehalten. Sie beinhaltet die temporäre Umprogrammierung zur Überprüfung der Reiz- und Wahrnehmungsschwelle sowie weiterer Parameter und die Optimierung der Einstellung bezüglich Frequenzverhalten, AV-Intervall, Refraktärzeit, Blankingzeit usw. (s. S. 96). Sie ist nur bei programmierbaren Schrittmachern möglich und sollte mindestens einmal im Jahr, bei den komplizierteren, d. h. den physiologischen, frequenzadaptiven und antitachykarden Systemen besser halbjährlich durchgeführt werden.

Akute Krankheitsereignisse (wie Stromschlag, Myokardinfarkt, Stoffwechsel- und Elektrolytentgleisungen usw.) können überdies zu einer vorzeitigen Kontrolle mit Programmänderung zwingen.
Voraussetzung für eine Programmierung sind eingehende Kenntnisse über das jeweilige Programmiergerät (einschließlich der Notfalltaste) und das entsprechende Schrittmachersystem sowie die Überprüfung des Programmiergerätes (Batterieladezustand usw.).

> *Hinweis:*
> Jedes Schrittmacherprogrammiergerät muß über eine Notfalltaste („emergency“, „return to standard“, oder ähnliches) verfügen, damit ein sofortiges Einsetzen der Stimulation auf Knopfdruck gewährleistet ist.

Prinzipiell wird in gleicher Weise vorgegangen, wie dies bei der „kleinen“ Schrittmacherkontrolle beschrieben ist. Ergänzend kommen jedoch einige wichtige Schritte hinzu. Beschrieben ist im folgenden das Vorgehen bei Zweikammerschrittmachern. Bei programmierbaren Einkammerschrittmachern sind entsprechende Schritte wegzulassen.

1. Telemetrie

Bevor die Funktion des Schrittmachers in irgendeiner Weise durch Programmierung verändert wird, muß dieser zuerst immer mittels Telemetrie abgefragt werden, soweit dies bei dem entsprechenden Schrittmachermodell möglich ist. Als nächster Schritt werden diese Telemetriewerte ausgedruckt, um nach Umprogrammierung entsprechende Referenzwerte vorliegen zu haben. Aus dem Telemetrieausdruck können schon sehr viele Erkenntnisse über den Zustand des Schrittmachersystems gewonnen werden (Einzelheiten hinsichtlich programmierter Werte, Elektrodenwiderstand, Batteriezustand, Energieverbrauch und Holter-Funktion s.S. 113).

2. Reizschwelle im Ventrikel

Die Reizschwelle im Ventrikel wird durch folgende Programmierschritte bestimmt:

- Umstellung auf VVI,
- Stimulationsfrequenz muß höher sein als Eigenfrequenz,
- Impulsamplitude und/oder Impulsdauer soweit reduzieren, bis Stimulationsverlust auftritt.

Die Reizschwelle liegt eine Stufe darüber, also bei der Einstellung, bei welcher gerade noch eine Stimulation wirksam ist. Bei manchen Schrittmachermodellen kann die Reduktion der Energieabgabe automatisch durchgeführt werden: „autothreshold", automatischer Reizschwellentest, Variotest (s. „Schrittmacherlexikon").

3. Wahrnehmungsschwelle im Ventrikel

Vorgehen:

- Bei allen Sensitivitätstests muß die Magnetwirkung (temporär oder permanent, je nach Schrittmachermodell) ausgeschaltet sein oder der Programmierkopf, wenn er magnethaltig ist, entfernt werden.
- VVI belassen.
- Schrittmacherdemandfrequenz auf 30 ipm programmieren, so daß die Eigenfrequenz höher liegt. Liegt die Eigenfrequenz unter 30 min^{-1}, so ist der Patient absolut schrittmacherabhängig, die Wahrnehmungsschwelle kann nicht bestimmt werden. Bei manchen Schrittmachermodellen ist 40 ipm die unterste Frequenzbegrenzung. Bei anderen liegt diese Grenze bei 50 ipm und höher, was die Beurteilungsmöglichkeit der Wahrnehmungseigenschaften erheblich einschränkt bzw. in vielen Fällen unmöglich macht.
- Die Sensitivitätsstufe des Schrittmachers soweit erhöhen, bis Undersensing auftritt (s. S. 78). Bei Undersensing: Trotz vorhandenem Eigenrhythmus fallen die Schrittmacherstimuli mit einer Frequenz von 30 ipm asynchron ein. Die *Wahrnehmungsschwelle* ist jener eingestellte Millivoltwert, bei welchem die Schrittmacherstimulation gerade noch nicht asynchron einfällt. Hierbei lassen derzeit leider nur sehr wenige Schrittmachermodelle eine vernünftige Abstufung zu (s. S. 105). Deshalb muß die Möglichkeit *mehrerer Stufen über 4 mV (im Ventrikel) bei unipolaren Systemen* gefordert werden, um den nötigen Sicherheitsabstand zu der gewünschten Einstellung von 4–5 mV erkennen zu können.

Bei entsprechendem Verdacht sollte noch ein Test auf *Muskelinhibition* durch Bewegung der entsprechenden Muskulatur durchgeführt werden, evtl. bei niedrigeren Sensitivitätsstufen des Schrittmachers (also empfindlicher eingestelltem Schrittmacher).

4. Reizschwelle im Vorhof

Wenn die ventrikuläre Eigenfrequenz *über 30* min^{-1} liegt, kann in der Regel
- auf *AAI* umgestellt werden, danach gilt dasselbe Verfahren wie im Ventrikel (s. S. 191).

Liegt die ventrikuläre Eigenfrequenz *unter 30* min^{-1}, dann erfolgt die Einstellung
- auf einen Zweikammermodus (*DDD* bzw. DDI).

Liegt die Stimulationsfrequenz (des Vorhofs) *über* der Höhe der Eigenfrequenz (des Vorhofs), sind
- Impulsamplitude und Impulsdauer der Vorhofstimulation stufenweise so weit zu reduzieren, bis ein Stimulationsverlust im Vorhof eintritt und somit keine P-Welle mehr regelmäßig hinter dem Vorhofspike sichtbar wird.

Die Festlegung der Reizschwelle im Vorhof erfolgt wie beim Ventrikel (s. S. 191).

5. Wahrnehmungsschwelle im Vorhof

a) Umstellen auf AAI

Wenn *AAI* möglich ist:

- Stimulationsdemandfrequenz (des Vorhofs) auf 30 ipm einstellen, so daß sie *unter* der Eigenfrequenz (des Vorhofs) liegt. Ist die Eigenfrequenz niedriger, läßt sich die Wahrnehmungsschwelle nicht testen.
- Weiterhin ist so zu verfahren, wie dies bei der Wahrnehmungsschwelle im Ventrikel beschrieben ist (s. S. 192).

b) Belassen bei DDD

Muß aber wegen einer bedrohlich niedrigen ventrikulären Eigenfrequenz (bei AV-Block) der *DDD*-Modus belassen werden, ist zu beachten, daß dieser Test *nicht auf Inhibitionsbasis* durchzuführen ist. Hier empfiehlt sich der Test mittels *Triggern*:

- DDD-Modus belassen,
- die Eigenfrequenz des Vorhofes muß über der Stimulationsbasisfrequenz liegen,

- die Sensitivitätsstufen im Vorhof werden solange numerisch erhöht (Vorhofverstärker des Schrittmachers wird stufenweise unempfindlicher eingestellt), bis die P-Welle nicht mehr detektiert wird. Bei dieser Empfindlichkeitseinstellung wird dann (fälschlich) ein atrialer Stimulus abgegeben, und die Stimulationsfrequenz entspricht der programmierten unteren Stimulations(basis)frequenz (z. B. 60 ipm) - immer unter der Voraussetzung, daß die ventrikuläre Eigenfrequenz darunter liegt; die Wahrnehmungsschwelle, bei der gerade noch eine Triggerung erfolgt, liegt dann eine Stufe darunter.

Beispiel: Wenn etwa bei der Einstellung 3 mV der Wahrnehmungsverlust aufgetreten ist, dann liegt die Wahrnehmungsschwelle bei der nächstniedrigeren Sensitivitätsstufe, z. B. 2,5 mV (höhere Empfindlichkeitseinstellung).

6. Retrograde Leitung

Nicht alle physiologischen Schrittmacher lassen die Bestimmung der retrograden Leitung (s. S. 108) zu. Voraussetzung ist i. allg. die Möglichkeit einer intrakardialen EKG-Aufzeichnung (z. B. beim Schrittmachermodell Genisis, Siemens-Pacesetter) bzw. eines Oberflächen-EKGs mit intrakardialer Markeraufzeichnung (z. B. beim Symbios, Medtronic) über das Schrittmachersystem.

Beide Vorgehensweisen sind praktikabel:

a) Intrakardiales EKG

- Einstellung auf VVI,
- Messung über die atriale Elektrode (Abb. 85 a, b).

b) Oberflächen-EKG mit intrakardialer Markeraufzeichnung

Da bei diesen Schrittmachertypen unter VVI-Stimulation vom Schrittmacher kein intraatriales EKG aufgezeichnet wird, wird der Zweikammermodus belassen. Man behilft sich damit, eine VVI-Stimulation für den Schrittmacher vorzutäuschen. Dazu müssen folgende Werte eingestellt werden:
- DDD-Modus.
- Stimulationsfrequenz höher als Vorhofeigenfrequenz einstellen,
- geringstmögliche Energieabgabe im Atrium, so daß der Vorhofstimulus ineffektiv ist und keine P-Welle vom Vorhofstimulus ausgelöst wird (z. B. Impulsdauer 0,05 ms bei 2,5 V Impulsamplitude),
- kurze atriale Refraktärzeit,

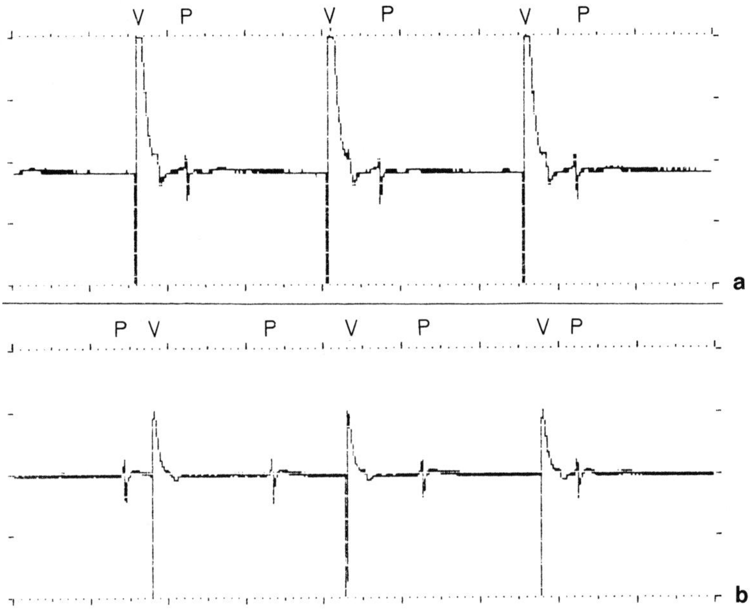

Abb. 85 a, b. Intraatriales EKG unter VVI-Stimulation (über den SM gemessen).
a Nach einem ventrikulären Stimulus folgt in einem konstanten Intervall die retrograd verursachte P-Welle.
b Hier liegt keine retrograde Leitung vor, die P-Wellen folgen nicht im konstanten Abstand zum ventrikulären Stimulus
P P-Welle (Vorhofeigenaktion), *V* ventrikulärer Schrittmacherstimulus

- ausreichende Sensitivitätsstufe, also hohe Empfindlichkeit der Vorhofelektrode
- Magnetwirkung temporär ausschalten und Marker-EKG aufzeichnen (s. Abb. 86).

Bei Vorhandensein einer retrograden Leitung kann bei dieser Überprüfung eine schrittmachervermittelte Tachykardie ausgelöst werden, die durch entsprechende Umprogrammierung jedoch schnell beherrscht werden kann.

Liegt eine retrograde (ventrikuloatriale) Leitung vor, muß diese ausgemessen und die atriale Refraktärzeit dementsprechend mit Sicherheitsabstand einprogrammiert werden.

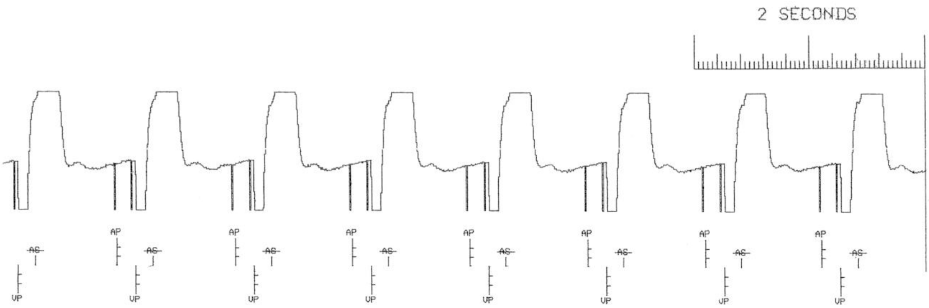

Abb. 86. Oberflächen-EKG mit Markeraufzeichnung bei Einprogrammierung einer ineffektiven Vorhofstimulation (keine dem atrialen Stimulus nachfolgende P-Welle zu erkennen bei Reduktion der atrialen Impulsdauer auf 0,05 ms) zeigt eine retrograde Leitung. Die P-Welle wird von der intrakardialen Markeraufzeichnung nach dem ventrikulären Stimulus entdeckt (*AS*).
AS „atrial sensing", wahrgenommene P-Welle, ~~*AS*~~ „atrial sensing", in der atrialen Refraktärzeit wahrgenommene und damit vom Schrittmacher nicht verwertete P-Welle, *AP* „atrial pacing" = Vorhofstimulus (ineffektiv) *VP* „ventricular pacing" = ventrikuläre Stimulation mit hoher Energieabgabe

7. Frequenzadaptive Schrittmacher

Je nach Modell und Sensor (Wahrnehmung der Muskelaktivität, Atmung usw.) empfehlen sich sowohl Kurzbelastungstests (s. Abb. 87) und zusätzliche Langzeit-EKG-Untersuchungen. Hilfreich können auch Frequenzhistogramme sein, wie sie z. B. im Sensolog (Siemens-Pacesetter) gespeichert werden.

8. Telemetrie als Abschluß

Zum Abschluß der Schrittmacherkontrolle wird nach entsprechender Programmierung noch einmal telemetrisch abgefragt. Dadurch läßt sich überprüfen, ob u. a. die gewünschten Parameter eingestellt sind und der Schrittmacher die Programmierung angenommen hat. Auch wird die neue Einstellung mit der alten (Telemetrieausdruck am Anfang der Schrittmacherkontrolle) verglichen. Bei einigen Schrittmachertypen werden auch gleichzeitig die zuletzt gefundenen Werte der Reiz- und Wahrnehmungsschwelle im Vorhof und Ventrikel ausgedruckt (s. S. 114).

ARBEITSBLATT ZUR OPTIMIERUNG DER AKTIVITÄTS-EINSTELLUNG DES ACTIVITRAX

Name des

PATIENTEN: Mustermann VORNAME: Michael

MODELL Nr.: UNTERSUCHUNGS-DATUM: 02.01.89

PROGRAMMIERUNG DES ACTIVITRAX:

	1. EINSTELLUNG	2. EINSTELLUNG	3. EINSTELLUNG
NOMINAL	O	O	O
LOWER RATE	60 min-1	60 min-1	min-1
ACTIVITY THRESHOLD	medium	medium	
MAX. ACT. RATE	150 min-1	150 min-1	min-1
RATE RESPONSE	(5)	(7)	

FREQUENZVERLAUF:

BELASTUNG	ZEIT	1. Einst. (min-1)	2. Einst. (min-1)	3. Einst. (min-1)
LIEGEN	1 min	63	60	
SITZEN	1 min	67	80	
STEHEN	1 min	69	85	
AUF- und ABGEHEN:	15 sec	74	95	
	30 sec	88	103	
	45 sec	89	106	
	60 sec	89	109	
AUF- und ABHÜPFEN:	15 sec	95	114	
	30 sec	99	116	
	45 sec	100	118	
	60 sec	103	118	

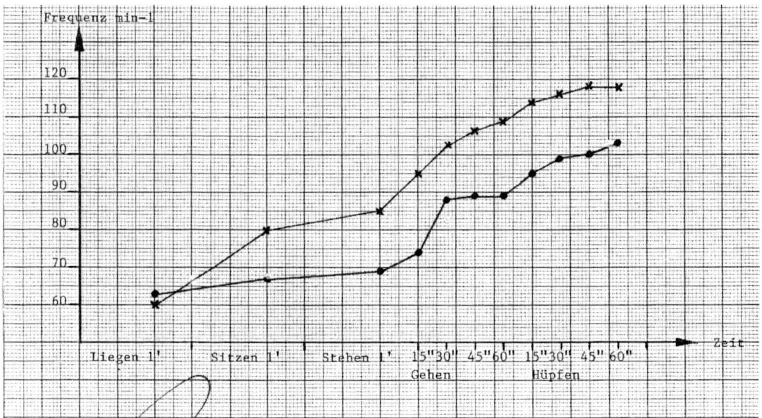

Name des untersuchendes Arztes

Abb. 87. Schematisierte Kurzzeitbelastung zur Einstellung der Aktivität beim Activitrax bzw. Activitrax II

V. Sonstiges

Je nach Schrittmachermodell und Symptomen müssen noch Provokationstest bzw. Röntgenaufnahmen (z. B. bei Verdacht auf Isolationsdefekt oder Unterbrechung der Elektroden bzw. Dislokation) durchgeführt werden (s. S. 168). Auch Langzeit-EKG-Kontrollen über 24 h können sich als wertvolles Hilfsmittel erweisen. Möglicherweise müssen auch AV-Zeit, Blankingzeit oder andere Parameter neu eingestellt werden. Antitachykarde Schrittmacher benötigen eine spezielle Programmierung.

VI. Schrittmacherausweis und elektronische Datenverarbeitung

Es sind Bemühungen im Gange, die Daten einheitlich zu erfassen und diese in die elektronische Datenverarbeitung und einen damit hergestellten Schrittmacherausweis zu integrieren.

1. Schrittmacherausweis

Bisher ist der am meisten gebräuchliche und vereinheitlichte Ausweis die „Europäische Herzschrittmacherregistrierkarte“ (s. Abb. 88). Der entsprechende Code für die klinische Indikation, EKG-Indikation und Ätiologie ist aus Anhang A. III. zu entnehmen.
Mittlerweise ist es aber bei vielen implantierenden Kliniken üblich geworden, diesem Ausweis zusätzlich nach jeder Schrittmacherkontrolle einen Telemetrieausdruck beizulegen, da auch bei der europäischen Registrierkarte nicht sämtliche Werte vermerkt werden können.

2. Elektronische Datenverarbeitung

Die elektronische Datenverarbeitung, welche in den letzten Jahren hinsichtlich der Schrittmacherdatenerfassung noch in den Kinderschuhen steckte, gewinnt jetzt mit Entwicklung der Softwarepakete nicht nur für wissenschaftliche Zwecke, sondern auch für die Praxis der Schrittmachertherapie mehr und mehr an Bedeutung. Bei uns wird das Softwaresystem „Patientlog“ (Siemens) verwendet, wobei sämtliche Implantations- und Nachkontrolldaten sowie Erinnerungsdaten, Statistiken und anderes gespeichert und verfolgt werden können. Die wichtigsten Daten werden

dann in entsprechenden Briefen aus dem elektronischen Speicher herausgezogen (s. Abb. 89). Auf der 1. Seite sind die wichtigsten Daten, auf der 2. Seite genauere Meß- und Programmierwerte angegeben.
In Zukunft sollen auch aktuelle EKGs mit eingespeichert werden können, so daß diese Programme noch weiter ausgebaut und praktikabler werden dürften.

Hausarzt :

Name ____________________

Adresse ____________________

____

Tel. ____________________

Herzspezialist :

Name ____________________

Adresse ____________________

____

Tel. ____________________

Vor Anwendung von HF-Chirurgie, NMR oder ionisierender Strahlung Schrittmacherzentrum konsultieren.

Im Notfall bitte benachrichtigen :

____

____

____

____

____

____

❶ Patienten-Daten
Patient-Data

Identifikations-Nr. ____________________
Identification-Nr

Name ____________________
Name

Adresse ____________________
Address

PLZ/Stadt ____________________
City/Zip

Land ____________________ Tel.-Nr. ____________________
Country Tel.-Nr.

Geburtsdatum ☐ ☐ ☐ M ☐ W ☐
Date of Birth M F

Datum der Erstimplantation ☐ ☐ ☐
Date of 1st implantation

Symptom ☐☐ 1 EKG ☐☐☐ 2 Ätiologie ☐☐ 3
Symptom ECG Aetiology

❷ Schrittmacher-Zentrum Code-Nr. ____________________
Pacemaker Centre Code-Nr.

Arzt/Abteilung ____________________
Doctor/Department

Krankenhaus ____________________
Hospital

Adresse ____________________
Address

PLZ/Stadt/Land ____________________
City/Zip/Country

Tel.-Nr. ____________________
Tel.-Nr.

❸ SM
IPG

Frequenz ____________ ppm Mode ☐☐☐☐☐ 4
Rate ppm Mode

Impulsdauer ____________ ms
PD ms

Implantationsdatum ☐ Tag / Day ☐ Monat / Month ☐ Jahr / Year
Date of implantation

Hersteller ____________________
MFG

Modell ____________ Serien-Nr. ____________
Type Serial-Nr.

❹ Elektrode
Lead

Vorhof Elektrode Datum der Implantation ☐ ☐ ☐
Atrial lead Date of implantation

Hersteller ____________ IS.1 ☐ uni ☐ bi ☐
MFG

Modell ____________ Serien-Nr. ____________
Type Serial-Nr.

Ventrikel Elektrode Datum der Implantation ☐ ☐ ☐
Ventricular Date of implantation

Hersteller ____________ IS.1 ☐ uni ☐ bi ☐
MFG

Modell ____________ Serien-Nr. ____________
Type Serial-Nr.

1988

Datum						
Eigenfrequenz bpm						
Schrittmacher-frequenz ms/ppm						
Magnetfrequenz ms/ppm						
Programmierte Frequenz ms/ppm						
Impulsdauer ms						
Programmierte Impulsdauer ms						
Programmierte Empfindlichkeit mV						
Programmierte Refraktärzeit ms						
Programmierte Hysterese ms/ppm						
Mode						
Bemerkungen						

Abb. 88. „Europäische Herzschrittmacher-Registrierkarte" („Europäischer Herzschrittmacher-Paß" s. Anhang A. III., Code), Schrittmacherausweis: Dieser wird nach der Implantation ausgefüllt. Eine Kopie geht an die Zentrale Registrierstelle in Gießen.

BUNDESKNAPPSCHAFT

Knappschafts-Krankenhaus Peißenberg · Innere Abteilung
Hauptstraße 55 · 8123 Peißenberg · Tel. 0 88 03 / 48 - (0) 131
Chefarzt: Dr.W.Fischer

HERRN/FRAU

Dr........
STRAßE
PLZ ORT

Peißenberg, den 15/12/1988

Sehr verehrte Frau Kollegin
Sehr geehrter Herr Kollege

Vielen Dank für die freundliche Überweisung

der / des Patientin/en Y Z geb.
wohnhaft STRAßE
PLZ ORT

zur **Kontrolle des Schrittmachersystems am** 14/12/1988

1. Wichtigste Angaben für den weiterbehandelnden Arzt:

Implantierter Schrittmacher:

Modell: ACTIVIT.II Hersteller: Medtronic
Modus: AAIR Seriennummer: QF3100421K

		Code
Implantationsgrund:	Synkope	3
EKG-Befund vor OP:	SSS - SA Arrest	24
Ätiologie:	Ischaemie	5
Implantationsdatum:	01/11/1988	

programm. Schrittmacherfrequenz (von — bis):	60 - 120 ipm
EKG:	A = Atrium V = Ventrikel
nur Schrittmacheraktionen	A JA V
nur Eigenaktionen	A V JA
Wechsel von SM- und Eigenaktionen	A V
effektive Herzfrequenz	75 /min

Austauschindikation:

telemetrisch bestimmbar	JA	
Frequenzabfall um	-----	%
bzw. Intervallverlängerung	-----	ms
bzw. Magnetfrequenz	75	ipm

nächste Kontrolle: ca. 14/07/1989

Beurteilung und Therapievorschlag:

Schrittmacherfunktion: REGELRECHT

gute Frequenzanpassung
Medikamente wie bisher

Abb. 89. Der Nachkontrollbrief zieht wichtige Daten aus dem elektronischen Speicher und gibt sie im Ausdruck wieder (die wichtigsten Daten auf der 1. Seite)

2. gemessene und programmierte Werte:

gemessene Werte:

	A = Atrium	V = Ventrikel
Stimulationsfrequenz	60.0	ipm
Magnetfrequenz	85	ipm
gemessene Impulsdauer	A 0.5 V	ms
Reizschwelle Amplitude	A 0.8 V	Volt
Reizschwelle Impulsdauer	A 0.3 V	ms
Sensitivitätsschwelle	A 5 V	mV
Elektrodenimpedanz	A 429 V	Ω
Batteriespannung	2.70	Volt
Batterieimpedanz	1	kΩ
Energieverbrauch	30	μA
Eigenfrequenz	45	/ min
Frequenzanstieg unter Belastung	50	/ min
Blutdruck	160/80	mmHG

programmierte Werte:

Schrittmacherfrequenz	60	ipm
obere Frequenzbegrenzung	120	ipm
Hysterese	0	ipm bzw. ms
Spannungsamplitude	A 2.5 V	Volt
bzw. Stromstärke		mA
Impulsdauer	A 0.5 V	ms
Sensitivität	A 2.5 V	mV
Refraktärzeit	A 400 V	ms
SM-AV-Zeit (Vorhof stimuliert)	---	ms
SM-AV-Zeit (Eigenvorhofaktion)	----	ms
Blankingzeit	---	ms

Antitachykarde Einstellung

Intervall der Extrastimuli: ---- ms
Anzahl Stimuli pro burst: ---

Frequenzadaptation

Aktivitätsschwelle (level, threshold): MED
Frequenzantwort (rate response, slope): 5

Mit freundlichen Grüßen

H. Notfälle

Die Notfallbehandlung beim Schrittmacherpatienten ist abhängig von den Symptomen. Es können schrittmacherspezifische Ursachen diese Symptome auslösen, z. B. ein Stimulationsverlust (Exitblock) aufgrund eines Myokardinfarktes oder eine Schrittmacherstörung wie Elektrodenbruch oder Batterieerschöpfung. Auch eine Extrasystolie, die zwar durch ihre Potentiale die Schrittmacherstimulation inhibiert, aber gleichzeitig nicht für ein hämodynamisch wirksames Schlagvolumen sorgt, kann Kreislaufprobleme verursachen (s. S. 177).
Wenn Zeit dafür bleibt, sollte prinzipiell erst die Grunderkrankung diagnostiziert und behandelt werden (z. B. Stoffwechsel- oder Elektrolytentgleisung). Die Notfallsituation kann jedoch dazu zwingen, daß zuerst die vorherrschenden Symptome schnellstens therapiert werden müssen.

I. Symptome

Als Symptome können z. B. auftreten: Synkopen in Form von Morgagni-Adams-Stokes-Anfällen, Schwindelattacken sowie weitere Zeichen einer zerebralen Minderperfusion wie Verwirrtheitszustände und Bewußtlosigkeit. Auch die Symptome einer Herzinsuffizienz können vorliegen mit Stauung im großen und kleinen Kreislauf, d. h. mit Ruhedyspnoe, oberer Einflußstauung und peripheren Ödemen. Ebenso können Stenokardien die Anzeichen für eine zu langsame oder zu schnelle Herzfrequenz sein.
Soweit es noch möglich ist, müssen der Patient oder seine Angehörigen bei der Erhebung der Anamnese danach gefragt werden.

II. Sofortdiagnostik

1. Peripherer Puls

Beim Schrittmacherpatienten spielt in der Sofortdiagnostik das Tasten der peripheren Pulsfrequenz – im Zweifelsfall auch an der A. carotis beidseitig (nicht beidseitig zur gleichen Zeit) – eine wichtige Rolle. Sowohl bei tachykarden als auch bei bradykarden Rhythmusstörungen kann die periphere Pulsfrequenz pathologisch langsam sein. Auch eine Arrhythmie bzw. eine tachykarde Pulsfrequenz kann schon Hinweise auf die entsprechende Rhythmusstörung geben.

2. Auskultation und Inspektion

Bei der Auskultation läßt sich oft schon erkennen, ob ein Pulsdefizit vorhanden ist, bei der Inspektion und klinischen Untersuchung kann man Hinweise bekommen auf Isolationsdefekte im Schrittmachersystem, wenn schrittmachersynchrone Muskel- oder Zwerchfellkontraktionen auftreten. Diese sind jedoch nicht beweisend für solche Defekte.

3. EKG

Ein wichtiges Hilfsmittel in der Sofortdiagnostik ist das EKG. Hier zeigen sich oft schon wesentliche Störungen des Schrittmachersystems, z. B. Stimulations- oder Wahrnehmungsverlust bzw. Zeichen für Batterieerschöpfung bei Erreichen der Austauschkriterien. Es können bei den heutigen Schrittmachersystemen manche Störungen schon durch Umprogrammieren oder durch telemetrische Datenübermittlung (intrakardiales EKG, intrakardiale Markeraufzeichnungen) genauer differenziert und evtl. therapiert werden.

III. Soforttherapie

1. Bei bradykarden Rhythmusstörungen

Bei bradykarden Rhythmusstörungen mit klinischer Symptomatik empfiehlt sich die i. v.-Gabe von Atropin (Atropinum Sulf. 0,5–1 mg s. c. oder

i. v., wenn ein Glaukom ausgeschlossen wurde) oder Orciprenalin (Alupent) 0,5 mg langsam i. v. Ist durch die medikamentöse Therapie keine ausreichende Frequenzsteigerung zu erreichen, sollte eine passagere Schrittmacherstimulation erfolgen. Je nach Situation wird eine sofortige Einweisung mit ärztlicher Transportbegleitung in die nächste Klinik, bei Verdacht auf Schrittmacherfehlfunktion in die implantierende Klinik notwendig sein. Wo ein entsprechendes Schrittmacherprogrammiergerät vorhanden ist (in der implantierenden Klinik bzw. bei einigen niedergelassenen Kardiologen), kann manchmal die Situation dadurch behoben werden, daß höchste Abgabewerte der Stimulationsenergie einprogrammiert werden, so daß nach Stimulationsverlust evtl. wieder eine Schrittmacherstimulation des Myokards erreicht werden kann.

2. Bei tachykarden Rhythmusstörungen

Schrittmacherbedingte oder schrittmachervermittelte tachykarde Rhythmusstörungen können i. allg. nur bei frequenzadaptiven Schrittmachersystemen oder bei einem getriggerten Schrittmacher vorkommen, z. B. bei DDD oder Betriebsarten, die heute nur noch selten angewandt werden, wie AAT, VVT, VAT, VDD.
Hierbei kann es manchmal hilfreich sein, wenn ein Testmagnet (unter EKG-Kontrolle) über dem Schrittmacheraggregat aufgelegt wird, so daß eine starrfrequente Stimulation eintritt, wie dies dann bei den meisten (nicht allen!) Schrittmachermodellen der Fall ist.
Danach sollte der Patient in die implantierende Klinik bzw. zu der Kardiologenpraxis gebracht werden, in der ein entsprechendes Programmiergerät[55] für das jeweilige Schrittmachermodell vorhanden ist.
Tachykarde Stimulationen, die auf einen Schrittmacherdefekt zurückzuführen sind (s. S. 170), sind äußerst selten.
Bei anderen tachykarden Rhythmusstörungen, die nicht mit dem Schrittmachersystem zusammenhängen, wird in erster Linie eine medikamentöse Antiarrhythmikatherapie eingesetzt (s. S. 176). In Einzelfällen kann auch hier eine Magnetauflage über dem Schrittmacheraggregat hilfreich sein. Durch die damit verursachte asynchrone Stimulation (s. S. 189) kann eine Tachykardie evtl. terminiert werden.

---

[55] Jede Firma hat ihr eigenes Programmiergerät, das nur für bestimmte (eigene) Modelle angewandt werden darf. Ansonsten könnte es zu Phantomprogrammierungen, d. h. Fehlprogrammierungen des Schrittmachers kommen.

IV. Herz-Kreislauf-Stillstand

Besteht bei dem Patienten ein Herz-Kreislauf-Stillstand, dann gelten die Regeln der Herz-Lungen-Wiederbelebung, unabhängig davon, ob der Patient Schrittmacherträger ist oder nicht. Es müssen sofortige Reanimationsmaßnahmen eingeleitet werden. Bei Herz-Kreislauf-Stillstand (klinischer Tod) tritt in der Regel nach 3–5 min der biologische (irreversible) Tod ein, da nach dieser Zeit das Gehirn irreversibel geschädigt ist.

1. Erkennen

Erkennen des Herzkreislaufstillstandes: Der Patient ist bewußtlos, er reagiert nicht auf Schmerzreize, eine Atemtätigkeit ist weder zu sehen, zu hören, noch bei der Palpation (im Bereich Epigastrium und unterer Rippenbogen) zu fühlen. Weder auf der linken noch auf der rechten Seite kann ein Puls an der A. carotis getastet werden.

2. ABCD-Maßnahmen der Herz-Lungen-Wiederbelebung

Sofortmaßnahmen werden nach dem ABC der Herz-Lungen-Wiederbelebung vorgenommen:

- A = Atemwege freimachen,
- B = Beatmen,
- C = "circulation" (Herzdruckmassage auf harter Unterlage),
- D = "drugs" (Arzneimittel wie Adrenalin, Dobutamin usw.).

3. Defibrillation

Bei Kammerflimmern als Auslöser des Kreislauf-Stillstandes sollte defibrilliert werden. Beim Schrittmacherpatienten ist zu beachten, daß die Defibrillatorelektroden zwar im Verlauf der Herzachse angesetzt werden sollten, jedoch *keine Defibrillatorelektrode über dem Schrittmacheraggregat direkt zu liegen kommt.* Damit könnten trotz Defibrillationsschutzmaßnahmen verschiedener Schrittmachersysteme Defekte am Schrittmacheraggregat auftreten.

Bei Patienten, die noch bei Bewußtsein sind, gelingt es in einzelnen Fällen, die Flimmerphasen (bis zur Defibrillation) dadurch zu überbrücken, daß man den Patienten in 3-s-Abständen husten läßt. Dadurch kann vorübergehend eine ausreichende Druckerhöhung im Brustbereich, die ein Schlagvolumen erzielt, erreicht werden.

J. Schlußbemerkung mit Zukunftsperspektiven

Zusammenfassend läßt sich sagen, daß heute schon eine weitgehende individuelle Anpassung durch entsprechende Schrittmacherauswahl und Programmierung zum Wohle des Patienten möglich geworden ist.
Die Indikation zur Schrittmacherimplantation sollte sorgfältig gestellt werden. Es ist v.a. genau abzuwägen, ob für den jeweiligen Patienten auch wirklich ein Nutzen zu erwarten ist. Kann diese Frage bejaht werden, so sollte von den zur Verfügung stehenden Schrittmachermodellen individuell ein optimales Fabrikat ausgewählt werden.
Durch die Vielzahl der Möglichkeiten ist die Schrittmachertherapie allerdings auch wesentlich komplexer geworden. Dadurch ist eine enge Kooperation zwischen behandelndem Arzt und implantierender Klinik notwendig, besonders hinsichtlich der anamnestischen Angaben, der Indikationsstellung, der Nachbetreuung der Schrittmacherpatienten und potentieller Notfälle.

I. Forderung nach Vereinheitlichung

Leider beinhaltet diese Komplexität eine große Vielfalt von Herzschrittmachern mit vielen verschiedenen Austauschkriterien und Programmiergeräten, die untereinander nicht kompatibel sind. Um eine Erschöpfung oder Fehlfunktion der Schrittmacher zuverlässig erkennen zu können, benötigt man in der Schrittmacherambulanz eine Vielzahl von Datenblättern, wenn man sich nicht auf einzelne Modelle beschränken will. Auch im Hinblick auf Schrittmacherpatienten, die im Ausland oder im Inland reisen, können dadurch kritische Situationen entstehen.
Eine *Vereinheitlichung der Programmiergeräte, der Austauschkriterien und des Störverhaltens* sollte deshalb dringend auf internationaler Ebene angestrebt werden, um den Umgang mit Schrittmachern und ihren Programmiermöglichkeiten für die Ärzte unkomplizierter und für die Patienten sicherer zu machen.

Ebenso wären einheitliche Begriffe im internationalen und im deutschen Sprachgebrauch sehr wünschenswert. Angesichts der vielen Ausdrücke für „Demandfrequenz" und „obere Frequenzbegrenzung" – um nur 2 Beispiele zu nennen – oder der bis dato uneinheitlichen Auslegung der Begriffe „starrfrequent", „festfrequent" und „fixfrequent" (s. S. 86 und „Schrittmacherlexikon") ist eine eindeutige Begriffsbestimmung in der Schrittmacherterminologie dringend erforderlich.
Bei der Vereinheitlichung der Stecker und Konnektoren ist ein erster internationaler Erfolg zu verbuchen: Der IS1-Stecker wird internationale Standardnorm.

II. Schrittmacher der Zukunft

Wie könnte der Schrittmacher der Zukunft aussehen?

- Er sollte obengenannte Kriterien der Vereinheitlichung erfüllen.
- Er wird sicherlich mikroprozessorgesteuert sein, um in integrierter Form viele verschiedene Fähigkeiten – einschließlich der Zweikammeranwendung – offerieren zu können, z. B. Telemetrie, Holter- und antitachykarde Funktionen mit automatischem Defibrillator, Frequenzadaptation mit mehreren Biosensoren, bzw. Biofeedbacksystemen (s. „Schrittmacherlexikon").
- Er wird über eine optimale Störschutzschaltung verfügen.
- Er sollte die Vorteile der unipolaren Stimulation (geringerer Energieverbrauch, niedrigere Reizschwelle, Schrittmacherspikes im EKG besser sichtbar) mit der wesentlich größeren Sicherheit der bipolaren Wahrnehmung in sich vereinen.
- Selbstverständlich wird er multiprogrammierbar sein. Die einzelnen Programmierstufen werden bei einigen Schrittmachermodellen eine größere Varianz aufweisen müssen (während bei der Abgrenzung der Reizschwelle die meisten moderneren Systeme brauchbare Tests zulassen, ist bei vielen Schrittmachertypen die Überprüfung der Wahrnehmungsschwelle noch erheblich eingeschränkt: die Sensitivitätsabstufung ist zu gering, die Demandfrequenz nicht niedrig genug einstellbar).
- Er sollte seine Energieabgabe automatisch auf die jeweilige Reizschwelle (und evtl. auch die Empfindlichkeit auf die jeweilige Wahrnehmungsschwelle) einstellen können („automatischer Schrittmacher").

III. Wirtschaftlichkeit und Wiederverwendung

So wie auf dem Computermarkt in den letzten Jahren Preisstürze zu beobachten waren, sollten auch in der Schrittmachertechnik die *komplizierteren Systeme billiger* werden, so daß nicht - wie in manchen Fällen üblich - aus wirtschaftlichen (und vielleicht auch technischen) Gründen einfachere Modelle implantiert werden, die nicht nur nicht optimal auf den Patienten zugeschnitten sind, sondern ihm überdies zum Nachteil gereichen oder sogar seinen Zustand verschlechtern können.
Unter wirtschaftlichen Gesichtspunkten ist die *Wiederverwendung* von Herzschrittmachern - v.a., wenn sie weniger als 1 Jahr gebraucht wurden - sehr sinnvoll.
Auch vom hygienischen und technischen Standpunkt aus lassen sich diese gebrauchten Schrittmacheraggregate (nicht die Elektroden) von der Herstellerfirma so aufbereiten, daß nichts dagegen eingewandt werden kann. Solange jedoch die rechtlichen und menschlichen Aspekte nicht restlos geklärt sind, ist dieses Verfahren noch äußerst umständlich und problematisch. Vielleicht ist in den nächsten Jahren die öffentliche Meinungsbildung durch entsprechende Aufklärung soweit fortgeschritten, daß hier ein Wandel herbeizuführen ist.

IV. Abschlußbemerkung

Trotz aller wirtschaftlichen, politischen und technischen Aspekte bleibt es das vorrangige Ziel der Herzschrittmachertherapie, Leben zu erhalten und die Lebensqualität zu verbessern. Dieser Gesichtspunkt sollte dem entscheidenden Arzt stets vor Augen stehen, sei es bei der Indikation zur Schrittmacherimplantation, bei der Operation oder bei der Nachbetreuung des Schrittmacherpatienten.

Anhang

A. Codes und Abkürzungen

Anhang A.I. Der internationale Herzschrittmachercode der „Inter-Society Commission for Heart Disease Resources" (ICHD)

1. Buchstabe Ort der Stimulation	*2. Buchstabe Ort der Wahrnehmung*	*3. Buchstabe Betriebsart*	*4. Buchstabe Programmierbarkeit und Frequenzadaptation*	*5. Buchstabe antitachykarde Funktionen*
V Ventrikel	V Ventrikel	I Inhibiert	P Programmierbar bis zu 2 Funktionen	B Burst (Salven)
A Atrium	A Atrium	T Getriggert	M Multiprogrammierbar, 3 und mehr Funktionen	N Normalfrequent Underdrive
D Dual Ventrikel *und* Atrium	D Dual Ventrikel *und* Atrium	D Dual inhibiert und getriggert	C Telemetrie („communication")	S Scanning (Abtastfunktion)
S „Single chamber" Ventrikel *oder* Atrium	S „Single chamber" Ventrikel *oder* Atrium			
0 Keine Stimulation	0 Keine Wahrnehmung	0 Asynchron, keine Steuerung	0 Nicht programmierbar	E Extern
			R Frequenzadaptiert[a]	

Modi mit Demand-Funktion (inhibiert durch Eigenaktion des Herzens):

VVI Nur im Ventrikel Stimulation und Wahrnehmung, inhibiert — SSI Als Ventrikeldemandschrittmacher (VVI) *oder*
AAI Nur im Atrium Stimulation und Wahrnehmung, inhibiert — SSI Als Vorhofdemandschrittmacher (AAI) verwendbar
DDD Im Atrium *und* Ventrikel Stimulation und Wahrnehmung, inhibiert und getriggert
DDI Im Atrium *und* Ventrikel Stimulation und Wahrnehmung, inhibiert, *nicht* getriggert

Modi mit Demandfunktion und Frequenzadaptation (Anstieg der Stimulationsfrequenz je nach Belastung)

VVIR Wie VVI, jedoch mit Frequenzadaptation [a]
AAIR Wie AAI, jedoch mit Frequenzadaptation [a]
DDDR Wie DDD, jedoch mit Frequenzadaptation [a]
DDIR Wie DDI, jedoch mit Frequenzadaptation [a]

Asynchrone (starrfrequente) Stimulationsweise, z. B. bei Magnetauflage

V00 Stimulation nur im Ventrikel
A00 Stimulation nur im Atrium
D00 Stimulation im Atrium *und* Ventrikel

[a] vom „NASPE (North American Society of Pacing and Electrophysiology) /BPEG (British Pacing and Electrophysiology Group) Generic"-Code übernommen.

Anhang A. II. „NASPE/BPEG"-Code

Der „NASPE/BPEG Generic (NBG) Pacemaker Code" unterscheidet sich – außer durch das zusätzliche „R" als 4. Buchstaben für frequenzadaptive Systeme – im 5. Buchstaben vom ICHD-Code (Anhang A. I.)

Code-Erklärung für Reizart (Mode of Pacing) Buchstaben [1|2|3|4|5]

④ Buchstabe	1	2	3	4	5
	Stimulierte Kammer	Steuernde Kammer	Betriebsart	Programmierbarkeit, Frequenzadaptation	Antitachyarrhythmie Funktion(en)
	O Keine	O Keine	O Keine	O Keine	O Keine
	A Atrium (Vorhof)	A Atrium (Vorhof)	T Getriggert	P Einfach programmierbar	P Stimulation (antitachyarrhythmisch)
	V Ventrikel	V Ventrikel	I Inhibiert	M Multiprogrammierbar	S Shock
	D Doppelt (A+V)	D Doppelt (A+V)	D Doppelt (T+I)	C Telemetrie	D Doppelt (P+S)
				R Frequenzadaptation	

Der NASPE/BPEG-Gattungs (NBG) Herzschrittmacher Code

Anhang A. III. Code des „Europäischen Herzschrittmacher-Paß“ 1. Bis 1988

Code für die klinische Indikation, EKG-Indikation und Ätiologie, wie er in der Europäischen Herzschrittmacher-Registrierkarte (Herzschrittmacher-Paß) verwendet wird.

Code-Erklärung für Implantation

Symptom - **klinische Indikation**

01 = Keine Angaben
02 = Symptom nicht kodifiziert
03 = Synkope
04 = Schwindelzustände ö. ä.
05 = Bradykardie
06 = Tachykardie
07 = Prophylaktisch
08 = Herzinsuffizienz
09 = Zerebrale Dysfunktion

EKG = **EKG-Indikation** (EKG vor Implantation)

01 = Keine Angaben über Rhythmus
02 = Rhythmus nicht kodifiziert
03 = Normaler Sinusrhythmus
04 = AV-Block 1. Grades
05 = AV-Block 2. Grades ohne Angaben
06 = AV-Block 2. Grades Wenckebach
07 = AV-Block 2. Grades Mobitz
08 = AV-Block 3. Grades QRS ohne Ang.
09 = AV-Block 3. Grades schmales QRS
10 = AV-Block 3. Grades breites QRS
11 = Schenkelblock (BBB) ohne Ang.
12 = Rechter (R) BBB inkomplett
13 = RBBB komplett
14 = Linker (L) BBB komplett
15 = Linksanteriorer Hemiblock (LAHB)
16 = Linkspost. Hemiblock (LPHB)
17 = RBBB + LAHB + norm. PR-Intervall
18 = RBBB + LPHB + norm. PR-Intervall
19 = RBBB + LAHB + langes PR
20 = RBBB + LPHB + langes PR
21 = LBBB + langes PR-Intervall
22 = S(ick) S(inus) S(yndrom) o. Angabe
23 = SSS-SA exit block
24 = SSS-SA arrest
25 = SSS-Bradykardie
26 = Brady-Tachykardie
27 = SSS + AV-Block
28 = Ventrik. Extrasystolen
29 = Ventrik. Tachykardie
30 = Paroxysmales Ventrikelflattern
31 = Vorhof-Flatt./Flimm. + Bradykardie
32 = Vorhof-Tachykardie
33 = Präexzitationssyndrom

Ätiologie

01 = Keine Angaben
02 = Nicht Kodifiziert
03 = Ätiologie unbekannt
04 = Fibrose d. Reizleitungssystems
05 = Ischaemisch
06 = Nach Infarkt
07 = Chirurgisch
08 = Angeboren
09 = Kardiomyopathie
10 = Myokarditis
11 = Klappenerkrankung
12 = Karotis-Sinus-Syndrom
13 = Ablation

Code-Erklärung für Explantation

Generator entfernt - **Indikation**

01 = Keine Angaben
02 = Nicht kodifiziert
03 = Elektiv
04 = Elektiv wegen Systemwechsel
05 = Elektiv wegen Elektrodenkomplik.
06 = Mechanische Penetration
07 = Infektion - Ulzeration
08 = Beeinflussung durch Muskelpotentiale
09 = Extrakardiale Stimulation
10 = Defekt - Ohne Angaben
11 = Defekt - „Low output“
12 = Defekt - Frequenzabfall
13 = Defekt - Magnetfrequenz-Abfall
14 = Defekt - Frequenzanstieg
15 = Defekt - Magnetfrequenz-Abfall
16 = Defekt - Konnektor-Komplikat.
17 = Defekt - Gehäusefehler
18 = Defekt - „Undersensing“
19 = Defekt - „Oversensing“
20 = Defekt - Magnet-Schalter
21 = Defekt - Programmier-Fehler
22 = Defekt - Batterie-Erschöpfung (E. O. L)
23 = Defekt - Batterie-Erschöpfung (vorzeit.)

Hersteller-Überprüfung

01 = Nicht getestet
02 = Getestet, Befund nicht bestätigt
03 = Getestet, Befund bestätigt

Elektrode entfernt - **Indikationen**

01 = Keine Angaben
02 = Nicht kodifiziert
03 = Elektiv
04 = Sondendislokation
05 = Exitblock
06 = Konnektordefekt
07 = Infektion - Ulceration
08 = Beeinflussung durch Muskelpotentiale
09 = Extrakardiale Stimulation
10 = Perforation
11 = „Undersensing“
12 = Isolationsbruch
13 = Kabelbruch

Unterlagen abgeschlossen - **Indikat.**

01 = Keine Angaben
02 = Tod aus unbekannter Ursache
03 = Tod nicht durch Schrittmacher-Therapie
04 = Tod generatorbedingt
05 = Tod elektrodenbedingt
06 = Generator entfernt
07 = „Lost to follow-up“
08 = Plötzlicher Tod

Anhang A. III. Code des „Europäischen Herzschrittmacher-Paß“ 2. Ab 1988

Code-Erklärung für Implantation

① Symptom

Kategorie-Code		Spezifizierung
Keine Angaben	A 1	Keine Angaben
	A 2	Symptom nicht kodifiziert
Synkope	B 1	Synkope
	B 2	Schwindelzustände ö.ä.
	B 3	Bradykardie
Tachykardie	C 1	Tachykardie
Andere	D 1	Prophylaktisch
	D 2	Herzinsuffizienz
	D 3	Zerebrale Dysfunktion

③ Ätiologie

Kategorie-Code		Spezifizierung
Keine Angaben	A 1	Keine Angaben
	A 2	Nicht kodifiziert
Unbekannt	B 1	Ätiologie unbekannt
	B 2	Fibrose d. Reizleitungssystems
Ischaemisch	C 1	Ischaemisch
	C 2	Nach Infarkt
Angeboren	D 1	Angeboren
Iatrogen	E 1	Chirurgische Komplikation
	E 2	Chirurgisch
	E 3	Ablation
Karotis-Sinus-Syndrom	F 1	Karotis-Sinus-Syndrom
Andere	G 1	Kardiomyopathie
	G 2	Myokarditis
	G 3	Klappenerkrankung

④ **s. Anhang A.II.**

② EKG Indikationen

Kategorie-Code		Spezifizierung
Keine Angaben	A 1	Keine Angaben über Rhythmus
	A 2	Rhythmus nicht kodifiziert
Sinus-Rhythmus	B 1	Normaler Sinusrhythmus
AV-Block	C 1	AV-Block 1. Grades
	C 2	AV-Block 2. Grades ohne Angaben
	C 3	AV-Block 2. Grades Wenckebach
	C 4	AV-Block 2. Grades Mobitz
	C 5	AV-Block 3. Grades – QRS ohne Angaben
	C 6	AV-Block 3. Grades – schmales QRS
	C 7	AV-Block 3. Grades – breites QRS
Schenkel-Block (BBB)	D 1	BBB ohne Angaben
	D 2	Rechter (R) BBB inkomplett
	D 3	RBBB komplett
	D 4	Linker (L) BBB komplett
	D 5	Linksanteriorer Hemiblock (LAHB)
	D 6	Linkspost. Hemiblock (LPHB)
	D 7	RBBB + LAHB + norm. PR-Intervall
	D 8	RBBB + LPHB + norm. PR-Intervall
	D 9	RBBB + LAHB + langes PR
	D 10	RBBB + LPHB + langes PR
	D 11	LBBB + langes PR-Intervall
S(ick) S(inus) S(yndrom)	E 1	SSS ohne Angaben
	E 2	SSS – SA exit block
	E 3	SSS – SA arrest
	E 4	SSS – Bradykardie
	E 5	SSS – Brady-Tachykardie
	E 6	Vorhof-Flatt./Flimm. + Bradykardie
Vorhof-Tachycardie	F 1	Vorhof-Tachykardie
	F 2	Präexzitationssyndrom
Ventrik. Tachycardie	G 1	Ventrik. Extrasystolen
	G 2	Ventrik. Tachykardie
	G 3	Paroxysmales Ventrikelflattern

Code-Erklärung für Explantation

⑤ Unterlagen Abgeschlossen

Indikationen

Kategorie-Code		Spezifizierung
Keine Angaben	A 1	Keine Angaben
	A 2	Nicht kodifiziert
Tod	B 1	Tod nicht durch Schrittmacher-therapie
	B 2	Tod generator-bedingt
	B 3	Plötzlicher Tod
	B 4	Tod aus unbekannter Ursache
	B 5	Tod elektroden-bedingt
„Lost to follow-up“	C 1	„Lost to follow-up“
	C 2	Krankenhaus-wechsel
	C 3	Schrittmacher explantiert

⑦ Elektrode entfernt

Indikationen

Kategorie-Code		Spezifizierung
Keine Angaben	A 1	Keine Angaben
	A 2	Nicht kodifiziert
Elektiv	B 1	Elektiv
	B 2	Sondendislokation
	B 3	Exitblock
	B 4	Beeinflussung durch Muskelpotentiale
	B 5	Extrakardiale Stimulation
	B 6	Perforation
	B 7	„Undersensing“
Chirurgisch	C 1	Infektion - Ulzeration
Defekt	D 1	Konnektordefekt
	D 2	Isolationsbruch
	D 3	Kabelbruch

⑧ Hersteller-Überprüfung

01 = Nicht getestet
02 = Getestet - Befund nicht bestätigt
03 = Getestet - Befund bestätigt

⑥ Generator entfernt

Indikationen

Kategorie-Code		Spezifizierung
Keine Angaben	A 1	Keine Angaben
	A 2	Nicht kodifiziert
Elektiv	B 1	Elektiv
	B 2	Rückruf
	B 3	Systemwechsel - hämodynamisch
	B 4	Systemwechsel - Schrittmacher-Syndrom
	B 5	Systemwechsel - Palpitationen
	B 6	Systemwechsel - Elektrodenkomplik.
	B 7	Beeinflussung durch Muskelpotentiale
	B 8	Extrakardiale Stimulation
Chirurgisch	C 1	Mechanische Penetration
	C 2	Erosion
	C 3	Infektion
	C 4	Wundschmerz
Defekt (gering)	D 1	Defekt - Ohne Angaben
	D 2	Defekt - „Undersensing“
	D 3	Defekt - „Oversensing“
	D 4	Defekt - Magnet-Schalter
	D 5	Defekt - Programmier-Fehler
Defekt (schwer)	E 1	Defekt - Ohne Angaben
	E 2	Defekt - „No output“
	E 3	Defekt - „Low output“
	E 4	Defekt - Frequenzabfall
	E 5	Defekt - Frequenzanstieg
	E 6	Defekt - Konnektor-Komplik.
	E 7	Defekt - Gehäusefehler
Defekt (Batterie)	F 1	Normale Batterie-Erschöpfung (E.O.L.)
	F 2	Batterie-Erschöpfung (vorzeit.)

Anhang A. IV. Abkürzungen[a]

Ah	Ampèrestunde
AICD	Automatischer implantierbarer Kardioverter/Defibrillator
AV	Atrioventrikular
BOL	Begin of life
BOS	Begin of service
bpm	Beats per minute
BTS	Bradykardie-Tachykardie-Syndrom
CPU	Central processing unit
CWS	Chest wall stimulation
EBM	Einheitlicher Bewertungsmaßstab
EMI	Electromagnetic interference
EOL	End of life
EOS	End of service
ERI	Elective replacement indicator
ERT	Elective replacement time
ES	Extrasystole
HSM = SM	Herzschrittmacher
Hz	Hertz
IC	Integrated circuit
ICHD	Inter-society commission for heart disease resources
IPG	Implantable pulse generator
ipm	Impulse pro Minute (hier: Dimension für Frequenz der stimulierten Aktionen)
kΩ	Kiloohm
KSKEZ	Korrigierte Sinusknotenerholungszeit
LAH	Linksanteriorer Hemiblock
LPH	Linksposteriorer Hemiblock
LSB	Linksschenkelblock
μA	Mikroampère
μJ	Mikrojoule
mA	Milliampère
min^{-1}	Hier: Dimension für Frequenz der Herzeigenaktionen (s. ipm)
ms	Millisekunde
mV	Millivolt
MedGV	Medizinische Geräteverordnung
MSKEZ	Maximale Sinusknotenerholungszeit
Ω	Ohm
ppm	Pulses per minute
PSA	Pacer system analyzer
PVB	Premature ventricular beat
PVC	Premature ventricular contraction
RAM	Random access memory
ROM	Read only memory
RRT	Recommended replacement time
RSB	Rechtsschenkelblock
SALZ	Sinuatriale Leitungszeit
SKEZ	Sinusknotenerholungszeit
SKS	Sinusknotensyndrom
SM	Schrittmacher
SR	Sinusrhythmus
SSS	Sick-Sinus-Syndrom
SVES	Supraventrikuläre Extrasystole
SVT	Supraventrikuläre Tachykardie
V	Volt
VES	Ventrikuläre Extrasystole
WPW-Syndrom	Wolff-Parkinson-White-Syndrom

[a] Abkürzungen des Internationalen Schrittmachercodes s. Anhang A I.

B. Die häufigsten Fragen an den Arzt

In der Praxis werden der behandelnde und der überweisende Arzt vom Schrittmacherpatienten vor und nach der Operation mit einer Fülle berechtigter Fragen konfrontiert. Nach dem Motto „je einfacher die Frage, desto schwieriger die Antwort“ kann eine rasche und eindeutige Auskunft problematisch sein. Die häufigsten Fragen lassen sich in 2 Gruppen gliedern:
- elementare Fragen,
- Fragen zu externen Störbeeinflussungen.

Die vorgeschlagenen Antworten (A:), ausgerichtet an
- gängigen Schrittmachersystemen und Behandlungsmethoden,
- unserem derzeitigen Wissensstand,
- Verständlichkeit (patientenorientiert)

mögen hier eine Hilfestellung leisten.

I. Elementare Fragen

1. Brauche ich wirklich einen Schrittmacher?

A: Wenn Störungen im natürlichen Taktgeber oder in den Leitungsbahnen Ihres Herzens vorliegen, treten Störungen der Herzschlagfolge auf. Dadurch kommt es zu Beeinträchtigungen der Sauerstoffversorgung, zu verminderter Gerhirnarbeit und Leistungsfähigkeit, was Sie als Abgeschlagenheit, Müdigkeit, Schwindelanfälle oder sogar Ohnmacht und Umfallen erleben. Ein künstlicher Taktgeber - der Herzschrittmacher - kann diese Beeinträchtigung Ihres aktiven Lebens weitgehend oder ganz beheben, unmittelbarer und zuverlässiger als jedes Medikament.

2. Wie sieht ein Herzschrittmacher aus? Wie funktioniert er?

A: Dank modernster Mikroelektronik sind die neueren Schrittmacher kaum größer als eine Streichholzschachtel. In der flachen Kapsel sind der Taktgeber und die Energiequelle untergebracht. Von diesem Gehäuse führen 1 oder 2 biegsame Kabel durch eine Ader ins Herz. Vom metallenen Kabelkopf gelangen winzige, die Herztätigkeit auslösende Stromstöße zum Herzmuskel, und zwar nur dann, wenn Sie es brauchen – wenn z. B. Ihr Herz weniger als 60 bzw. 70 mal in der Minute schlägt oder wenn es unregelmäßig schlägt.

3. Welche Lebensdauer hat ein Schrittmacher?

A: Die Lebensdauer der heutigen Schrittmacher beträgt bis zu 16 Jahren, meist 6–10 Jahre. Danach wird die Kapsel, die unter der Haut liegt, sehr selten auch das Kabel ausgetauscht.

4. Wie wird ein Schrittmacher eingesetzt?

A: Unterhalb des rechten oder linken Schlüsselbeines wird nach örtlicher Betäubung ein ca. 5 cm langer Hautschnitt gemacht. Durch die darunterliegende Ader, eine Vene, wird das Schrittmacherkabel an die richtige Stelle im Herzen geschoben. Dann wird am Röntgenschirm und durch Messungen über das Kabel überprüft, ob es richtig liegt und nicht verrutschen kann. Der Schrittmacher wird nun genau auf die Herzschlagzahl eingestellt, die auf Sie persönlich abgestimmt ist. Nach diesen Kontrollen löst der Arzt mit dem Finger beim Hautschnitt ein Stück Haut vom darunterliegenden Muskel und bettet den Schrittmacher mitsamt dem angeschlossenen Kabel sorgfältig ein. Nach dem Zunähen des Hautschnittes liegt der Schrittmacher jetzt unter der Fettschicht, mit der die Haut gewöhnlich gepolstert ist. Die ganze Operation verursacht keine größeren Schmerzen, weil Ader- und Herzinnenwand unempfindlich sind. Sie spüren lediglich die Einstiche der Betäubungsspritze unter der Haut. Sie sind die ganze Zeit bei Bewußtsein, wenn die Operation in örtlicher Betäubung durchgeführt wird, wie es die Regel ist. Dadurch wird Ihr Organismus geschont, und Sie können schneller wieder aufstehen.

5. Wie lange dauert die Operation?

A: Je nach dem Zeitaufwand und je nach Schrittmachersystem (1 oder 2 Sonden) einschließlich der genauen Überprüfung der Meßwerte in der Regel 30–60 min. Nur bei schwierigen Verhältnissen (anatomischen Veränderungen, Herznarben usw.) kann es länger dauern.

6. Wie lange muß ich im Krankenhaus bleiben?

A: Der Aufenthalt im Krankenhaus hängt auch etwas von Ihren Begleiterkrankungen ab. Er dauert nach der Operation nicht länger als einige Tage, je nach Schrittmachersystem. Bei manchen modernen Schrittmachersystemen werden einige Tage benötigt, um (mittels Langzeit-EKG) eine optimale, auf Ihre Alltagsbelastung zugeschnittene Feineinstellung vorzunehmen. In der Regel können Sie 1 Tag nach der Operation wieder aufstehen und dürfen auch - dank der jetzt besseren Durchblutung von Gewebe und Gehirn - mit einer Verbesserung Ihres Allgemeinbefindens rechnen.

7. Was muß ich als Träger eines Schrittmachers beachten?

A:

- Kontrollieren Sie jeden Morgen Ihren Puls, indem Sie die Herzschläge während 1 min zählen. Normalerweise sollte er nicht unter z. B. 60 oder 70 Schlägen pro Minute (je nach Programmierung) liegen. Fragen Sie Ihren Arzt nach der eingestellten Pulsschlagzahl. Liegt er darunter, verständigen Sie Ihren Hausarzt - ebenso, falls sich die Operationsnarbe entzündet, d. h., wenn sie sich rötet oder zu schmerzen beginnt.
- Wenn Sie zum Arzt oder Zahnarzt gehen, sagen Sie ihm, daß Sie Schrittmacherträger sind.
- Tragen Sie Ihren Schrittmacherausweis stets bei sich.
- Nehmen Sie die Schrittmacherkontrolltermine wahr.
- Sprechen Sie vor längeren Reisen mit Ihrem Arzt und lassen Sie sich evtl. die Adressen von Kliniken geben, die mit Ihrem Schrittmacher vertraut sind.
- Spielen Sie nicht mit Ihrem Schrittmacher, indem sie ihn unter der Haut hin- und herschieben.
- Zu enge Unterwäsche, v. a. zu enger BH oder Korsettagen bzw. straff anliegende Hosenträger können die Haut über der Schrittmachertasche reizen. In einem solchen Falle sollten Sie andere, lockere Wäsche verwenden bzw. Träger abpolstern oder beide Träger über die andere Schulter führen.
- Bleiben Sie starken elektromagnetischen Feldern fern, wie sie in der Nähe von großen Gleichstrommotoren, Radiosendern, Schweißanlagen und elektrisch betriebenen Stahlkochereien bestehen.

8. Was darf ich mit dem Schrittmacher wieder alles tun?

A: Sie dürfen generell alles tun, was Ihr Wohlbefinden nicht beeinträchtigt. Fragen Sie aber in Zweifelsfällen Ihren Arzt.
Wenn keine Begleiterkrankungen oder Herzmuskelschwäche vorliegen, können Sie die meisten Sportarten uneingeschränkt wieder aufnehmen. Sie dürfen baden, duschen, saunen und schwimmen. Widmen Sie sich ungehindert Ihren Hausarbeiten und Ihren Hobbies. Sie können wieder ein ganz normales Sexualleben führen. Sie können mit dem Auto, Schiff oder Flugzeug reisen. Sie dürfen nach einer Absprache mit Ihrem Arzt oder Betriebsarzt Ihre gewohnte berufliche Tätigkeit wieder aufnehmen. Fragen Sie aber Ihren Arzt, ob nicht andere Krankheiten (bzw. Störeinflüsse bei Hobby - oder beruflichen Arbeiten) dagegenstehen.

9. Ist meine Belastbarkeit eingeschränkt? Bin ich jetzt ein „Herzkrüppel"?

A: Ihre Belastbarkeit ist nicht eingeschränkt, im Normalfall sind Sie wieder wesentlich belastbarer als vor der Operation.

10. Welche Medikamente muß oder darf ich weiter einnehmen?

A: Die meisten Medikamente werden durch das Einsetzen eines Schrittmachers nicht überflüssig, das gilt v.a. bei einer eventuell vorhandenen Herzmuskelschwäche. Durch regelrechte Medikamenteneinnahme wird der Schrittmacher nicht beeinflußt. Andererseits können bei manchen Herzrhythmusstörungen, denen mit einem speziell programmierten Schrittmacher begegnet wird, die entsprechenden Medikamente reduziert oder abgesetzt werden (nur in Absprache mit Ihrem Arzt).

11. Kann ich mit einem Schrittmacher normal sterben?

A: Wenn die Herzmuskulatur den Reiz des Schrittmachers nicht mehr beantworten kann, dann können Sie auf ganz natürliche Art und Weise sterben. Der Schrittmacher arbeitet zwar weiter, aber wie ein Dirigent (Taktgeber), der ohne Orchester kein Konzert mehr zuwege bringt.

12. Welche Störungen können beim Schrittmacher auftreten?

A: Wie bei jedem technischen Gerät können beim Schrittmacher Störungen auftreten. Sie sind jedoch extrem selten. Dazu zählen der vorzeitige

Schrittmacherausfall, ein Kabelbruch oder eine Kabelverschiebung. Am Kabelkopf kann sich unter Umständen ein so dichtes Narbengebilde ergeben, daß der Reiz Ihres Schrittmachers nicht mehr ausreicht. Deshalb sind Ihre häufige (evtl. tägliche) Pulskontrolle und die regelmäßige Schrittmacherkontrolle notwendig.

13. Muß ich im Auto einen Sicherheitsgurt tragen?

A: Sie sind (wie jeder andere Verkehrsteilnehmer) verpflichtet, im Auto einen Sicherheitsgurt anzulegen. Das Risiko für Sie, einen Schaden zu erleiden, wäre ohne Sicherheitsgurt erheblich erhöht. Der Sicherheitsgurt schadet Ihrem Schrittmachersystem nicht. Nur in ganz seltenen Fällen ist eine gewisse Abpolsterung zwischen Sicherheitsgurt und Schrittmacheraggregat (durch Watte oder ähnliches) von Vorteil.

II. Äußere Störfaktoren

Die häufigsten Fragen, die von jenen Patienten gestellt werden, die bereits einen Schrittmacher tragen, resultieren aus ihrer Angst vor einer externen Störbeeinflussung des Schrittmachers. Untersuchungen (v.a. Irnich et al. 1988) zur Störbeeinflussung von Schrittmachern im Alltag liegen zwar vor, doch sind längst nicht alle Störsituationen erfaßt und beurteilt. Die am häufigsten angesprochenen sollen tabellarisch aufgeführt werden (Tabelle 5). *Die Tabelle erhebt keinen Anspruch auf Vollständigkeit oder Allgemeingültigkeit, da jedes Schrittmachersystem im Zusammenhang mit dem Körper des Patienten verschieden empfindlich reagieren kann.*
Wegen der je nach Schrittmachermodell unterschiedlichen Störschutzschaltungen, wie sie die Schrittmacherhersteller seit Jahren einbauen und weiterentwickeln, können die in der Tabelle 5 angegebenen Störsituationen in vielen Fällen ohne gefährdende Wirkung bleiben, doch wäre es verfrüht, sie unerwähnt zu lassen.
Keinen störenden Einfluß auf die Funktion des Schrittmachers üben folgende elektrisch betriebenen Geräte aus (wenn sie elektrisch intakt sind), nach deren Wirkung häufig gefragt wird:

Tabelle 5. Externe Störquellen und ihre mögliche Wirkung auf den Schrittmacher (SM) (modifiziert nach Irnich 1982 und 1984)

Störbeeinflussung	*Intensität*	*Voraussetzung*	*Abhilfe*
Haushalt			
Fernsehbedienung/ Sensortasten	Stark	Umschalten im Sekundentakt (unwahrscheinlich)	Größere Zeitintervalle beim Umschalten
Heizdecke, -kissen	Schwach	Direkte Nähe	Mehr Abstand zum SM
Heizofen	Minimal		Nicht nötig
Kaffeemühle	Minimal		Nicht nötig
Mikrowellenherd	Minimal		Nicht nötig
Rasierapparat	Schwach	Direkte Nähe	Wechsel Rasierapparat auf Akkubetrieb bzw. auf Apparat ohne Schwinganker
Zahnbürste, elektr.	Mittel	Direkte Nähe	Normale Zahnbürste
Beruf			
Bohrmaschine	Minimal		Nicht nötig
Drehbank	Minimal		Nicht nötig
Dreh- u. Wechselstrommotoren	Schwach	Direkte Nähe	Wenn nötig, mehr Abstand zum Motor
Elektrostahlofen	Sehr stark	Relative Nähe	Kein Arbeitseinsatz in Nähe Elektrostahlöfen, Abstand >25 m
Gleichstrommotoren	Mittel/stark	Direkte Nähe	Je nach Stromstärke Abstand zum Motor
Handbohrmaschine	Stark	Bohren vor der Brust	Mehr Abstand zur Handbohrmaschine
Schweißgerät	Stark	Relative Nähe	Größeren Abstand halten

- Büromaschinen,
- Fahrstuhl/Lift,
- Fernsehgerät,
- Hörgerät,
- Quarzuhr,
- Rolltreppe,
- Rundfunkgerät,
- Staubsauger,
- Taschenrechner,
- Toaster,
- Ultraschallreinigungsgerät für Zahnprothesen,
- Waschmaschine,
- Mikrowellenherd.
- Rasenmäher.

Tabelle 5. Fortsetzung

Störbeeinflussung	*Intensität*	*Voraussetzung*	*Abhilfe*
Umwelt			
Autozündanlage	Mittel	Direkte Nähe (z. B. bei Reparaturen)	Mehr Abstand zum Gerät
Diebstahl-Sicherungen	Mittel	Meist Magnetfeld	Umgehen oder rasch hindurchgehen
E-Lokomotive	(evtl.) Stark	Relative Nähe	Abstand zur Lokomotive
Elektrostahlofen	Sehr stark	Relative Nähe	Stahlwerke meiden (auch keine Besichtigung)
Flughafenkontrolle (Schleuse, in der BRD meist Handdetektor)	Stört in der Regel SM nicht	Meist schwaches Magnetfeld	SM-Ausweis vorzeigen; (Metalldetektor löst evtl. Alarm aus)
Gewitter	Schwach/stark	Atmosphärische Störungen	(geschlossene Räume? nasses Handtuch auflegen??)
Polizeiradar	Minimal		Nicht nötig
Rundfunk- und Amateursender (nicht Fernsehsender)	Mittel-stark	Relative Nähe	Größere Entfernung
Straßenbahn	Schwach	Eventuell Motornähe	Nicht in Motornähe sich aufhalten

Arzt- u. Zahnarztpraxis, Krankenhaus

Nieren- und Gallensteinzertrümmerung mittels Ultraschallstoßwellen (ESWL) dürfen – wenn unerläßlich – nur unter ganz bestimmten Bedingungen beim SM-Patienten angewandt werden. Elektrotherapiegeräte (Stromtherapie, Elektrokauter, Elektroresektion, Magnetfeldtherapie, dentaler Vitalitätstest) und Bestrahlungstherapiegeräte, Diathermie, therapeutische Bestrahlung mit ionisierenden Strahlen (Kobaltbestrahlung, Linearbeschleuniger) sollen beim SM-Patienten entweder gar nicht oder nur nach den Richtlinien des SM-Herstellers angewandt werden. Sie können sonst zur Störquelle des SM werden und ihn beschädigen oder zerstören.

Für Schrittmacherträger gilt der allgemeine Grundsatz ganz besonders, beim Kauf elektrisch betriebener Geräte auf das amtliche Sicherheitszeichen (VDE-geprüft) zu achten und die Geräte periodisch auf einwandfreie Funktion und Sicherheit überprüfen zu lassen. Kurzschlüsse und Wackelkontakte können sonst zu Störbeeinflussung des Schrittmachers führen.

C. Literatur

Baedeker W (1984) Unklare Synkopen und Schwindelzustände. Herzschrittmacher 4:234

Bernstein AD, Camm AJ, Fletcher RD, Gold RD, Rickards AF, Smyth MPD, Spielman SR, Sutton R (1987) Generic pacemaker code for antibradyarrhythmia and adaptive-rate pacing and antitachyarrhythmia devices. Pace 10:794

Binner L, Wieshammer S, Henze E, Dellagardelle C, Wilhelm S, Bitter F, Stauch M (1985) Retrograde AV-Leitung bei Patienten mit DDD-Schrittmachern: Darstellung von Ventrikelfunktion und Erregungsablauf mit Hilfe der Radionukleidventrikulographie (RNV). Z Kardiol 74:64

Blömer H, Wirtzfeld A, Delius W, Sebening H (1975) Das Sinusknotensyndrom. Z Kardiol 64:697

Cammilli L, Alcidi L, Papeschi G (1983) A new pacemaker autoregulating the rate of pacing in relation to metabolic needs. In: Steinbach K (Hrsg) Cardiac Pacing, Proc. VIIth World Symp. Steinkopff, Darmstadt, 414

Cohen TJ (1984) A theoretical right atrial pressure feedback heart rate control in the rate limited heart. PACE 4:671

Dodinot P, Godenir JP (1988) Bipolar or unipolar? What is the best choice? Herzschrittmacher 2:54

Fischer W, Knabe UH, Eckel E, Schierwater E (1987) Kardioversion mittels atrialer Burststimulation durch einen DDD-Schrittmacher mit antitachykarder Funktion; eine Fallbeschreibung. Herzschrittmacher 7:50

Funke HD (1978) Die optimierte sequentielle Stimulation von Vorhof und Kammer – ein neuartiges Therapiekonzept zur Behandlung bradykarder Dysrhythmien. Herz Kreisl 10:479

Gerckens U, Lüderitz B (1988) Leitsymptom: Black-out, Schwindel. Der Notfall: Herzschrittmacher-Zwischenfälle. Bayer Ärztebl 4:149

Griffin JC, Jutzy KR, Claude JP, Knutti JW (1983) Central body temperature as a guide to optimal heart rate. PACE 6:498

Heuer H, Koch T, Frenking B (1986) Erfahrungen mit einem zweisensorgesteuerten frequenzadaptiven Schrittmachersystem. Herzschrittmacher 6:64

Humen DP, Anderson K, Brumwell D (1983) A pacemaker which automatically increases its rate with physical activity. In: Steinbach K (Hrsg) Cardiac Pacing, Proc. VIIth World Symp. Steinkopff, Darmstadt, 259

Iberer F, Justich E, Stenzl W, Mächler H, Tscheliessnig KH, Kapeller J (1987) Untersuchung eines Herzschrittmacherpatienten mit dem Kernspintomographen. Herzschrittmacher 7:196

Irnich W (1982) Störbeeinflussung von Herzschrittmachern. Herzschrittmacher 2:4

Irnich W (1984) Interference in pacemakers. PACE 7:1021

Irnich W (1987) Muscle noise and interference behavior in pacemakers: a comparative study. PACE 10:125

Irnich W, Batz L (1988) Jahresbericht 1987 des Zentralregisters. Herzschrittmacher 2:95

Irnich W, Lazica M, Gleissner M (1988) Anwendung von ESW-Lithotripsie bei 14 Schrittmacherpatienten. Herzschrittmacher 1:40 (Abstracts: Deutsche Arbeitsgemeinschaft Herzschrittmacher e.V.9.Jahrestagung vom 3.– 5.März 1988 in München)

Ionescu VL (1980) A „on demand pacemaker" responsive to respiration rate. PACE 3:375

Levine PA (1988) Electrocardiography of bipolar single and dual chamber pacing systems. Herzschrittmacher 2:91

Maisch B, Grimm W, Langenfeld H, Elert O, Eigel P, Kochsiek K (1987) Komplikationen der Herzschrittmachertherapie. Herzschrittmacher 7:141

Markewitz A, Schad N, Hemmer W, Weinhold C, Bach P, Steinbeck G (1987) Wahl der Stimulationsart bei Patienten mit Sinusknotenerkrankung. Herzschrittmacher 6:182

Morley CA, Sutton R (1984) Carotid sinus syncope. Int J Cardiol 6:287

Naumann d'Alnoncourt C (1987) Die Körperkerntemperatur als Steuergröße für einen frequenzadaptiven Herzschrittmacher. Herzschrittmacher 7:11

Oltmanns G, Schwela H, Hahn W, Reichel S (1988) : Die Chinidinsynkope. Herzschrittmacher 8:13

Osypka P (1985) Theorie und Praxis der Herzschrittmacherelektroden. Osypka, Grenzach-Wyhlen

Peters G (1988) Plastikinfektionen durch Staphylokokken Dtsch Ärztebl 85:B234

Rahn R, Beckmann D, Kreuzer J, Zegelman M (1988) Externe Störbeeinflussung des Activitrax-Herzschrittmachers in der zahnärztlichen Praxis. Herzschrittmacher 8:30

Rickards AF, Akhras F, Barron DW (1979) Effects of heart rate on QT-interval. In:Meere C (Hrsg) Proceedings of the VIth World Symposium on Cardiac Pacing, Montreal

Sabin G, Bergbauer M (1985) Herzschrittmacher. Indikationen Differentialtherapie Überwachung. Hoechst, München

Salo RW, Pederson BD, Olive AL, Lincoln WC, Wallner TG (1984) Continuous ventricular volume assessment for diagnosis and pacemaker control. PACE 7:1267

Schmid CG, Crayen P, Nitschke J (1986) Wiederverwendung von Herzschrittmachern. Herzschrittmacher 6:26

Seeger W, Fiedler I, Heisig N (1987) Zirkadianes Reizschwellenverhalten bei Vorhofschrittmacher-Patienten. Herzschrittmacher 7:104

Stangl K, Wirtzfeld A, Seitz K, Alt E, Blömer H (1987) Atriale Stimulation AAI: Langzeitergebnissee bei 120 Patienten. Herzschrittmacher 7:87

Sulyma MG (1984) Herzrhythmusstörungen. A-Z. Medicon, München

Weber H, Schmitz L (1983) Catheter technique for closed-chest ablation of an accessory atrioventricular pathway. N Engl J Med 308:653

Wirtzfeld A, Bräuer H (1978) Exempla cardiologica. Herzrhythmus und Herzrhythmusstörungen. Albert-Roussel Ph, Wiesbaden

Wirtzfeld A, Bock T (1978) Cardiac pacemaker. U.S. patent 970894

Zegelman M, Kreuzer J (1985) Probleme während der klinischen Erprobung softwaregesteuerter Herzschrittmacher – Datenanalyse und Datenkorrektur über Modem. Herzschrittmacher 5:41

Weiterführende Literatur

Alt E (1985) Schrittmachertherapie des Herzens. perimed, Erlangen

Hemmer W, Markewitz A (1985) EKG-Diagnose von Komplikationen der physiologischen Stimulation. Medplan, München

Lampadius M S (1988) Herzschrittmacher-Typenkartei. Lampadius, München

Lüderitz B (1986) Herzschrittmacher. Therapie und Diagnostik kardialer Rhythmusstörungen. Springer, Berlin Heidelberg New York

Markewitz A, Hemmer W (1988) Handbuch der Schrittmachertherapie. Medplan, München

Maisch B, Steilner H (1985) Praktische Herzschrittmachertherapie. perimed, Erlangen

Schüller H, Fåhrœus T (1983) Schrittmacher-Elektrokardiogramme. Eine Einführung in die praktische Analyse. Siemens, Berlin München

Schrittmacherlexikon[a]

A	ICHD-Code: Atrium (s. Anhang A. I.)
Active fixation lead	Schraubelektrode, auch Elektrode mit ausfahrbarem Haken etc.
Adams-Stokes-Anfall	Auch: Morgagni-Adams-Stokes- (MAS-)Anfall. Kurze zerebrale Minderdurchblutung wegen akuter Herzrhythmusstörung. Das Adams-Stokes-Syndrom (mit einer Herzfrequenz von nur 30–45 min^{-1}) war die 1. Indikation für eine SM-Implantation
Adapter	Verbindungsstück zwischen sonst nicht kompatiblem SM-Gehäuse und Elektrode
Akkumulator	Wiederaufladbare SM-Energiequelle
Algorithmus	Rechenverfahren z. B. zur Umsetzung der Information des Sensors eines frequenzadaptiven SMs) in eine adäquate Stimulationsfrequenz
Amplitude	Absoluter Maximalausschlag (Schwingungsweite) einer elektrischen Welle oder eines Signals (EKG), beim SM-Impuls als Spannungsamplitude (V) oder Stromamplitude (mA)
Ankerelektrode	SM-Elektrode mit abspreizbaren Ankerelementen an der Elektrodenspitze. Befestigung endokardial am Herzwandgeflecht
Anode	Positiver (+) Pol des Stromkreises oder der Batterie. Beim unipolaren SM indifferente Elektrode: SM-Gehäuse; beim bipolaren SM: proximale Elektrode
ASIC	Anwendungsspezifisch integrierter Schaltkreis, der viele benötigte Systemkomponenten (z. B. Digitalstandardzellen, hochintegrierte Speicher, Analogteile, Digital-Analog-Wandler und Ope-

[a] (Anmerkung: SM = Schrittmacher)

	rationsverstärker) optimal auf einem Chip vereint. Der ASIC zählt zu den neuesten Entwicklungen der Mikroelektronik, seine Zuverlässigkeit beruht auf „computer aided design" (CAD) und „computer aided manufacturing" (CAM), also auf computerunterstützten Chipentwicklungsverfahren
Asynchroner SM	Auch: starrfrequenter SM. SM, der unabhängig von der Eigenaktion in der eingestellten Frequenz permanent stimuliert
Asystolie	Ausbleiben der Herzsystole. Herzstillstand
Atrial lead	Vorhofelektrode, öfters mit J-förmiger Krümmung als J-Elektrode angeboten
Ausgangskondensator	Entladungskondensator, über den der SM Strom an die Elektrode abgibt, zur Verhinderung eines Gleichstromes über das Herz
Auslöseintervall	Erwartungsintervall, „escape interval"; Zeitintervall (in ms) von der letzten Eigenaktion bis zum 1. SM-Impuls
Austauschindikation	SM-Kenngröße (meist Frequenzabfall), welche das Ende der Funktionszeit des SM anzeigt
Automatie-Zentren	Für die Herztätigkeit notwendige Erregungsbildungszentren. Man unterscheidet ein primäres (Sinusknoten: 60–100 min^{-1}), sekundäres (AV-Knoten, His-Bündel: 40–60 min^{-1}) und tertiäres (Erregungsleitungssystem und Purkinje-Fasersystem im Ventrikel: 20–40 min^{-1}) Automatiezentrum
Automatischer Reizschwellentest	Zur Feststellung der Reizschwelle (im EKG) wird vom Programmiergerät auf Knopfdruck automatisch die Energieabgabe des SMs stufenweise reduziert
Autothreshold	siehe automatischer Reizschwellentest
AV-Block	Atrioventrikuläre Überleitungsstörung
AV-Intervall	Zeitspanne zwischen der wahrgenommenen (oder stimulierten) Vorhofaktion und der folgenden Ventrikelaktion. Dem intrakardialen Elektrogramm entspricht das PQ-(oder PR-) Intervall beim normalen EKG. Je nach Frequenz schwankt es zwischen 120 und 200 ms

AV-Koordination	Steuerung eines sog. physiologischen SMs, bei welcher Atrium- und Ventrikeltätigkeit aufeinander abgestimmt werden
AV-Korrektur	Verkürzung des AV-Intervalles nach wahrgenommenen Vorhofaktionen im Vergleich zum AV-Intervall nach einer stimulierten Vorhofaktion
AV-sequentieller SM	Zweikammer-SM, der koordiniert im Vorhof und Ventrikel stimuliert (meist auf DVI bezogen, d.h. R-Wellen-inhibiert, Wahrnehmung nur im Ventrikel)
AV-Synchrony	siehe AV-Koordination
AV-universeller SM	optimierter AV-sequentieller SM. Zweikammer-SM, der sowohl im Vorhof als auch im Ventrikel Stimulation und Wahrnehmung ermöglicht (DDD)
AV-Verzögerung	Der kardialen AV-Überleitungzeit nachempfundenes Zeitintervall beim vorhofgesteuerten Zweikammer-SM
B	ICHD-Code: Burst (s. Anhang A.I.) und Burst-Stimulation
Basic pulse interval	siehe Basisintervall
Basic rate	siehe Basisfrequenz
Basisfrequenz	Eigentlich Stimulationsbasisfrequenz, „basic rate": Frequenz, mit der der SM mit seiner Stimulation einspringt, wenn die Eigenfrequenz des Herzens diese unterschreitet
Basisintervall	„Basic pulse interval", Grundperiodendauer, Zeitintervall zwischen 2 Stimuli bei Stimulationsbasisfrequenz
Batterie	Beim SM eine oder mehrere chemoelektrische Energiezellen, heute ausschließlich mit Lithiumanode und meist mit Jodkathode (Endprodukt: Lithiumjodid)
Batteriekapazität	Gesamtladungsmenge der Batterie, abhängig vom Batterietyp, angegeben in Ampèrestunden (Ah)
Batteriespannung	Man unterscheidet eine Leerlaufspannung ohne Last und eine Betriebsspannung, die beim SM (ohne Spannungsdoppler) mit der maximalen

	Stimulationsspannung identisch ist. Bei manchen SM mit Telemetrie kann bei entsprechendem Abfall der Betriebsspannung eine Austauschindikation erkannt werden
Bedarfsschrittmacher	siehe Demand-SM
Betriebsspannung	siehe Batteriespannung
Bifokale Stimulation	Stimulation an 2 Orten, meist im rechten Vorhof und im rechten Ventrikel
Bifokaler SM	Zweikammer-SM mit jeweils einer Elektrode im Vorhof und im Ventrikel
Bifurcated connector	Bei älteren bipolaren Elektroden münden Anode und Kathode getrennt („bifurcated") mit 2 separaten Buchsen („Konnektoren") im SM-Gehäuse, vgl. In-line-Konnektor
Binodal disease	Zweiknotenerkrankung (Sinusknoten und AV-Knoten sind erkrankt)
Biofeedbacksystem	In der SM-Technik Stimulations- und Wahrnehmungssystem, dessen Steuerung auf Rückkopplung zwischen SM und Körper beruht
Biologischer SM	manchmal für „frequenzadaptiver SM" gebraucht
Biologischer VA-Cross talk	Nur beim vorhofbeteiligenden SM möglich: der Eigen-QRS-Komplex des Ventrikels wird vom Vorhofdetektionsverstärker wahrgenommen und fälschlicherweise als Eigensignal des Vorhofes interpretiert, vgl. Far-field-sensing
Biosensor	Technischer Meßfühler zur Wahrnehmung biologischer Parameter. Beim SM z.B.: Atmungsgrößen, Herzinnendruck, Muskelaktivität, pH-Wert, QT-Intervall, Sauerstoffsättigung, Herzvolumina, zentralvenöse Temperatur
Biphasischer Impuls	Impuls mit positiver und negativer Polarität, bei dem insgesamt Ladungsneutralität herrscht, vgl. Rückladeimpuls
Bipolare Elektrode	Elektrodenkatheter mit Anode und Kathode intrakardial. Ihre beiden Leitungsbahnen führen zu einem Schaftring (vgl. Ringelektrode, Anode) bzw. zur Elektrodenspitze (Kathode)
Blanking	Ventrikuläre Ausblendphase: schaltungsbedingtes Aussetzen der Wahrnehmungsfunktion des

	ventrikulären Eingangsverstärkers beim Zweikammer-SM während einer kurzen Zeitspanne (Blankingzeit) nach dem Vorhofstimulus, damit dieser und seine Nachpotentiale keine R-Welle vortäuschen können, vgl. cross talk
Block	Unterbrechung oder Verzögerung einer Erregungsleitung
B.O.L.	„Begin of life", Funktionsbeginn des SM bei Inbetriebnahme; besser: B.O.S., „begin of service" (nach einer Vereinbarung in der ISO/IEC-Arbeitsgruppe soll „life" dem Patienten vorbehalten bleiben, für das Gerät „service" verwandt werden)
B.O.S.	„Begin of service", Funktionsbeginn des SM bei Inbetriebnahme
bpm	„beats per minute", Schläge pro Minute
Bradykardie	Verlangsamte Herzschlagfolge, in der Regel mit Frequenzen unter 50 min^{-1}, die für den Patienten entweder physiologisch oder aktivitätsbezogen nicht ausreicht
Brustwandstimulation	Steuerung eines implantierten SM durch die Brustwand anhand eines externen Impulsgenerators
BT-Syndrom	Bradykardie-Tachykardie-Syndrom: wechselweise bradykarde und tachykarde Herzrhythmusstörungen wegen Dysfunktion oder Ausfall des Sinusknotens, die zum Symptomkomplex des Sinusknotensyndroms zählen
Burststimulation	Impulssalve, mit der man tachykarde Herzrhythmusstörungen zu beenden versucht
C	ICHD-Code: „communication", Telemetrie (s. Anhang A.I.)
CapSure-Lead	(„CapSure" Markenname einer Firma) siehe Steroidelektrode
Capture threshold	Reizschwelle
Chest wall stimulation	siehe Brustwandstimulation
Chip	Silizium-Trägerplättchen in der Mikroelektronik, „Herz der hardware"
Chronaxiezeit	Impulsdauer, die für eine Depolarisation bei doppelter Rheobase nötig ist

Closed-loop-System	Regulationssystem mit „geschlossenem Kreis" und Rückkopplung, vgl. Biofeedbacksystem
C-MOS-IC	„Complementary-metal oxide semiconductor-IC": integrierte Schaltung mit besonders niedrigem Stromverbrauch, hoher Temperaturkonstanz und hoher Unempfindlichkeit gegenüber Spannungsschwankungen. Bipolare C-MOS (BI-C-MOS) und normale C-MOS werden neuerdings in Mischtechnologien verwendet. Bei diesen schnellen Schaltungen erlauben Gallium-Arsen-Verbindungen bereits Speicherzugriffszeiten von 5–10 ns, vgl. IC
Coaxial lead	Bipolare Elektrode mit 2 Leitungsbahnen, eine als Draht im Kern, eine 2. als isolierte Ummantelung, die in Verbindung mit In-line-Konnektoren verwendet wird, während früher die parallele Führung der Elektrodenleiter mit verzweigten („bifurcated") Konnektoren üblich war
Coil	Spule: Hohlspirale der Elektrodenummantelung
Committed operation	Auch: „committed stimulation". Auf einen atrialen SM-Impuls folgt stets ein ventrikulärer SM-Stimulus ohne Berücksichtigung der herzeigenen Ventrikelaktion mit fixer AV-Zeit
Committed stimulation	siehe „committed operation"
C.P.U.	siehe Mikroprozessor
Cross talk	Übersprechphänomen, das bei Zweikammer-SM mit Stimulation im Atrium und Wahrnehmung im Ventrikel eine unerwünschte Inhibition der Ventrikelstimulation bewirken kann (genauer: physikalischer AV-Cross talk, vgl. blanking); auch der umgekehrte Weg ist möglich, vgl. biologischer VA-Cross talk
D	ICHD-Code: dual (s. Anhang A. I.)
Defibrillation	Elektroschock mit hoher Spannung zur Beendigung von bedrohlichen ventrikulären Herzrhythmusstörungen (z. B. Kammerflimmern), vgl. Kardioversion
Defibrillationsschutz	SM-Schutzschaltung mit Zenerdiode gegen eine Zerstörung des SM durch Defibrillation oder hohe Spannungen

Delay	Verzögerungsintervall
Demandempfindlichkeit	Triggerschwelle der Demandfunktion für ein Testsignal
Demandfrequenz	Auch: Bedarfs-, Interventionsfrequenz. Frequenz, bei deren Unterschreitung der Demand-SM mit der Stimulation beginnt
Demandfunktion	Auch: Demandmechanismus. Funktionseinheit der Demand-SM-Schaltung, die eine Stimulation so lange unterdrückt (inhibiert), bis ein Spontanintervall des Herzens das programmierte Auslöseintervall überschreitet (die Eigenfrequenz des Herzens unterschreitet die programmierte Demandfrequenz)
Demand-SM, negativ gesteuert	Die Stimulation wird unterdrückt, wenn die Eigensignale des Herzens ein niedrigeres Intervall (höhere Frequenz) aufweisen als das programmierte Auslöseintervall (Demandfrequenz). Nur bei Überschreiten des Auslöseintervalles (Unterschreiten der Demandfrequenz) springt der SM mit seiner Stimulation ein
Demand-SM, positiv gesteuert	Getriggerter SM: Synchron mit Eigensignalen des Herzens wird ein SM-Stimulus in den QRS-Komplex abgegeben. Nur wenn das Spontanintervall des Herzens das programmierte Auslöseintervall überschreitet (die Eigenfrequenz des Herzens die programmierte Demandfrequenz unterschreitet), stimuliert der SM mit der programmierten Basisfrequenz
Depletion indicator	Batterieerschöpfungsanzeige
Depolarisation	Ent- bzw. Umladung; elektrische Erregung des Herzmuskels (die zur Kontraktion führt)
Detektion	Wahrnehmung von Impulsen und Signalen
Detektorkreis	Eingangsteil der SM-Steuerungselektronik
Differente Elektrode	Kathode, stimulierender Pol (-)
Digital	digitus, lat.: Finger, Ziffer. Gegensatz zu analog. Gemessene Daten werden in ein Zahlensystem übersetzt und mit Stromsignalen übertragen. Die Umwandlung der Daten erfolgt in einem sog. Analog/Digital-Wandler
Diode	Elektronisches Halbleiterelement mit Gleichrichtereffekt

Diskrete Schaltung	Aus Einzelbauteilen zusammengesetzte Schaltung
Dual-chamber pacemaker	Zweikammer-SM
Durchführung	isolierter Ausgang beim metallischen SM-Gehäuse
E	ICHD-Code: Extern (s. Anhang A. I.)
Echtzeitmessung	Messung und Darstellung erfolgt zeitgleich. Aufnahme und Ablesen von Impulsen (z. B. beim EKG) im realen, ungerafften und ungedehnten Zeitablauf. Im Gegensatz zu den zeitlich gerafften oder gedehnten Darstellungen, mit denen Hochgeschwindigkeitsanalysatoren arbeiten, wird hier die Originallänge des untersuchenden Komplexes angegeben
Echtzeit-Telemetrie	Telemetrische Bestimmung eines tatsächlichen Wertes zum Meßzeitpunkt
Eigenaktion	Spontane körpereigene Herztätigkeit, im Unterschied zur SM-induzierten Herzaktion
Eigenfrequenz	Natürliche, körpereigene Herzfrequenz im Unterschied zur SM-gesteuerten Herzfrequenz
Eingangsempfindlichkeit	Minimale Empfindlichkeit gegenüber der wahrgenommenen elektrischen Spannung der Eigenaktion oder anderer Signale, ausgedrückt als Ansprechschwelle des gesteuerten SM gegenüber einem Testsignal
Einkammer-SM	Auch: „single chamber pacer“. SM mit einem Elektrodenkatheter im (üblicherweise rechten) Atrium oder Ventrikel
Elektrode	Auch: „lead“. Leiter, der den Übergang des elektrischen Stromes zwischen festem Material mit Elektronenleitung und anderem Material mit Ionenleitung herstellt. Beim SM isolierte Leitung zum Zwecke der Stimulation oder Wahrnehmung vom Impulsgenerator ins Herzinnere, bestehend aus Anschlußstecker, ein- oder mehrfach gewendelter Zuleitungsspirale und Elektrodenkopf. Genauer: Elektrodenkatheter
Elektrodenimpedanz	Komplexer Elektroden-Myokard-Widerstand (Gesamtwiderstand)

Elektrodenisolation	Dünnwandiger Schlauch aus Kunststoff (z. B. Silikon, Kautschuk, Polyurethan)
Elektrodenkopf	Elektrodenspitze mit passiver (Ankerelektrode) oder aktiver (Schraubelektrode) Befestigungseinrichtung aus möglichst biokompatiblem Material, die den elektrischen Kontakt zum Herzen herstellt
Elektroden-Myokard-Widerstand	Elektrodenimpedanz, bestehend aus Elektroden-, Polarisations- und Gewebewiderstand, den der Impulsstrom durchfließen muß
Elektrodenspitze	siehe Elektrodenkopf
Elektrodenstecker	Konnektor, Verbindung zum SM-Gehäuse
Elektrodenwiderstand	Zuleitungswiderstand
E. M. C.	„Electromagnetic compatibility", elektromagnetische Verträglichkeit: beim SM Abschirmung gegen störende elektromagnetische Felder bzw. Schutz durch geeignete Schaltungen
E. M. I.-Rate	„Electromagnetic interference rate", Störfrequenz des SM bei elektromagnetischer Störbeeinflussung
Empfindlichkeit	Wahrnehmungsempfindlichkeit bei synchronisierbarem SM
Endocardial lead	Transvenös verlegte Elektrode zum rechten Vorhof oder rechten Ventrikel
Endokardial	An der Herzinnenwand
Energiekompensation	Verlängerung der Impulsdauer bei abnehmender Impulsamplitude
Entranceblock	Ausfall der Wahrnehmungsfunktion beim Demand-SM. Der Demand-SM reagiert in der Regel mit asynchroner Stimulation. Das intrakardiale P- bzw. R-Signal reicht nicht mehr aus, um den SM zu steuern bzw. zu inhibieren; Ursache: entweder ungenügende Signale oder verringerte Empfindlichkeit
E. O. L.	„End of life", vgl. E. O. S.
E. O. S.	„End of service", definiertes Betriebsende eines SM
Epikardial	An der Herzaußenwand

E. R. I.	„Elective replacement indicator“: Austauschindikation, Austauschkriterium
E. R. T.	„Elective replacement time“: Austauschzeitpunkt des SM
Escape interval	siehe Auslöseintervall
Exit block	Ineffektivität des SM-Impulses wegen zu geringer Energieabgabe, zu hoher Reizschwelle des Herzens oder wegen Elektrodenbruch („exit“ vom SM-System aus gesehen)
Extern	Extrakorporal, außerhalb des Körpers
Fallback rate	Programmierte Frequenz (beim Zweikammer-SM), auf welche die Ventrikelstimulation zurückfällt, nachdem belastungs- oder SM-induziert (z. B. Reentrytachykardie) die obere Grenzfrequenz überschritten wurde
Far-field-Sensing	Ein von einem „entfernteren Gebiet“ kommendes Signal wird wahrgenommen, z. B. der Eigen-QRS-Komplex des Ventrikels von der Vorhofelektrode. Durch Interpretation des QRS-Komplexes als vorhofeigenes Signal kommt es zur Fehlfunktion des SM
Fast re-charge	Schnelle Rückladung des Impulses über die Ausgangsstufe (s. Rückladeimpuls), damit Vermeidung von fälschlicher Inhibierung bei Zweikammer-SM, Optimierung der Wahrnehmungsfunktion im Ventrikel, Möglichkeit der vollen Energieabgabe des Stimulus auch bei hohen Frequenzen im Atrium
Festfrequenter SM	SM ohne Frequenzadaptation (Begriff noch unterschiedlich benutzt, teilweise im Sinne von „asynchron“)
Fixfrequenter SM	Veralteter SM mit fest eingestellter, unveränderbarer Stimulationsfrequenz (Begriff noch unterschiedlich benutzt)
Flywheel	„Flywheel“ = Schwungrad: Ein plötzlicher Frequenzabfall bzw. ein plötzliches Aussetzen der Sinusknotentätigkeit (oder vereinzelter P-Wellen), wie es beim Sick-Sinus-Syndrom häufiger vorkommt, wird durch entsprechende Stimulation – mit der vorhergehenden Eigenfrequenz – aufgefangen (SM von Vitatron)

Frequenz	Zahl von Impulsen oder Herzaktionen in einer bestimmten Zeit
Frequenzadaptation	Fähigkeit eines SM, seine Stimulationsfrequenz wahrgenommenen körpereigenen Veränderungen unter Belastungen anzupassen (zur Zeit sind SM mit Steuerung über QT-Intervall, Körperaktivität, Atemtätigkeit und zentralvenösen Temperaturveränderungen auf dem Markt; andere Sensoren sind in Entwicklung)
Fusion beat	Zeitliches Zusammenfallen einer spontanen Herzaktion mit einem SM-Impuls
Getriggerter SM	siehe „trigger“
Glasfaser-Kohlenstoff-Elektroden	SM-Elektrode mit Glas- und Kohlefasern als Zuleitungsmaterial
Grundfrequenz	siehe Basisfrequenz
Grundperiode	siehe Basisintervall, Stimulationsintervall
Hardware-SM	SM mit unveränderlichem Speicherprogramm ohne Softwareprogramm
Highpower-SM	SM mit hoher Ausgangsleistung für Patienten mit hoher Myokardreizschwelle
His-Bündel	Atrioventrikuläres Bündel, durch das die vom AV-Knoten kommenden Reizleitungsbahnen verlaufen
Hochfrequenzstimulation	Antitachykarde Stimulation mit hohen Frequenzen (z. B. Overdrive, Burststimulation)
Holter-Funktion	In einige Software-SM integrierte Langzeit-EKG-Registrierung
Hybride Schaltung	Elektronische Schaltung mit unterschiedlichen Technologien (diskreten und integrierten Bauelementen gemeinsam auf einem Keramiksubstrat)
Hysterese	Unterschied zwischen Stimulationsintervall (automatischem Intervall) und Auslöseintervall bzw. zwischen Stimulationsfrequenz und Demandfrequenz, d.h. der Frequenz, bei welcher der SM einspringt. Wenn sie programmierbar ist, dann im Normalfall als positive Hysterese: Das Auslöseintervall ist länger als das Stimulationsintervall bzw. die Demandfrequenz, bei welcher der SM einspringt, ist niedriger als die Frequenz, mit der er dann stimuliert

I	ICHD-Code: inhibiert (s. Anhang A.I.)
IC	siehe integrierte Schaltung
ICHD-Code	„Inter-society-commission for heart disease resources-Code“: fünfbuchstabiger internationaler Herzschrittmacher-Code; vgl. Anhang A.I.
Impedanz	Scheinwiderstand: vektorielle Summe aus Wirk-(Ohm'schen Widerständen) und Blindwiderständen (z.B. Kondensatoren)
Implantation	In der Regel transvenöses Einführen der Elektrode(n), ihre Plazierung im Herzen und Positionierung (subkutan, subfaszial, submuskulär) des mit ihr verbundenen SM-Aggregates
Impuls	Elektrischer Stimulus, der vom SM abgegeben wird
Impulsamplitude	Amplitude des SM-Impulses, vgl. Amplitude
Impulsbreite	siehe Impulsdauer
Impulsdauer	Dauer des SM-Impulses (in Millisekunden)
Impulsgenerator	„Pulse generator“, SM-Aggregat, Taktgeber mit Energiequelle
Impulsintervall	Intervall zwischen dem Beginn zweier aufeinanderfolgender SM-Impulse
Inbusschraube	Innen-Sechskant-Schraube, beim SM zur Befestigung des Elektrodenkonnektors im SM-Gehäuse
Indifferente Elektrode	Extra- oder intrakardial gelegener Gegenpol (Anode) des stimulierenden Elektrodenkopfes (Kathode). SM-Gehäuse bei unipolaren Systemen
Indikatorimpuls	Markerimpuls, Markierimpuls: unterschwelliger, elektrischer Impuls, der keine Stimulation auslöst. Über den Markerkanal des SM werden intrakardiale Ereignisse (stimulierte oder wahrgenommene) auf das Oberflächen-EKG übertragen zur Funktionsanalyse des SMs. Verwendet wird er z.B. bei telefonischer SM-Überwachung, zum Anzeigen retrograder P-Wellen oder programmierter Einstellungen bzw. auch der Austauschindikatoren (bei SM-Modellen von Biotec)

Inhibition	Impulsunterdrückung des Demand-SM bei wahrgenommenen Eigenaktions- oder Fremdsignalen
In-line-Konnektor	Bei neueren bipolaren Steckern sind Anode und Kathode hintereinander („in Reihe") auf dem Konnektor angeordnet, sie münden voneinander isoliert in eine gemeinsame Buchse des SM-Gehäuses, nicht, wie bei früheren Modellen, in getrennte Buchsen, also „bifurcated" (bei neueren unipolaren Konnektoren mit denselben Außenmaßen wird dieser Begriff zum Teil mitverwendet), vgl. „coaxial lead"
Innenwiderstand	Widerstand innerhalb der Stromquelle (Akkumulator, Schaltung, Batterie). Anstieg des Batterieinnenwiderstandes, vgl. Austauschindikation
Integrated circuit	Abgekürzt: IC, integrierte Schaltung
Integrierte Schaltung	Auch: IC. Elektronisches Bauteil, dessen Transistoren auf einem Chip aufgetragen werden; vgl. auch C-MOS-IC
Interference rate	Störfrequenz
Interferenz	1. Überschneidung zweier Wellen verschiedener Frequenz, z. B. von verschiedenen Reizbildungszentren ausgehend bzw. Überschneidung von Eigen- und SM-Aktionen 2. „Störung" im Sinne des englischen Wortes
Interventionsfrequenz	siehe Demandfrequenz
I. P. G.	„Implantable pulse generator": implantierbarer SM zur permanenten SM-Therapie, d.h. der heute übliche SM-Typ
ipm	Impulse pro Minute (in diesem Buch für Angaben der Stimulationsfrequenz benutzt, im Gegensatz zur Eigenfrequenz des Herzens: min^{-1})
IS1	„Internationale Standard Norm (No. 1)": neuerdings international einheitliches Anschlußsystem von Elektrodenkonnektoren an das SM-Gehäuse (3,2 mm Durchmesser, spezielle Abmessungen und Anordnungen der Dichtlippen, gültig für unipolare und bipolare Systeme)

Kardioversion	Beseitigung von supraventrikulären Herzrhythmusstörungen (z.B. Vorhofflimmern) durch (R-Wellen- getriggerten) Elektroschock, vgl. Defibrillation
Karotissinussyndrom	Symptomenkomplex von kardial oder vasovagal verursachtem Schwindel und synkopalen Anfällen bei Hyperreflexie der Karotissinuspressorezeptoren
Kathode	Negativer (−) Pol des Stromkreises oder der Batterie. Beim SM differente Elektrode (Elektrodenspitze)
Koaxiale Elektrode	siehe „coaxial lead"
Kombinationssystole	siehe „fusion beat"
Konnektor	Elektrodenstecker zur Koppelung der Elektrodenzuleitung mit dem SM-Gehäuse
KSKEZ	siehe Sinusknotenerholungszeit, korrigierte
Large scale integration	Hohe Integrationsdichte, groß angelegte Integration von Halbleiterbausteinen in einem IC, besonders komplexer IC eines SM
Lead	Auch: „catheter". SM-Elektrode, vgl. Elektrode
Leckstrom	Unbeabsichtigt über eine hochohmige Verbindung (Batterie, Kondensator) fließender Gleichstrom, auch Nebenschluß
Leerlaufspannung	Batteriespannung ohne Last, vgl. Batteriespannung
Longevity reporting	Statistische Analyse der De-facto-Funktionszeit (Funktionsdauer) von SM
Lower rate	Untere Frequenzgrenze
L.S.I.	siehe „large scale integration"
M	ICHD-Code: multiprogrammierbar, 3 und mehr Funktionen (s. Anhang A.I.)
Magnetfrequenz	Stimulationsfrequenz unter Magnetauflage
Magnet rate	siehe Magnetfrequenz
Magnetschalter	„Reed-switch" (Reed-Relais), Schalter im SM, der durch externe Magnetauflage betätigt wird und die Wahrnehmung abschaltet

Magnettestfrequenz siehe Magnetfrequenz; bei den meisten Demand-SM wird durch Auflegen eines Testmagneten über dem SM-Aggregat eine asynchrone Stimulationsweise bewirkt. Die Magnettestfrequenz ist je nach SM-Modell verschieden oder stimmt mit der Stimulationsfrequenz überein. Bei vielen SM-Typen wird sie zum Erkennen der Austauschindikation verwandt

Magnetwedeln Durch Hin- und Herbewegen eines Magneten extern über dem SM kann seine Impulsabgabe inhibiert werden, indem seinem Demandmechanismus eine Eigenaktion vorgetäuscht wird. Dieses Vorgehen wurde früher in manchen Fällen angewandt, um durch die Unterdrückung des SM-Impulses eine Eigenaktion im EKG beurteilen zu können

Mandrin Stählerner Führungsdraht (formbar) für Elektroden mit Spiralummantelung

Mapping Untersuchung von multiplen Stellen mittels endokardialer EKG-Ableitungen über einen mehrpoligen Elektrodenkatheter (endokardiale Kartographie)

Marker channel Markierkanal: telemetrische Übertragungsmöglichkeit von (vom SM wahrgenommenen) intrakardialen Signalen auf das Oberflächen-EKG als Markerimpuls

Markerimpuls siehe Indikatorimpuls

Megabitspeicher Elektronisches Bauelement, das auf ca. 20 mm^2 1 Mio. Informationseinheiten (bits) speichern kann. Derzeit werden 4-Mbit-Speicher entwikkelt und 64-Mbit-Speicher geplant

Mikroampère Maßeinheit für extrem schwache Ströme. 1 μA = 1 Millionstel Ampère. Gängige SM belasten ihre Batterie ständig mit 6–30 μA

Mikrojoule Maßeinheit für extrem kleine Energiemengen. 1 μJ = 1 Millionstel Joule. Gängige SM verbrauchen zwischen 20 und 50 μJ bei normaler Belastung

Mikroprozessor μ.P.; C.P.U. („central processing unit") integrierte zentrale Steuerungseinheit von Rechnern (Computern), die sich durch Winzigkeit und hohe Leistungsfähigkeit auszeichnet

min^{-1}	„pro Minute“ (identisch mit der Bezeichnung „/min“), in diesem Buch für die Eigenfrequenz des Herzens benutzt, s. ipm
Monolithische Schaltung	Integrierte Schaltung mit nur einer Technologie, im Gegensatz zur hybriden Schaltung
MSKEZ	siehe Sinusknotenerholungszeit, maximale
Muskelinhibition	Unterdrückung der SM-Stimulation bei Demand-SM durch Muskelsignale, vgl. Myopotentiale
Myokardiale Elektrode	Spezielle Schraubelektrode oder Hakenelektrode zur Befestigung im Myokard (wird mittels Thorakotomie implantiert)
Myopotentiale	Besser: Myosignale, Muskelsignale (vgl. Potential). Schwache körpereigene elektrische Signale, die vom SM wahrgenommen und deshalb als Eigenaktion des Herzens interpretiert werden können
N	ICHD-Code: normalfrequente antitachykarde Funktion (s. Anhang A. I.), vgl. Underdrive
NASPE/BPEG-Code	Amerikanisch-britischer SM-Code („North American Society of Pacing and Electrophysiology“ und „British Pacing and Electrophysiology Group“), vgl. Anhang A. II. und III. 2.
Nachtabsenkung	Programmiermöglichkeit, wobei die Basisfrequenz für die Nacht abgesenkt werden kann (SM von Vitatron)
Nachpotential	Hier: 2. Teil des (biphasischen) SM-Impulses mit entgegengesetzter Polarität, sehr niedriger Spannungsamplitude und protrahiertem Verlauf, vgl. Rückladeimpuls und Blanking
Natural pacemaker	Reizbildungsort der Herzeigenaktionen
Noise rate	Störfrequenz
Noise sampling period	Störsignaldetektionszeit
Nominaleinstellung	Standardeinstellung der verschiedenen SM-Parameter, wie sie meist von der Herstellerfirma vorgegeben wird
Nominal setting	Nominaleinstellung
Non committed operation	Auch: „non committed stimulation“. Funktion eines AV-sequentiellen SM, bei dem auf einen atrialen Impuls nicht zwangsweise ein ventriku-

	lärer Impuls folgt (wie bei der „committed stimulation"), sondern eine Ventrikeleigenaktion die ventrikuläre Stimulation inhibiert
Obere Frequenzbegrenzung	„Upper rate", „maximal tracking rate", „upper limit", maximale (Vorhof-) Synchronfrequenz
Ösophageale Stimulation	Temporäre Stimulation des Herzens über einen in den Ösophagus eingeführten Elektrodenkatheter
Orthorhythmische Stimulation	Antitachykarde Stimulation, wobei das Stimulationsintervall von der vorausgehenden Eigenfrequenz des Herzens abhängig gemacht wird
Output	Ausstoß, auch Ausgangswert des elektrischen Stimulus des SM
Overdrive	Auch: „Overdrive pacing": antitachykarde Stimulation mit einer höheren Frequenz als der Eigenfrequenz
Overdrive, dynamischer	Programmiermöglichkeit, bei der die Stimulationsfrequenz des SM gerade über der Eigenfrequenz des Herzens liegt, um ektope Schläge zu unterdrücken (SM von Vitatron)
Oversensing	Zu starke Wahrnehmung, Überempfindlichkeit, bei der unerwünscht Muskelsignale, T-Wellen, elektromagnetische Störungen oder ähnliches vom SM wahrgenommen werden
P	ICHD-Code: programmierbar bis zu 2 Funktionen (s. Anhang A. I.)
Pacemaker	Herzschrittmacher, vgl. Schrittmacher
Pacemaker mediated tachycardia	Vom SM verursachte Reentrytachykardie
Pacemaker syndrome	siehe SM-Syndrom
Pacer	Pacemaker
Pacing mode	SM-Betriebsart. SM-Modi können mit Hilfe des internationalen SM-Codes (ICHD, vgl. Anhang A. I.) identifiziert und entschlüsselt werden
Pacing rate	Stimulationsfrequenz
Parasystolie	Gleichzeitige Aktivität zweier oder mehrerer Erregungsbildungszentren im Herzen bzw. Nebeneinander von Herzeigenaktion und SM-Stimulation

Passive fixation lead	Elektrode ohne Schraubvorrichtung oder ausfahrbaren Haken (z. B. Ankerelektrode)
Periode, Periodendauer	siehe Impulsintervall
Permanent lead	Elektrodenkatheter für den Dauerbetrieb
Phantom-programmierungen	Ungewollte spontane Programmierungen (z. B. durch inadäquate Magnetfelder oder ein falsches Programmiergerät), die jedoch bei neueren SM-Modellen mit kodierten Radiofrequenzen und gepulsten Magnetfeldern relativ selten geworden sind
Physiologischer SM	AV-koordinierter SM, der den normalen Ablauf von Herzvorhof- und Herzkammertätigkeit aufrecht erhält – mit allen hämodynamischen Vorteilen; vgl. AV-sequentieller SM, AV-universeller SM
PMT	siehe „pacemaker mediated tachycardia"
Pocket stimulation	Unerwünschte Stimulation des Muskelgewebes (Muskelzucken) in unmittelbarer Nähe der SM-Tasche, ausgelöst durch das elektrische Feld an den Kanten der indifferenten Elektrode (SM-Gehäuse)
Polarisationsspannung	Spannung, die in einem Gleichstromkreis an der Phasengrenze zwischen einem festen und flüssigen Leiter (beim SM am Elektrodenkopf und Gehäuse) nachweisbar ist
Potential	In der Medizin gebrauchter Ausdruck für eine Spannung, z. B. intrakardiales Potential (endokardial abgeleitete P- oder R-Welle), besser Signal
ppm	„Pulses per minute", Impulse pro Minute, s. ipm
Präautomatische Pause	Zeitspanne bis zur 1. Eigenaktion nach Aussetzen des aktuellen Reizbildungszentrums oder des SM
Primärzelle	Auch: Primärelement. Elektrochemische Zelle. Eine oder mehrere Zellen bilden die Batterie
Programmer	siehe Programmiergerät
Programmierbarer SM	SM, dessen Parameter durch ein externes Programmiergerät verändert werden können
Programmiergerät	Elektronisches Gerät zur transkutanen, nichtinvasiven Veränderung und Einstellung von

	Frequenz, Impulsamplitude und Impulsdauer und anderer Parameter (bei programmierbaren SM) mittels elektromagnetischer Signale oder Impulse
PSA	„Pacer system analyzer": Gerät zur perioperativen Messung
Pseudofusion	Auch: Pseudokombinationssystole. Der SM-Impuls fällt im Oberflächen-EKG mit der Eigenaktion zusammen, er hat jedoch im Gegensatz zum Fusionsschlag („fusion beat", Kombinationssystole) keinen Anteil an der Depolarisation des Myokards
Pseudopseudofusion	Der atriale Spike fällt im Oberflächen-EKG zufällig mit dem Eigen-QRS-Komplex zusammen
PU	Polyurethan, findet für Elektrodenummantelungen Verwendung
Pulse duration	siehe Impulsdauer
Pulse generator	siehe Impulsgenerator
Pulse interval	siehe Impulsintervall, Periodendauer
Pulse width	siehe Impulsdauer
Purkinje-Fasern, -Netzwerk	Endaufzweigungen des Reizleitungssystems im rechten und linken Ventrikel, die den Kontraktionsreiz von den Tawaraschenkeln zum Myokard überleiten (auch am Rande des Sinusknotens werden Purkinje-Zellen gefunden)
PVB	„Premature ventricular beat", ventrikuläre Extrasystole
PVC	„Premature ventricular contraction", ventrikuläre Extrasystole
P-Potential	Depolarisationssignal der Vorhöfe, intraatrial gemessen, vgl. Potential
P-Welle	1. Wellenbild einer Vorhofdepolarisation im Oberflächen-EKG 2. Wellenbild einer Vorhofdepolarisation intraatrial abgeleitet
QRS-Komplex	Auch: R-Welle, R-Zacke, R-Wave. EKG-Wellenbild einer Ventrikeldepolarisation

R	„Rate modulation", frequenzadaptiert; auch: „rate responsive", „adaptive pacing rate". Dieser 4. Codebuchstabe „R" wurde von der NASPE/BPEG („North American Society of Pacing and Electrophysiology" und „British Pacing and Electrophysiology Group") eingeführt und ist auch international weitgehend gebräuchlich geworden (vgl. Anhang A.I. und A.II.)
R	„Reverse"; vgl. „reversion". Früher als 3. Buchstabe im ICHD-Code verwendet, dort nicht mehr in Gebrauch
RAM	„Random access memory", Schreib-Lese-Speicher
Rate adaptive stimulation	Frequenzadaptation, frequenzadaptive Stimulation
Rate responsive	siehe „responsive rate"
R-auf-T-Phänomen	Vorzeitiger Einfall einer ventrikulären Extrasystole, wobei die R-Zacke dieser Extrasystole auf die T-Welle der vorangegangenen Herzaktion trifft. Gefahr der Auslösung von Herzrhythmusstörungen bzw. Kammerflimmern
Real-time telemetry	siehe Echtzeit-Telemetrie
Redundance	Redundanz. Übersollbestückung elektronischer Schaltungen mit zuschaltbaren IC-Einheiten, die andere (z. B. defekte) ersetzen können. Bei manchen SM-Modellen als Reserve-SM nach Erreichen der Austauschindikation bzw. als Reaktion auf Störeinflüsse gebraucht (z. B. SM von Intermedics)
Reed relay	Auch: „reed switch", Reed-Relais, Reed-Schalter. Mechanischer SM-interner Schalter, der sich mit einem externen Magneten betätigen läßt; siehe Magnetschalter
Reentry	Reentrymechanismus. Bei Herzrhythmusstörungen, die durch eine Umkehrerregung bzw. kreisende Erregung ausgelöst werden (Wiedereintritt einer Erregungswelle)
Refractory period	siehe Refraktärzeit
Refraktärzeit	1. Bei der Eigenaktion: Zeitspanne nach Erregungsbeginn, in welcher der betroffene Herzabschnitt (Vorhof, AV-Knoten oder His-Purkinje-System) auf einen erneuten elektrischen Reiz

	nicht antwortet (absolute Refraktärzeit). Unterschieden werden ansonsten noch effektive Refraktärperiode (ERP), relative Refraktärperiode (RRP) und funktionelle Refraktärperiode (FRP) 2. Beim SM: Zeitspanne nach Detektion (postdetektorische Refraktärzeit) oder Stimulation (poststimulatorische Refraktärzeit), in welcher ein Eingangssignal keine Auswirkungen auf den Zeitgeberkreis (Auslöse- und Stimulationsintervall) des SM hat
Reizschwelle	Mindestenergie des SM, die erforderlich ist, um eine Myokardkontraktion auszulösen; meßbar als Spannungsreizschwelle (V) bzw. Stromreizschwelle (mA)
Reizzeit	siehe Impulsdauer
ROM	„Read only memory", Lese-Speicher
Responsive rate	„Dynamic rate", Frequenzadaptation. Bei einigen SM-Modellen als Parameter für die Geschwindigkeit der Frequenzanpassung verwendet
Reset	Zurückstellen auf Ausgangsposition
Retrograde conduction	Retrograde Leitung, ventrikuloatriale Reizleitung
Reversion	Automatische Aufhebung der SM-Inhibition in Gegenwart externer Störeinflüsse (vgl. R). Der SM arbeitet bei schneller Herzfrequenz (bzw. Störsignalen) und stimuliert nicht bei niedriger Herzfrequenz
Rheobase	Minimalwert der Strom- oder Spannungsamplitude, der bei sehr langer Impulsdauer noch zur Erregung führt (Reizschwelle bei langer Impulsdauer)
Rheographiespikes	Vom SM werden (für den Herzmuskel ineffektive) Stromimpulse abgegeben, z. B. beim atmungsgesteuerten SM MB1 im 8-Hz-Takt über die Hilfselektrode, um Impedanzmessungen durchführen zu können (auch beim Meta MV)
Ringelektrode	In der Regel als Schaftring ausgebildete Anode nahe der stimulierenden Kathode, etwa 2–3 cm hinter der Elektrodenspitze. Bei einigen fre-

	quenzadaptiven SM-Systemen dient sie als Hilfselektrode für die Impedanzmessung bei der Atmungssteuerung, s. Unilead
Röntgenidentifikation	SM-Identifikation anhand eines röntgenpositiven Codes im SM-Gehäuse
R on T phenomenon	siehe R-auf-T-Phänomen
Rückladeimpuls	Strom, der nach Impulsabgabe entgegengesetzt durch die Elektrode fließt (biphasischer Impuls). Dabei wird der Ausgangskondensator des SM wieder aufgeladen und eine elektrolytische Veränderung am Elektrodenkopf verhindert, vgl. „fast re-charge"
R-Zacke	Abgekürzt für QRS-Komplex
S	ICHD-Code: Scanning, automatische Tachykardiezyklusabtastung (s. Anhang A. I.)
Safety window pacing	Auch: „ventricular safety pacing". Reversionsfunktion (reversion) einiger Zweikammer-SM (SM von Medtronic) zur Sicherheit des Patienten, die bei ventrikulärer Wahrnehmung eines Störimpulses während des 1. Teils des AV-Intervalls sicherheitshalber einen ventrikulären Stimulus abgibt
SALZ	siehe sinuatriale Leitungszeit
Schaltung	Elektronische Schaltung, vgl. diskrete Schaltung, integrierte Schaltung
Scheinwiderstand	siehe Impedanz
Schraubelektrode	SM-Elektrode mit schraubförmiger Befestigungsspirale zum Eindrehen in das Myokard
Schrittmacher	Auch: Herzschrittmacher, „Pacemaker", „Pacer", Impulsgenerator, vgl. I. P. G.
Schrittmacher-	
- Aggregat	Impulsgenerator mit Batterie im SM-Gehäuse
- Aktion	Vom SM verursachte Herztätigkeit (im Gegensatz zur Eigenaktion)
- Artefakt	SM-Impuls im Oberflächen-EKG
- Ausgangskreis	Schaltung des SM, welche die Entladung des Ausgangskondensators während der Impulsdauer regelt (dieser Kondensator wird über die Herzimpedanz teilweise entladen)

– Eingangs-empfindlichkeit	Wahrnehmungsempfindlichkeit
– Gehäuse	Dichte, möglichst biokompatible Kapsel, welche das SM-Aggregat und seine Energiequelle umgibt und über 1 bzw. 2 Buchsen für die Elektrode(n) verfügt
– Kontrolle	Periodische Überprüfung des SM auf Funktion und richtige Programmierung
– Modus	Betriebsweise eines SM, vgl. ICHD-Code (s. Anhang A. I.)
– Parameter	Veränderbare Parameter des SM bezüglich Impulsabgabe, Wahrnehmungsverhalten, AV-Koordination etc.
– Sonde	Auch: SM-Stimulationssonde. Transvenös ins Herzinnere (temporär oder permanent) verlegte Elektrode
– Spannung	Gemessene Betriebsspannung, über die Impulsdauer gemittelt, entspricht dem Wert bei halber Impulsdauer
– Syndrom	Periodisch auftretende Schwäche oder Kollapszustände bei SM-Patienten, hervorgerufen durch ventrikuläre Stimulation ohne AV-Koordination (z. B. falsche SM-Auswahl: VVI-Stimulation bei retrograder Leitung)
– System	SM-Aggregat und Elektroden
– Tasche	Gewebetasche zur Aufnahme von SM-Gehäuse mit Aggregat (subkutan, subfaszial, sub- bzw. intramuskulär, meist im Bereich des M. pectoralis)
– Wechsel	Austausch des SM-Aggregates bei entsprechender Indikation, meist bei Batterieerschöpfung
Sekundärelement	Energiespeicher, der durch elektrischen Strom nachgeladen werden kann; vgl. Akkumulator
Sensing	Detektion, Wahrnehmung von Herz- und elektromagnetischen Signalen und Impulsen durch den SM; vgl. Demandfunktion
Sensitivitätsschwelle	siehe Wahrnehmungsschwelle
Sensitivity threshold	siehe Wahrnehmungsschwelle
Sequentieller SM	Bifokaler SM, der Vorhof und Ventrikel koordiniert stimuliert; vgl. AV-sequentieller SM

Service life	Auch: „nominal service life“. Nominale Betriebs- oder Lebensdauer eines SMs
Set screw	Senkkopfschraube, versenkbare Schraube
Sicherheitsfrequenz	siehe Störfrequenz
Sicherheitsfrequenzbegrenzung	Sicherheitsbegrenzung der Maximalfrequenz auf ca. 130–190 ipm (je nach SM-Modell verschieden. Schutz gegen „Schrittmacherrasen“, eine in früheren SM-Modellen sehr gefährliche Fehlfunktion bei defektem SM
Sick-Sinus-Syndrom	SSS, s. Sinusknotensyndrom
Silikon	Die Kautschukverbindung findet für die Elektrodenummantelungen Verwendung
Sinuatriale Leitungszeit	Selten angewandt wird die Messung der sinuatrialen Leitungszeit (abgekürzt SALZ) zur Feststellung eines Sinusknotensyndroms, z. B. durch vorzeitige atriale Einzelstimulation: Nach jeder 8. spontanen Vorhofaktion wird eine atriale Zusatzerregung elektrisch induziert mit um je 10 ms zunehmender Vorzeitigkeit der Stimulation bei den nachfolgenden Einzelstimulationen. Zur Programmierung des externen SMs dient das Vorhof-EKG als Triggersignal. Dabei ist es von Bedeutung, wann es bei dieser atrialen Stimulation zum Übergang von einer nicht kompensatorischen Pause in eine kompensatorische Pause kommt. Aus den Intervallen läßt sich dann die einfache sinuatriale Leitungszeit indirekt berechnen. Der pathologische Bereich beginnt ab 100 ms
Sinu-atrial node	Sinusknoten
Sinus arrest	Sinusarrest, Sinusstillstand
Sinusbradykardie	Bradykarder Herzrhythmus, vom Sinusknoten gesteuert
Sinusknoten	Primäres Automatiezentrum, natürlicher SM oder Taktgeber des Herzens
Sinusknotenerholungszeit	SKEZ. Zur ergänzenden Überprüfung des Sinusknotens mißt man die Sinusknotenerholungszeit durch atriale Stimulation, indem man knapp über der Eigenfrequenz des Patienten mit der Stimulation beginnt und die Stimulationsfrequenz in Zehnerstufen erhöht. Nach jeweils 30 s wird die Stimulation abgeschaltet und die

	nachfolgende Pause bis zum Wiedereinsetzen der Vorhofeigenaktion gemessen. Eine SKEZ von über 1400 ms wird als pathologisch angesehen
Sinusknotenerholungszeit, maximale	MSKEZ. Maximale Sinusknotenerholungszeit, die bei den verschiedenen Stimulationsfrequenz-Stufen erreicht wird
Sinusknotenerholungszeit, korrigierte	KSKEZ. Korrigierte Sinusknotenerholungszeit, bei der die SKEZ zu der vorhergehenden Eigenfrequenz des Patienten in Beziehung gesetzt wird. Der R-R-Abstand der Eigenfrequenz (vor Testbeginn) wird von der SKEZ subtrahiert wird. Pathologische Werte der KSKEZ liegen über 525 ms
Sinusknotensyndrom	SKS, Sick-Sinus-Syndrom. Syndrom des kranken Sinusknotens, ein Begriff, unter dem eine Vielzahl atrialer Arrhythmien zusammengefaßt ist
Sinusstillstand	Auch: Sinusknotenstillstand, Sinusasystolie, Sinuspause, Sinusarrest. Kurzfristiges, längeres oder völliges Aussetzen der Erregungsbildung im Sinusknoten
Skelettmuskelsignale	Schwache Signale der Skelettmuskulatur, die die SM-Stimulation unterdrücken können; vgl. Myopotentiale
SKEZ	siehe Sinusknotenerholungszeit
Sleeve	Kunststoffhülse zur Konnektoranpassung
Slew rate	Anstiegssteilheit eines intrakardialen Signals (P- bzw. R-Welle), wie es über die Elektroden gemessen wird; Spannungsveränderung pro Zeiteinheit (dV/dt in mV/ms); eigentlich: Reaktion eines Operationsverstärkers auf eine Sprungfunktion am Eingang; Zeit zwischen Maximum und Minimum des intrinsischen Herzsignals; fälschlich für „slope“ (Neigungswinkel) gebraucht
Slow response	Physiologisch bedingt langsame Leitung der Erregung, z. B. an Sinus- und AV-Knoten
S/N	„Serial number“, SN, Seriennummer
Software-SM	SM mit programmierbarer Steuerelektronik auf der Basis eines Mikroprozessors

Sondendislokation	Dislokation der SM-Elektroden. Auch bei der Durchleuchtung nicht sichtbare Mikrodislokationen können einen Exit- oder/und Entranceblock mit entsprechenden Symptomen verursachen
Spannungsverdoppler	Elektronische Schaltungsanordnung zur Verdoppelung der Spannung, wenn die Batteriespannung des SM niedriger ist als die gewünschte Ausgangsspannung
Spike	Typische Zacke eines SM-Impulses im EKG
Spiralelektrode	Elektrodenkatheter mit einer Zuleitung aus mehreren Drahtwendeln
Spontanfrequenz	Eigenfrequenz
SSI	Single-single-inhibiert; vgl. ICHD-Code (s. Anhang A. I.); Einkammer-SM, der im Atrium *oder* im Ventrikel verwandt werden kann
SSS	Sick-Sinus-Syndrom, s. Sinusknotensyndrom
Stand-by-pacemaker	siehe Demand-SM, positiv gesteuert
Starrfrequenter SM	Asynchroner SM
Stecker	Auch: Elektrodenstecker, Konnektor, „pacing lead connector“
Steroidelektrode	Elektrode, über deren Elektrodenkopf geringste Mengen von Kortikosteroiden in einem Zeitraum von einigen Monaten an das umgebende Herzgewebe abgegeben werden. Dadurch wird der anfängliche Reizschwellenanstieg vermieden
Stimulation pulse	Stimulationsimpuls
Stimulation threshold	siehe Reizschwelle
Stimulus	SM-Impuls
Störfrequenz	Auch: Sicherheitsfrequenz. Asynchrone Stimulationsfrequenz eines Demand-SM, auf die der SM bei elektromagnetischen Störeinflüssen umschaltet
Störmeßzeit	Intervall, in dem Störsignale gemessen werden
Stylet	Mandrin
Suchhysterese	Nach Ablauf einer bestimmten Anzahl von Impulsen setzt der SM mit der Stimulation kurz aus, um danach zu „suchen“, ob die Eigenfre-

quenz des Herzens wieder über die „Hysteresefrequenz“ angestiegen ist, das Spontanintervall der Herzaktion also kürzer geworden ist als das Auslöseintervall d.h. Hystereseintervall (bei SM von Intermedics)

Supernormale Phase — Kurze Phase erhöhter Erregbarkeit, die der relativen Refraktärphase öfters folgt (z.B. absteigender Schenkel der T-Welle, in der auch Stimuli mit niedriger Energie eine Reizbeantwortung auslösen können)

SVT — „Supraventricular tachycardia“, supraventrikuläre Tachykardie

T — ICHD-Code: getriggert (s. Anhang A.I.)

Tachykardie — Beschleunigte Herzschlagfolge, in der Regel mit Frequenzen über 100 min^{-1}

Take-over-rate — Übernahmefrequenz. Spezielles Programm einiger SM mit Hysterese, bei denen nach dem Überschreiten des Hystereseintervalls (Unterschreiten der „Hysteresefrequenz“) diese Übernahmefrequenz allmählich bis zur Stimulationsfrequenz zunimmt

Tawara-Schenkel — Erregungsleitungsbahnen vom His-Bündel in beide Ventrikel

Telemetrie — Abfragen des SMs. Daten- und Signalübermittlung mittels Radiofrequenzen vom SM auf das extrakorporal gelegene Programmiergerät

Telefontelemetrie — Über ein spezielles Übertragungsgerät wird der SM per Telefon abgefragt

Temporary lead — Transvenöse oder epikardiale Elektrode, die zum vorübergehenden Gebrauch mit einem externen SM-Gerät verwendet wird

Temporary pacing — Temporäre Stimulation mittels externem SM-Gerät

Testsignal — Definierter Impuls zur Bestimmung und Einstellung der Synchronisationsempfindlichkeit

Threshold — Schwelle. Vgl. „stimulation threshold“, „sensitivity threshold“

Tip electrode — Elektrodenspitze (normalerweise Kathode) bei bipolaren Elektroden (im Gegensatz zur „ring electrode“)

Torsades de pointes	„Schraubentachykardie" (spezielles Bild im EKG mit periodisch an- und abschwellenden QRS-Amplituden). Deutlich von den üblichen ventrikulären Tachykardieformen abgehobene Attacken, die kurzzeitig plötzlich auftreten und in tödliches Kammerflimmern übergehen können
Tracking	Mitziehen, verfolgen, in einem konstanten Abstand folgen. SM-Funktion, bei der die Ventrikelstimulation synchron (in einem konstanten Abstand) zur wahrgenommenen Vorhoftätigkeit erfolgt
Tracking signal	Auch: „tracking impulse", s. Markierimpuls
Transvenous lead	Transvenös verlegter Elektrodenkatheter
Trigger	Triggern, Auslösen eines Stimulus aufgrund eines wahrgenommenen Signals, evtl. in einem bestimmten Intervall (z.B. AV-Intervall, s. „tracking"); s. auch Demand-SM, positiv gesteuert
T-wave-Sensing	T-Wellen-Wahrnehmung, SM-Fehlsteuerung durch die wahrgenommene T-Welle
Twiddlersyndrom	Das SM-Gehäuse läßt sich in der SM-Tasche vollständig umdrehen. Wenn dies mehrmals geschieht, wird auch die Elektrode gedreht, bzw. bei 2 Elektroden werden diese umeinandergewickelt, was evtl. zu Schäden an den Elektroden führt. Beim Umdrehen des SMs kann dieser auch kurzzeitig den Kontakt zum umgebenden Gewebe verlieren. Somit können Wahrnehmungs- und Stimulationsprobleme auftreten. Beim klassischen Twiddlersyndrom werden durch Manipulation des Patienten am SM die Elektroden über den SM aufgerollt und so aus dem Vorhof oder der Kammer bzw. aus beiden herausgezogen
Underdrive	Auch: "underdrive pacing". Starrfrequente Stimulation mit einer Frequenz, die niedriger ist als die Tachykardiefrequenz zur Unterbrechung der tachykarden Herzrhythmusstörungen
Undersensing	P- oder R-Wellen werden nicht wahrgenommen, so daß eine ungeeignete Impulsabgabe (z.B. starrfrequent) des SMs bewirkt wird

Unilead	Die Hilfselektrode zur Atmungssteuerung über Impedanzmessung ist auf der SM-Elektrode aufgebracht
Unipolare Elektrode	Elektrodenkatheter mit nur 1 elektrischen Leitungsbahn und nur 1 Elektrode. Die Kathode ist identisch mit dem Elektrodenkopf, die Anode (indifferente Elektrode) mit dem SM-Gehäuse
Untere Frequenzbegrenzung	siehe (Stimulations-) Basisfrequenz
Upper rate	Obere Frequenzbegrenzung der ventrikulären Stimulation bei Zweikammer-SM mit Trackingfunktion
Use-before date	Verfallsdatum, spätester Zeitpunkt zur Implantation von SM oder Elektroden
V	ICHD-Code: Ventrikel (s. Anhang A. I.)
VA-Cross talk	siehe biologischer VA-Cross talk
VA-Intervall	Beim Zweikammer-SM: Zeitspanne zwischen einer Wahrnehmung bzw. einem Impuls im Ventrikel und dem nächsten Vorhofimpuls
Variofunktion	Automatischer Reizschwellentest (SM von Siemens) durch Magnetauflage, wenn „Vario“ auf „ein“ („on“) programmiert ist
Ventricular lead	Kammerelektrode, Ventrikelelektrode
Ventrikuloatrial	Vom Ventrikel zum Atrium, retrograd
Verzögerungsintervall	Intervall von der Vorhofstimulation zur nachfolgenden Ventrikelstimulation beim AV-sequentiellen SM
VS1	„Voluntary Standard Norm (No. 1)“. Anschlußsystem von Elektrodenkonnektoren an das SM-Gehäuse (3,2mm Durchmesser); Vorläufer der IS1 Norm, s. dort. Nicht alle Anschlußsysteme mit VS1 Norm sind mit der IS1 Norm kompatibel
Vulnerability	Vulnerabilität; vgl. vulnerable Phase
Vulnerable Phase	Zeitspanne im mittleren Drittel der T-Welle, während der ein SM-Impuls oder eine spontane Herzaktion Herzrhythmusstörungen bzw. Kammerflimmern auslösen können

Wahrnehmung	Detektion, Sensing
Wahrnehmungsschwelle	Grenze der Wahrnehmungsempfindlichkeit, bei der die entsprechenden Signale (herzeigene Signale: P/R-Welle) gerade noch wahrgenommen werden, ausgedrückt in der Amplitude eines Testsignals
Wenckebach-Punkt	Frequenz, bei der nicht mehr jede Vorhoferregung zum Ventrikel weitergeleitet wird, d.h. eine AV-Blockierung eintritt. Er kann durch stufenweise Frequenzanhebung bei der Vorhofstimulation ermittelt werden
Wenckebach-Verhalten	Bei Zweikammer-SM: Wird die obere Frequenzbegrenzung überschritten, so reagiert der SM in diesem Falle mit einer zunehmenden Verlängerung des AV-Intervalls (P-ventrikulärer Stimulus). Erst nach weiterer Steigerung der Vorhofeigenfrequenz kommt es zum Blockverhalten, d.h. es wird nur noch jede 2. oder 3. usw. Vorhofeigenaktion übergeleitet
Zener-Diode	Halbleiterdiode, die bei einer vorgegebenen Spannung leitend wird. Als Schutzelement am SM-Ausgang vorgesehen, welches das intrakardiale Spannungssignal leitet, hohe Spannungen (z.B. bei Defibrillation) limitiert; vgl. Defibrillationsschutz
Zweikammer-SM	Auch: „dual chamber pacer". SM mit je 1 Elektrode für Atrium und Ventrikel; vgl. auch AV-sequentieller SM, AV-universeller SM

Sachverzeichnis

Seitenzahlen in **Fettdruck** verweisen auf die Hauptbehandlung der Stichwörter